RECHERCHES PRATIQUES

SUR

LES MALADIES DE L'OREILLE

ET SUR

LE DÉVELOPPEMENT DE L'OUIE ET DE LA PAROLE

CHEZ LES SOURDS-MUETS.

Première partie.

PARIS. — IMPRIMERIE DE E.-B. DELANCHY,
rue du Faubourg-Montmartre, 11.

TRAITÉ

DU

CATHÉTÉRISME

DE LA TROMPE D'EUSTACHI,

ET DE L'EMPLOI DE L'AIR ATMOSPHÉRIQUE

DANS LES MALADIES DE L'OREILLE MOYENNE.

Par le Dʳ DELEAU Jeune.

> « Des difficultés apparentes ne doivent pas faire renoncer
> aux entreprises utiles ; il faut, au contraire, s'imposer la loi de
> cette persévérance qui rend l'homme capable de tout ce qui est
> bien, surtout quand il s'agit des choses sur lesquelles repose
> souvent la base de l'existence et de la conservation. »
>
> (POLYBE, lib. X, chap. 44.)

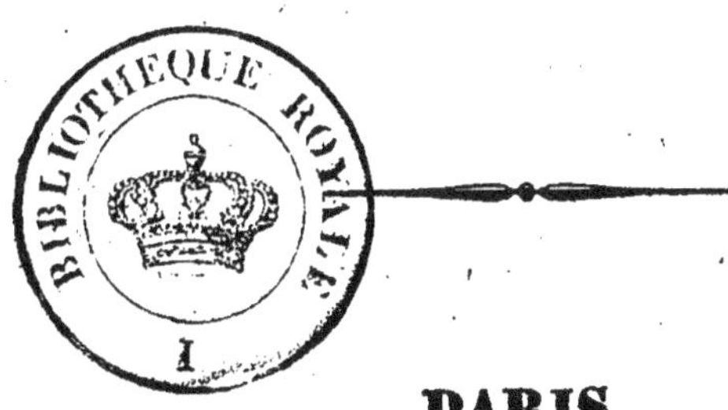

PARIS.

GERMER-BAILLIÈRE, RUE DE L'ÉCOLE DE MÉDECINE, 17 ;
L'AUTEUR, RUE DE SEINE-SAINT-GERMAIN, 6.

1838.

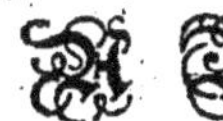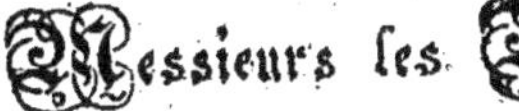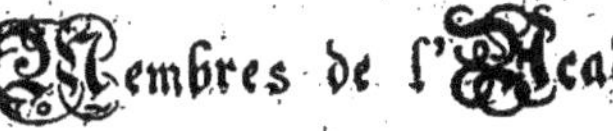

des Sciences (Institut de France).

Messieurs,

Il y a bientôt une quinzaine d'années que vous avez daigné accueillir avec bienveillance les premiers essais que j'ai tentés pour l'amélioration du traitement des différentes maladies de l'oreille.

Depuis cette époque vous avez constamment encouragé par des rapports honorables les travaux auxquels je me suis livré avec persévérance, afin de parvenir à améliorer le sort des sourds-muets de naissance susceptibles de guérison.

En m'appelant, dans plusieurs circonstances, à participer aux prix que vous accordez à ceux qui parviennent à quelque découverte utile, vous avez couronné mes travaux de la plus digne des récompenses.

Vous avez fait plus encore, Messieurs, et ma gratitude en est grande, vous m'avez confié de jeunes sourds-muets, afin qu'ils fussent, chez moi et sous les yeux de vos commissaires, soumis à mes nouveaux procédés de traitement et d'instruction, et encore, dans cette circonstance, vous avez bien voulu, par votre illustre approbation, constater les heureux résultats de mes efforts.

Aujourd'hui, Messieurs, permettez-moi de vous offrir ce livre, dans lequel sont consignés mes travaux successifs pour arriver aux progrès que j'ai été assez heureux pour faire faire au traitement des maladies de l'oreille.

Vous le verrez, Messieurs, ceci est un livre écrit de bonne foi ; j'ai constamment cherché dans les nombreuses observations que je rapporte, à éclairer par les faits les points obscurs de la thérapeutique ; par les faits aussi j'ai cherché à résoudre les diverses questions controversées ; enfin, c'est encore par des faits que j'ai toujours appuyé toutes les opinions que j'ai cru devoir émettre et soutenir.

J'ai écrit mon livre sans esprit de système, sans arrière-pensée, sans personnalités comme sans jalousies, uniquement dans le but d'avancer la science, de me rendre digne des encouragements dont vous m'avez constamment honoré, et d'être utile à mes semblables par les travaux auxquels j'ai consacré ma vie.

Qu'il me soit permis, Messieurs, en finissant cette lettre, de consigner ici mon respectueux hommage à la mémoire de deux hommes distingués à juste titre que l'Institut a possédés dans son sein, deux hommes dont la vie a été aussi utile à l'humanité qu'à la science, et auxquels je dois en partie la position où je suis arrivé, M. le baron Percy et M. le baron Dupuytren. Le premier, qui, dès le commencement de ma carrière, voulut bien encourager mes essais et sut mettre constamment une si extrême bonté dans la protection puissante dont il daigna me soutenir ; le second, qui, du milieu d'une clientèle si nombreuse et de si grandes occupations, trouva encore le moyen de me consacrer plusieurs de ses moments si précieux pour assister à mes essais, vérifier par lui-même mes nouveaux procédés opératoires, et leur donner ainsi l'autorité de son beau nom et la sanction de son génie.

Agréez, Messieurs les Membres de l'Académie des Sciences, les sentiments du profond respect et de la reconnaissance inaltérable avec lesquels j'ai l'honneur d'être,

MESSIEURS,

Votre très-humble et très-obéissant
serviteur,

Deleau jeune.

INTRODUCTION [1].

Les questions qui se rattachent à la santé de l'homme, celles qui ont pour objet l'exercice libre et facile des fonctions départies à ses organes, sont toutes dignes, sans doute, du plus haut intérêt. Elles ont dû occuper l'esprit dès l'origine de l'espèce humaine, et elles ne cesseront de l'occuper qu'avec la destruction de l'espèce.

Mais il est des époques de la vie sociale où certaines branches de l'art de guérir doivent plus spécialement attirer toute la sollicitude des hommes qui se livrent à cet art si difficile.

Chez les anciens peuples, et quelquefois chez les modernes, mais à des intervalles éloignés, la

---

(1) Cette introduction est un aperçu général de mes découvertes sur la séméiologie et la thérapeutique des maladies de l'oreille moyenne chez les sourds-muets. Elle a été lue à l'Académie des Sciences le 2 octobre 1837. C'est la première partie d'un compte-rendu que je devais à cette honorable société. Cet ouvrage, que je publie aujourd'hui, en est le développement.

médecine opératoire a dû avoir la prééminence : pendant les guerres, après les combats, par une conséquence nécessaire, la chirurgie militaire arrive à l'apogée de sa gloire.

Maintenant que la race humaine a su s'élever par le développement des facultés de l'esprit, qu'elle a connu ses destinées sociales et politiques, la médecine des sens et de l'intelligence a dû prendre le premier rang. En effet, quel est l'homme à la hauteur de notre époque, qui ne sacrifierait pas un organe destiné à remplir des actions physiques, à l'exercice libre et facile de la vue, de l'ouïe et des fonctions de l'encéphale ? Ce que j'avance je l'ai compris dès le jour où je me suis adonné à l'étude des lésions de l'organe de l'audition, considéré comme étant la source de nos plus éminentes facultés. Il y a dix-sept ans que je disais que la médecine auriculaire devait être étudiée avec plus d'ardeur qu'on ne l'avait fait jusqu'à ce jour.

Bichat a nommé la vue et l'ouïe les sens de l'intelligence. Selon moi ce titre n'est applicable qu'à ce dernier. Il suffit de comparer l'aveugle-né au sourd-muet pour justifier mon assertion ; car remarquons bien que celui-là est apte à étudier les sciences, celui-ci acquiert tout au plus, à la suite d'une instruction de plusieurs années, la faculté de communiquer avec nous à l'aide de l'écriture. Quelques aveugles ont été des mathé-

maticiens fort distingués (1) ; tous sont au courant
de la civilisation ; ils pénètrent les secrets de notre organisation sociale ; ils se rendent compte
de tous nos mouvements politiques. Les sourds-
muets les plus remarquables ne sont que des
professeurs ou des traducteurs du langage, ou
mimique ou écrit.

Ces remarques démontrent donc que c'est par
l'oreille que nous arrivent les facultés les plus
éminentes.

Ces deux classes d'infortunés jouissent aussi
inégalement des plaisirs qu'offre la vie sociale ;
les plus grandes privations pèsent encore sur les
sourds-muets. Méfiants et inquiets, ils connaissent
peu les jouissances physiques. Les plaisirs de la
table exigent de l'abandon, de la gaîté : ils sont
tristes et réservés ; la peinture, la sculpture n'ont
de vie que pour ceux qui connaissent les grands
mouvements de l'âme : eux sont étrangers aux
grandes commotions qui se passent même sous
leurs yeux.

Ils ne peuvent guère partager que l'amour physique, puisque l'amour moral ne résulte que de
la conversation et d'un langage harmonieux. Les

(1) Paingeon a acquis des connaissances transcendantes en ma-
thématiques ; après avoir remporté les premiers prix au concours
général des quatre lycées de Paris , il fut nommé professeur au
lycée d'Angers. Delille a porté très-loin la métaphysique de la
langue française.

aveugles, au contraire, jouissent au plus haut degré des plaisirs des sens qui leur restent ; leur gaîté est de chaque instant ; leurs passions sont vives, et ils s'y livrent sans beaucoup de retenue.

Qu'on partage ou non ma pensée sur le sort des sourds-muets, comparé à celui des aveugles-nés (1), on n'en sentira pas moins comme moi qu'ils sont dignes de l'intérêt le plus vif. Peu de médecins se sont occupés d'eux. On ne connaît guère que MM. Saissy et Itard. Je m'estimerai heureux si dans ce compte-rendu je prouve que mon dévoûment n'a pas été moins grand que celui de ces deux praticiens.

Il ne s'agira pas dans cette section de faire connaître les causes prochaines de beaucoup de surdi-mutités dites de naissance, de mettre en évidence la possibilité de les faire disparaître et de démontrer quelles en sont les conséquences pour le développement de l'ouïe ; mes expériences pratiques que vous connaissez et que j'ai relatées dans plusieurs mémoires (2) publiés en 1834, ont résolu ces questions. Cependant, s'il

---

(1) « Quels sont les plus malheureux, des sourds-muets ou des aveugles ? A quoi tient la gaîté des uns et la profonde tristesse des autres ? Nous résoudrons la question à l'avantage des aveugles, parce que nous les croyons effectivement moins malheureux. »

GUILLÉ, *Essai sur l'instruction des aveugles.*

(2) *Introduction à des recherches pratiques sur les maladies de l'oreille qui occasionent la surdité.* Paris, 1834.

restait encore du doute dans l'esprit de ceux qui ont daigné jeter un coup d'œil sur mes expériences, je les engagerais à les suivre avec persévérance, et bientôt, je n'en doute pas, ils deviendraient partisans de l'examen chirurgical auquel doivent être soumis tous les enfants reconnus sourds dès le bas âge.

Dans cet écrit je ne rendrai compte que des changements les plus délicats, que des médications les plus subtiles jusqu'alors inaperçues, opérées dans l'oreille moyenne, et je ferai connaître toute leur influence sur la perception des bruits, sur l'appréciation des sons et des éléments du langage parlé.

Ce travail a été retardé autant par les difficultés que présentent des opérations délicates et entièrement neuves que par le peu de persévérance que les sujets, ou plutôt leurs parents, apportent dans leurs traitements et leur instruction.

C'est au centre d'un grand nombre de sourds-muets entièrement sous la domination du médecin qu'eussent dû être pratiqués de tels essais. Oh ! alors en peu de temps une grande partie des difficultés eussent disparu, et là, au milieu d'un grand concours d'élèves, on eût pu suivre tous les détails d'une clinique nouvelle, établie pour l'avancement d'une branche si intéressante de l'art de guérir, et pour le soulagement d'un grand nombre de ces êtres infirmes.

Le temps et ma persévérance pratique y ont en partie suppléé.

Mes observations comprennent trois époques. La première date de mes premiers essais, elle s'arrête en 1826; la seconde va jusqu'en 1830; et enfin la troisième comprend les six années qui viennent de s'écouler.

Iʳᵉ ÉPOQUE.

Recherches de la cause prochaine de la surdi-mutité dite de naissance. — Découverte de la cause qui entretient la perforation de la membrane tympanique. — Premiers essais sur le cathétérisme de la trompe d'Eustachi.

Avant de m'occuper des opérations chirurgicales les plus convenables, et qui étaient applicables aux surdités dites de naissance; avant d'employer, à titre d'essais, des agents thérapeutiques destinés à provoquer des médications dans l'organe de l'ouïe; et enfin avant de porter un jugement favorable ou contradictoire sur les travaux de mes devanciers, j'ai cru devoir me livrer à la recherche des causes prochaines qui occasionent la surdi-mutité. Ce fut sur la fin de l'année 1819 que j'y procédai, à l'aide de la perforation de la membrane du tympan. Cette opération me parut la plus convenable autant par sa simplicité que par son innocuité pour les patients (1).

(1) *Mémoire sur la perforation de la membrane du tympan.* Paris, 1822.

Déjà, avant moi, des hommes avantageusement connus dans la science s'en étaient servis, non pas d'abord comme moyen étiologique; ils avaient cru atteindre immédiatement un but plus éloigné.

Sans études expérimentales préliminaires; sans connaître les effets puissants de la nature pour amener la cicatrisation prompte de la grande cloison tympanique; sans prévoir les dangereuses sympathies de l'oreille moyenne, et surtout sans se rendre compte du temps nécessaire à une oreille non exercée et profondément lésée pour recevoir, modifier et transmettre les sons à l'organe encéphalique chargé de les apprécier, ils avaient tenté la guérison immédiate de la surdi-mutité : aussi, qu'arriva-t-il? que tous ces praticiens échouèrent. Entre leurs mains la perforation de la membrane tympanique, loin de rendre l'ouïe, ne servit pas même à faire connaître quelle était la condition indispensable à sa persistance; elle ne dévoila pas la cause prochaine de beaucoup de surdi-mutités.

Plus persévérant que mes devanciers et plus restreint dans mes premières recherches, l'opération de la perforation de la membrane du tympan me démontra : 1° que la communication établie entre l'oreille externe et l'oreille moyenne ne peut subsister pendant plusieurs années qu'autant qu'elle a servi d'émonctoire à des sécrétions morbides de la caisse du tambour, ou, autrement dit, en terme chirurgical, qu'autant qu'elle est une véritable fistule;

2° Que chez beaucoup de sourds-muets la surdité complète ou cophose ne date que des premières années de leur naissance.

Certes, messieurs, ce n'était pas peu de chose que d'établir ces axiomes, et ce n'était pas en quelques mois que je prétendais y parvenir, puisque Maunoir, Itard, Astley-Cooper et d'autres chirurgiens non moins recommandables avaient échoué; sûrement, parce que, trop occupés, ils ne voulurent pas concentrer leurs efforts sur un point en apparence de si peu d'importance.

D'après cette découverte des conditions nécessaires à l'entretien d'une ouverture faite à la cloison tympanique, il est facile de se rendre compte de la bonté ou de l'inutilité du remède opératoire et de la qualité des instruments que l'on doit employer. C'est dans mon traité de la perforation, qui renferme de nombreuses expériences, que l'on acquiert toutes ces données pratiques.

En parcourant une notice sur les sympathies de l'oreille moyenne, lue à l'Académie des sciences, en 1836, on apprendra aussi à limiter les essais opératoires que l'on pourrait faire sur l'oreille, et l'on se rendra compte des accidents survenus à la suite des perforations suivies d'injections aqueuses et éthérées portées dans la caisse du tambour à l'aide de cette ouverture. Ces procédés dangereux ont plus d'une fois été suivis, sinon de la mort, du moins d'accidents graves.

Mais tout en appréciant les qualités négatives de l'ouverture artificielle faite à la membrane du tympan, j'ai dû mettre à profit tous les renseignements qu'elle m'a fournis sur le nombre de sourds-muets susceptibles d'acquérir l'ouïe et sur les premières sensations auditives qui se développent instantanément à un âge déjà avancé !... Ici encore, j'ai appris à restreindre les exigences des métaphysiciens qui pensaient trouver dans l'exercice de cette nouvelle fonction plus que la raison ne permet d'y observer; exiger qu'un enfant dans un état imparfait de développement rende compte des opérations intellectuelles les plus compliquées, à peine comprises par les physiologistes, c'est une preuve que le merveilleux, le surnaturel, l'impossible en un mot, auront toujours des partisans. Quant à moi, jusque-là, je me suis contenté de savoir, à l'aide de la perforation, que beaucoup d'enfants apportent en naissant des lésions de l'oreille moyenne accessibles à nos moyens thérapeutiques.

Mes idées étant bien arrêtées sur la nature et le siége du plus grand nombre de ces affections qui ont pour symptôme la surdité, ayant surtout constaté par des expériences suivies et exactes tout l'embarras et l'incertitude que l'on éprouve en procédant de dehors en dedans pour atteindre à l'oreille moyenne, je fixai toute mon attention du côté de la trompe d'Eustachi; je réformai de suite les sondes de métal inutilement employées et par cela même abandonnées par MM. Boyer, Itard et les élèves de Saissy; je pus porter des sondes dites de gomme élastique jusqu'à la partie osseuse des trompes d'Eustachi : oh! alors, il fut facile de se rendre compte des insuccès de mes confrères et des réformes que j'allais apporter dans l'art de traiter les maladies de l'oreille! Mon assurance sur l'avenir fut partagée par l'honorable Percy. Dès l'année 1823 il vous annonça mes progrès futurs, comme il les avait prédits à Ducamp, à Civiale, au début de leurs brillantes carrières.

Une année plus tard, Honoré Trezel vous fut présenté; vous l'avez trouvé dans un état assez satisfaisant, malgré l'imperfection de son ouïe, inévitablement due au mauvais choix des médications opérées dans ses organes auditifs, et à l'incertitude du mode d'éducation des sens et de l'art de la parole.

Heureusement, messieurs, que vous avez compris l'état d'enfance de la médecine auriculaire, et que vous n'avez rien négligé pour la porter au niveau des autres branches de l'art de guérir.

IIᵉ ÉPOQUE.

Les sondes de gomme pénètrent jusqu'à la partie osseuse de la trompe d'Eustachi et deviennent agents désobstruants. — L'eau et tous les liquides introduits dans la caisse du tambour nuisent à l'audition ; il faut y substituer l'air atmosphérique.

On comprend fort bien qu'une sonde métallique, qui ne pénètre que de deux lignes dans un canal long de deux pouces, fortement évasé à l'extrémité qui reçoit l'instrument, étroit et resserré dans le reste de sa longueur, ne peut, par elle-même, agir sur ce canal dans le cas où il est rétréci ou obstrué. Une fois en place, elle ne sert que de conducteur à d'autres agents dilatants ou désobstruants, tels que les liquides aqueux, alcooliques ou éthérés que les praticiens lancent à l'aide d'une seringue ou d'une pompe foulante dans le conduit étroit de la sonde, sous la forme d'une colonne d'une demi-ligne de diamètre.

L'action de ces liquides est annulée en quittant un canal resserré pour tomber dans un évasement charnu de trois lignes. Si, par hasard, le jet vient agir contre un rétrécissement, il rétrograde aussitôt, n'étant soutenu que par des parois n'offrant aucune résistance. Ce n'est donc, en général, que dans le cas d'un état sain du conduit guttural que la sonde de métal favorise l'introduction d'un liquide dans la caisse du tambour ; mais alors, cette

introduction n'est pas seulement inutile, elle détermine des accidents graves.

Une sonde flexible, au contraire, devient elle-
même un corps dilatateur et désobstruant de la
trompe d'Eustachi.

Cette sonde, dirigée et conduite dans ce tube
charnu par l'extrémité courbée de son mandrin,
fait sentir ses effets salutaires dans une longueur
de douze et même de quinze lignes, et si la maladie
n'a son siége que dans un point de cette étendue,
l'ouïe se développe à l'instant.

Voilà donc un premier perfectionnement que
j'apportai à l'opération du cathétérisme de la
trompe d'Eustachi, tombée en désuétude entre les
mains de mes prédécesseurs qui s'étaient chargés
en même temps de la discréditer. Vos honorables
suffrages, messieurs, ranimèrent leur ardeur; ils
tentèrent de nouveaux essais; mais ils eurent encore une fois l'occasion de proclamer leur insuccès, dont ils accusèrent et l'inventeur des nouveaux perfectionnements dans l'art de sonder, et
ses adhérents, comme s'ils étaient responsables
de l'habileté chirurgicale de leurs rivaux et de
l'appréciation des lois physiologiques par tous
ceux qui embrassent l'art de guérir.

Persévérant dans la ligne que je m'étais tracée,
et impatient d'arriver au but que l'Académie s'é-
tait proposé d'atteindre en me confiant de jeunes
sourds-muets, je profitai des fautes de mes con-

frères et j'étudiai de nouveaux perfectionnements; je découvris que l'eau et tous les liquides portés dans le centre de l'oreille moyenne, dont la paroi externe est restée intacte, non-seulement sont impuissants pour rendre l'ouïe, mais peuvent devenir la source de maux irréparables. Contraint d'abandonner ces prétendus agents thérapeutiques, je leur substituai l'air atmosphérique.

Les sourds-muets Dussault, Lecomte, Martin, furent les premiers traités à l'aide de cet agent naturel à l'organe de l'ouïe.

Leur histoire trouvera place dans cet écrit, lorsqu'il sera question des rapports de l'ouïe et de la parole.

Je fis aussi des essais à l'hospice des Orphelins; ils eurent la réussite la plus complète (1): chez trois enfants l'ouïe se développa et se conserva au point qu'ils entendirent le battement d'une montre éloignée à un pied du pavillon de l'oreille.

MM. Magendie et Savart visitèrent ces enfants.

L'emploi de l'air substitué à l'eau devint aussi le véritable explorateur des causes prochaines de la surdité; le traité que je publie ne laisse aucun doute à cet égard.

(1) *Rapport adressé aux membres de l'administration des hospices de Paris.* Paris, 1829.

III EPOQUE.

Hygiène et sympathies de l'organe de l'ouïe.

Les instruments explorateurs de l'oreille moyenne, ainsi que le procédé opératoire, ayant acquis tous les perfectionnements désirables, il restait à étudier leur action sur les organes avec lesquels ils devaient être mis en contact. Il fallait reconnaître, à l'aide d'observations nombreuses, les nouveaux modes de sensibilité, de vie, de rapports organiques que les tissus acquéraient dans leurs communications nouvelles et trop tardives avec les agents excitateurs de l'oreille moyenne; il fallait préciser comment se comporteraient les bruits, les sons et l'air atmosphérique nouvellement introduits dans cet appareil si compliqué. Ce ne fut pas sans de grandes difficultés que j'y parvins. Tantôt les sujets me manquaient, d'autres fois ils étaient trop peu intelligents pour me rendre compte de leurs sensations, et enfin, le plus souvent, le langage mimique était insuffisant pour transmettre des observations de physiologie pathologique si neuves et si subtiles. Je parvins cependant à acquérir de nouvelles connaissances. J'en fis part à l'Académie dans deux mémoires que j'ai eu l'honneur de lire dans la séance du 22 août 1836; ils sont intitulés : 1º *Des Effets pathologiques de*

quelques lésions de l'oreille moyenne sur les mus-
cles de l'expression faciale, sur l'organe de la vue
et sur l'encéphale; 2° Recherches sur la présence
de l'air dans l'oreille moyenne.

A l'aide des sondes flexibles et de l'air atmosphérique comprimé, je parvenais bien à rendre
l'ouïe; mais souvent l'oreille moyenne s'irritait au
point de renouveler des engouements qui affai-
blissaient de nouveau ce sens. Dans les saisons humides, à l'époque des épidémies catarrhales (1), la
sensibilité des tissus muqueux de l'oreille passait
à l'inflammation aiguë, après avoir affaibli, per-
verti l'audition.

De nouveaux soins chirurgicaux devenaient indispensables. J'ai cité des exemples de ces rechutes si déplorables (2).

DE L'AGE DES SOURDS-MUETS.

L'âge des sourds-muets dont on veut explorer
l'organe de l'ouïe doit être pris en considération,
par rapport 1° à la possibilité de pratiquer le cathétérisme du conduit guttural du tympan; 2° à
l'ancienneté de l'affection qui occasione la surdité; 3° à l'acquisition du langage représentatif des

---

(1) La grippe de 1832 et celle qui a régné en 1837 occasionèrent
beaucoup de rechutes chez mes malades affectés d'otites chroniques.
(2) *Introduction à des recherches pratiques*, pages 107 et 165.

idées; 4° à la faculté de parler correctement...
Parmi les moyens indispensables pour constater
qu'un enfant âgé de quinze à trente mois est
sourd-muet, les uns sont au pouvoir des parents,
tels que l'impossibilité de fixer l'attention par des
bruits et des sons, et par le refus d'imiter ces derniers (1), les autres sont du ressort de la chirurgie : ils consistent dans les divers procédés
inventés pour constater l'état de l'organe auditif.

Il est toujours facile d'explorer l'oreille externe;
à l'aide des rayons du soleil ou d'un spéculum on
y parvient toujours. Il n'en est pas de même des
moyens indispensables pour se rendre compte des
lésions de l'oreille moyenne; on ne peut exercer
le cathétérisme avant l'âge de trois ans; je suis le
seul, je crois, qui ait réussi à sonder à un âge
aussi tendre. Mais, je l'avoue, l'épreuve n'est pas
toujours évidente; ce n'est guère que de quatre à
cinq ans que je puis reconnaître avec une entière
certitude s'il y a ou non maladie de l'oreille
moyenne.

Lorsque les sourds-muets ont passé l'âge de
douze à quinze ans, on comprend très-bien qu'il
est fort douteux qu'une lésion quelconque qui
siège dans l'oreille moyenne n'ait pas détruit en
grande partie cet appareil si compliqué. Les inflammations chroniques finissent toujours par épais-

____

(1) *Voy.* mon *Introduction à des recherches*, etc., p. 49.

sir les membranes, ou elles se propagent dans le labyrinthe.

Quoique j'aie vu à l'hospice des Orphelins des guérisons opérées à cet âge avancé, je n'hésite pas cependant à dire qu'il ne faut pas mettre au traitement les sourds-muets qui y sont arrivés. Ce conseil est dicté, non-seulement à cause du doute que l'on peut avoir sur la curabilité de l'affection de l'oreille, mais plutôt encore à cause de la difficulté que l'on rencontre chez ces adolescents à leur faire adopter un nouveau langage pour lequel ils éprouvent une grande aversion. Ils n'acquièrent qu'avec trop de peine la faculté d'imiter la parole, et l'étude de la langue ne leur présente pas assez d'attraits pour qu'ils fassent volontairement et avec empressement le sacrifice de plusieurs années passées dans un travail assidu et presque exclusif.

Un enfant qui apprend à parler, se prête avec empressement à toutes les répétitions que sa mère exige d'une manière enfantine; il passe ses premières années à imiter incomplètement et souvent d'une manière bizarre les articulations qui arrivent à son oreille : loin de tourner en ridicule ses petits travers de prononciation, on s'en amuse et il en rit avec ses institutrices complaisantes. Imiterez-vous cet enfantillage avec des jeunes gens de quinze à dix-huit ans? Vous n'en aurez pas la patience et leur amour-propre s'en trouverait blessé; cependant, tout le monde le sait, c'est là la seule et la vraie méthode pour apprendre à parler.

L'EXPLORATION DE L'ÉTAT DE L'OREILLE CHEZ LES SOURDS-MUETS MISE EN PRATIQUE.

En thérapeutique chirurgicale, lorsqu'il s'agit d'opérations nouvelles, et surtout lorsqu'on s'adresse aux organes des sens, il faut toujours procéder sur un certain nombre d'individus. Car qu'est-ce qu'un, deux ou trois faits prouvent pour ou contre une opération délicate, pour ou contre l'habileté d'un praticien? Trois sujets peuvent se trouver dans des conditions extrêmement favorables à la réussite, comme trois opérés peuvent être dans des circonstances inopportunes. C'est donc par un grand concours de faits recueillis sous les yeux de nombreux observateurs, et mis très-soigneusement en rapport avec de pareils faits présumés contradictoires, qu'on arrive à la connaissance de la vérité. Ce ne fut pas d'après ces principes que je procédai lors de mon début dans la spécialité que j'ai embrassée : pensant qu'il ne s'agissait que de prouver, contradictoirement aux assertions émises avant mes recherches, que l'on peut reconnaître l'état de l'organe auditif des sourds-muets à un âge peu avancé ; que ces lésions sont souvent curables ; qu'il faut à ces enfants une éducation spéciale pour développer l'ouïe et la parole, etc., mes premières expériences furent faites sur des individus isolés et pris sans choix, c'est-à-dire sans égard à l'âge, au sexe, au degré d'intelligence, aux localités, à la gravité et à l'ancienneté des lésions du sens auditif.

Certes, c'était une preuve, et on l'avouera, que je ne craignais pas de multiplier les difficultés. Je pris indistinctement les premiers sujets qu'on me présenta. Ils me fournirent l'occasion, il est vrai, de faire de nouvelles études; ils me servirent à mettre au jour quelques vérités jusqu'alors inconnues, telles, par exemple, que la faculté que nous avons d'émettre deux paroles à la fois, et quelques autres que je ferai connaître. Mais quel fut mon étonnement quand je vis quelques médecins, sans aucun examen, sans proposer des expériences comparatives (1), exiger de mes élèves une ouïe

(1) Celui qui n'a jamais eu l'occasion d'apporter dans l'art de guérir une idée nouvelle, celui qui n'a pas fait de tentatives pour y introduire un procédé opératoire longuement médité, ne comprendra jamais les obstacles sans nombre rencontrés à chaque pas par les innovateurs ; à ce titre seul l'improbation est souvent générale. Dans les sciences mécaniques, l'auteur d'une découverte peut facilement en démontrer l'utilité et la faire adopter ; il a toujours à sa disposition les matériaux qui ont servi à des expériences, et il peut toujours compter sur la fixité des lois qui régissent les corps bruts.

En physiologie pathologique, au contraire, y a-t-il rien au monde de plus versatile que la matière observable ? L'homme souffrant a-t-il dans sa conduite, dans son régime, dans ses habitudes, dans ses volontés, la moindre fixité ? Si parmi l'innombrable variété des souffrances auxquelles est en proie l'espèce

assez fine, non-seulement pour être mise en rapport avec ses excitants naturels, tels que les bruits, les sons, mais vouloir aussi que les organes qui exercent cette fonction se perfectionnassent au point d'acquérir la connaissance parfaite des arts les plus difficiles, celui de la parole et celui du langage perfectionné!!!

Dans un art qui ne fait que de naître, quand on découvre de nouvelles vérités, que peut-on exiger d'un innovateur? qu'il fasse mieux que ses devanciers. Voilà tout. Mais lui poser des questions, lui assigner un but! En vérité, n'est-ce pas sortir des

humaine, l'observateur en rencontre de celles qu'il veut méditer, le plus souvent elles lui échappent, soit par l'inconstance de celui qui les porte, soit par l'effet de ses irrésolutions ou de ses préjugés, soit enfin par la crainte ou par l'ignorance de ceux qui l'entourent.

Il est encore d'autres obstacles à la réussite des innovateurs, que j'ose à peine indiquer ; je veux parler de l'absence des qualités que possédaient les Percy, les Dupuytren. Vous le savez, messieurs, outre les connaissances acquises ; le tact sûr, le jugement profond, on rencontrait aussi en eux la bienveillance, la patience pour la recherche de la vérité, et l'impartialité dans les jugements qu'ils portaient sur l'utilité et sur l'avenir des opérations ; ils ne craignaient pas de sacrifier une partie de leur temps pour encourager, pour aider les médecins qui se livrent à la recherche d'idées nouvelles et de procédés opératoires moins dangereux que ceux que nous ont laissés nos prédécesseurs.

En énumérant les obstacles que doivent vaincre les praticiens innovateurs, je n'ai certes pas l'intention de les rebuter dans leurs utiles entreprises ; mon but, au contraire, est de les prévenir de bien mesurer leurs forces, et de leur aplanir la route qu'ils doivent parcourir.

limites de la raison? Pourquoi donc ne pas demander aussi à un opéré de la cataracte une vue parfaite pour acquérir l'art de peindre, à un amputé l'art de la danse (1)!!

De telles objections ne pouvaient pas interrompre mes travaux d'un seul instant; loin de là, je me livrai à de nouveaux efforts, et comme je viens de le dire, je m'étais créé moi-même des difficultés. J'en fus récompensé; j'agrandis mes études, je sentis le besoin de procéder à mes recherches sur un grand nombre d'individus, afin d'obtenir des résultats qui pussent être comparés, et enfin je posai les axiomes que j'énonce ici. Pour être utile aux sourds-muets, et pour découvrir quelques vérités nouvelles dans la physiologie des organes du langage phonique, il faut :

1° Explorer l'état de l'organe auditif des sourds-muets dès l'âge de trois ans;

2° Faire choix d'un traitement chirurgical rationnel, ou de l'éducation mimique, selon que l'opéré trouvera l'ouïe ou sera jugé sourd-muet pour la vie ;

3° Apprécier, mesurer le degré d'ouïe nécessaire pour apprendre à parler, selon l'état futur de l'ouïe ;

(1) Ces exigences, émises dans le sein d'une académie, ont cependant eu quelques partisans : j'en suis fâché, c'est une preuve que l'on ne rencontre pas chez tous les hommes bonne foi et jugement sain.

4° Etudier l'influence sur les facultés intellectuelles de l'absence de la parole et de l'usage du langage représentatif des idées;

5° Etablir par le besoin et par une instruction bien ordonnée les rapports de l'ouïe avec les organes de la parole;

6° Faire usage des signes phonographiques;

7° Enfin, trouver pour chacune des branches d'études que je viens de faire entrevoir, des méthodes ou des systèmes d'éducation qui doivent en abréger le cours.

Tels furent, messieurs, après quelques années de soins chirurgicaux donnés aux sourds-muets, les nouveaux sujets de travail qui me forcèrent de remettre d'année en année ce compte-rendu que je devais à toute la sollicitude que vous eûtes toujours pour moi.

Si cette justification vous paraissait insuffisante, j'ajouterais que je ne fus pas secondé dans le nombre et dans le choix des sourds-muets que l'on devait mettre à ma disposition. Les seuls que je pus explorer et instruire en partie furent ceux que renfermait l'hospice des Orphelins en 1829.

Dans ces derniers temps, j'ai visité le département d'Eure-et-Loir. Les sourds-muets qu'il renferme furent réunis à Chartres le 18 février 1837. Trois de ces infortunés furent jugés curables. L'examen authentique que j'en fis est relaté dans un rapport joint à celui que j'ai adressé à l'administration des hospices de Paris; tous deux justifient le titre que j'ai donné à cet article (1).

DES RÉSULTATS GÉNÉRAUX DE MES TRAITEMENTS.

On doit considérer les résultats généraux de mes traitements relativement aux avantages qu'ils procureront :

1° A l'enseignement de la séméiologie et de la thérapeutique auriculaire;

2° Aux institutions de sourds-muets;

3° A la physiologie pathologique de l'oreille;

4° A l'acoustique;

5° A l'étude du langage;

6° Et enfin aux individus traités.

Jusqu'à ce jour, la médecine clinique ne s'est point occupée des maladies de l'oreille; nos hôpitaux ne reçoivent pas les personnes affectées de

(1) Ce sera après avoir pris connaissance de ces rapports et de l'article qui suit qu'il sera prouvé que le temps est venu de fonder un asile pour les sourds-muets susceptibles de recouvrer suffisamment l'ouïe pour apprendre à parler. Tous les médecins, tous les savants (et ils sont en grand nombre) qui se sont donné la peine de suivre les progrès de mes élèves en sont unanimement convaincus; ils m'ont exprimé le désir de voir réaliser cette nouvelle institution, et je suis certain qu'ils assisteront les malheureux sourds-muets qui offriront des chances de succès à mes traitements. Des élèves en constateront les effets, les compareront à ce que l'on obtient ailleurs; en un mot, je m'efforcerai de faire de cet asile un lieu d'instruction.

surdité, et si quelques-unes se présentent aux consultations on se borne à leur prescrire un séton, ou le plus souvent elles me sont adressées. J'en profite pour faire quelques leçons que veulent bien écouter la plupart des médecins étrangers qui visitent la capitale. J'espère que cette branche d'enseignement sera un jour adoptée par l'administration des hospices.

C'est avec une grande satisfaction que je vous annonce, messieurs, que plusieurs de mes opérés ont été admis à l'institution des sourds-muets de Paris pour y recevoir l'éducation auriculaire et orale.

L'état de l'ouïe a été constaté chez quelques-uns; chez d'autres, on a pu apprécier la bonté de la méthode d'éducation de la parole.

M. le docteur Itard n'a pas dédaigné de s'occuper de l'instruction auriculaire et orale d'une jeune fille nommée Gaboriau. Il a décrit dans son rapport à l'administration de cette institution le degré d'ouïe qu'elle possédait après être sorti de mes mains ; elle n'avait cependant reçu que quelques douches d'air.

Depuis que ce médecin s'est occupé de son éducation, comme il l'a annoncé dans son deuxième rapport du 9 février 1827, j'ignore ce qu'elle est devenue.

On compte encore aujourd'hui dans cet établissement la jeune Eugénie Rosset , l'orphelin

Nogaret, dont j'ai tracé l'histoire dans mon rapport à MM. les membres de l'administration des hospices de Paris. Sous le rapport de l'instruction dans le langage articulé, M. le directeur s'est plu à faire briller aux séances publiques Benjamin Dubois, qui est resté chez moi pendant une année. Il s'est empressé de faire connaître que c'était à la bonté de ma méthode d'éducation que ce jeune homme devait toute sa supériorité sur les autres sourds-muets instruits dans l'institution même, où, jusqu'en 1826, on s'était peu occupé de l'alphabet phonique.

M. Ordinaire a visité chez moi les enfants qui y sont à demeure ; il a pu comparer leur état à celui des sourds-muets traités avant mes innovations.

A Toulouse, l'institution ne possède qu'un entendant et parlant ; c'est Eugène Lecomte, que votre commission connaît : il a été condisciple ou plutôt élève d'Honoré Trezel.

Ces exemples d'enfants qui sont sortis de la classe des sourds-muets, et qui devraient en être séparés, suffisent pour démontrer la nécessité d'établir une succursale aux institutions qui renferment ces infortunés.

C'est après avoir établi le diagnostic des maladies de l'oreille moyenne pendant la vie des individus, qu'on apprécie, après la mort, les progrès faits récemment dans la pratique. C'est aussi par les autopsies qu'on pourrra rendre compte de la physiologie pathologique de l'organe de l'ouïe. Mais ce n'est que dans des établissements qu'on peut s'aider de ce moyen si puissant d'investigation et de progrès pour l'avancement de la science. Il faut absolument connaître pendant la vie, à la suite de longs et fréquents rapports avec les individus affectés de surdités, le mode et les perversions d'ouïe qu'ils possèdent, pour établir ensuite leurs liaisons avec le siége et le degré d'acuité de la lésion de l'organe. Ce sera aussi l'époque des progrès de l'acoustique : le médecin transmettra ces faits au physicien ; c'est à lui qu'est réservée la tâche d'aider aux progrès de cette branche de la physique (1).

Dans les sections suivantes de mon compte-rendu, on jugera comment l'étude de l'état des

---

(1) Nous avons entendu des hommes fort savants dans cette science se plaindre que les médecins ne sont pas assez physiciens. Ils n'ont donc pas réfléchi au temps qu'exige la pratique de l'art de guérir ! D'ailleurs, si les médecins possédaient toutes leurs connaissances, que leur resterait-il donc à faire? Certes une chaire de professeur de physique, dans une faculté de médecine, serait complètement inutile. Celui qui l'occupe est chargé d'une spécialité qu'il doit non-seulement transmettre aux élèves, mais il doit aussi s'appliquer à lui faire faire des progrès. Si en dehors de l'école on proclame des cures obtenues par le galvanisme, si on recherche les effets, sur le corps vivant, du vide appliqué en grand, c'est à lui de répéter les essais et d'obtenir les mêmes résultats; autrement il manque à la mission qni lui est confiée !

sourds-muets conduit à la perfection du langage phonique.

Pour démontrer les avantages que les traitements rationnels des maladies de l'oreille procurent aux sourds-muets, il suffit de lire l'histoire de ceux qui les ont subis, de communiquer avec eux, et surtout de les comparer avec leurs anciens compagnons d'infortune. Tout le monde, sans être médecin, peut se livrer à cet examen et juger sainement les faits; mais, encore une fois, c'est en comparant entre eux les sourds-muets traités et éduqués, et non avec les individus qui ont toujours joui de l'intégrité des sens, que l'on peut arriver à ces résultats.

Cet examen, ces comparaisons sont obligatoires pour toutes les personnes attachées aux établissements de sourds-muets et aux administrations de bienfaisance. Pour en faciliter les moyens, j'ai toujours à leur disposition de jeunes sourds-muets en traitement, et d'autres dont l'éducation auriculaire et orale est achevée.

Je vais dire un mot sur quelques-uns, en suivant l'ordre que j'ai établi pour l'étude de ma thérapeutique. Je renvoie leurs histoires complètes aux autres sections de ce compte-rendu.

Les observations faites en 1825 sur Honoré Trezel, et que vous avez trouvées dignes, messieurs, d'être lues en séance publique, laissaient entrevoir un nouvel avenir pour beaucoup de sourds-muets; elles devenaient le fondement de la physiologie du langage parlé. Mais je devais craindre que mes premières recherches, l'inutilité des efforts de mes prédécesseurs, et l'empyrisme de leurs procédés opératoires, ne fissent avorter de si belles espérances.

Heureusement vous m'avez mis à même de poursuivre mes travaux!

Mes expériences furent répétées sur vos nouveaux protégés; elles favorisèrent la réalisation de mes prévisions, et elles accomplirent le vœu formé par l'organe de vos commissions.

Honoré Trezel et quelques autres opérés, qui datent de son époque, nous offrirent des exemples d'organes auditifs ouverts subitement aux bruits et aux sons. Pour les premiers instants, voilà tout ce que l'on était en droit d'espérer d'un sens si nouveau dans ses relations extérieures ainsi que dans ses relations intérieures, c'est-à-dire avec l'organe encéphalique. Ses rapports avec nos moyens d'expressions, avec les langues, devaient être reportés à une époque de perfectionnement beaucoup plus éloignée.

Percevoir des bruits graves, en indiquer la direction et le nombre, saisir les sons de voix élevés, voilà pour les relations externes d'une oreille si peu expérimentée.

Intimider l'individu, le rendre craintif en transmettant au cerveau des sons produits par des corps d'une grande dimension et doués de larges vibrations, tels que des cloches, des carreaux de vitres, voilà toute la série de ses rapports intérieurs.

Leurs effets provoquèrent la faculté de l'attention : plus tard, l'intelligence fut mise en jeu. Entendant les sons devenus parole sous l'influence des organes de la bouche, sachant depuis long-temps, par l'organe de la vue, que nous établissons ainsi nos relations, ces élèves pensèrent que tous les êtres possédant des lèvres, une langue, etc., étaient doués de la même faculté et établissaient entre eux les mêmes rapports : de là leur empressement pour vouloir faire parler des chiens, des chats. Cette croyance était d'autant plus vive chez Honoré Trezel, et d'autant mieux justifiée, qu'il avait appris quelques mots simples d'une pie élevée par ses sœurs.

Certes ces remarques étaient curieuses ; c'était le premier échelon des nombreuses recherches qui restaient à faire.

La faculté d'entendre étant acquise comme la faculté de voir est rendue par l'opération de la cataracte, il a fallu procéder non-seulement au développement de la parole, mais aussi à l'intuition du langage. Mais pour atteindre à cet art conventionnel, comment fallait-il procéder avec une ouïe naissante, avec un organe vieilli dans l'inertie, avec des nerfs auditifs ayant acquis tout leur développement dans le silence, avec des muscles locomoteurs des organes vocaux et de la parole exercés seulement pour satisfaire l'acte si matériel de la mastication ? Comment changer en peu de temps le langage mimiqué représentatif des idées, en une langue parlée ? Quelles étaient les méthodes les plus favorables pour résoudre ces problèmes ?

Fallait-il tout simplement parler à ces anciens sourds-muets comme nous parlons à un étranger pour lui apprendre notre langue ? Fallait-il mettre un mot, une phrase à côté des signes mimiques qui ont le même sens ou plutôt qu'on s'efforce de leur donner ?

Nous le pensâmes d'abord, et c'est ainsi que nous débutâmes dans l'instruction d'Honoré Trezel. Nos versions, nos thèmes, indiquaient des progrès réels ; votre commission s'en est assurée en visitant les nombreux manuscrits de cet élève; mais la parole perfectionnée ne prenait pas de développement; les mots, les phrases n'arrivaient qu'après réflexion; chaque syllabe n'était pas frappée de cette force qu'on nomme accent ; en un mot ce passage de la langue des signes à la parole, conduit méthodiquement à l'aide de l'écriture et même de la dactylologie, ne produisit que l'effet qu'a sur nous l'étude des langues mortes ; je veux dire ce sentiment de répugnance que nous éprouvons lorsque nous sommes forcés de les parler.

L'éducation de l'ouïe et de la parole eut donc, comme la partie thérapeutique de mes travaux, son époque d'enfance, et par cela même ses incertitudes et ses fautes. *Dussault*, *Martin* et *Eugène Lecomte* figurent dans cette époque. Votre commission connaît ces jeunes gens, mais il est bon qu'elle les examine de nouveau depuis qu'ils sont livrés dans le monde à des travaux manuels, et forcés de communiquer à l'aide de leur ouie et de la parole. Le premier a appris dans un atelier l'état de dessinateur et de doreur sur porcelaine ; le second, qui aujourd'hui est tourneur, s'est marié : il a des enfants qui entendent et parlent ; enfin, le troisième est à Toulouse : on continue son éducation. J'ai eu occasion de le voir ; il entend bien et sa parole s'est perfectionnée.

Quant à Honoré Trezel, celui qui de tous mes élèves a l'oreille la moins bonne, il est toujours chez moi ; il se livre au dessin et à la peinture comme arts d'agrément ; son état est de donner des leçons sur la physiologie du langage ; il serait piquant de comparer ses élèves avec ceux qu'on instruit dans de grandes institutions

Tant de peines et tant de soins ne m'attirèrent pas l'approbation de tous les savants ; on prétendit que mes élèves devaient apprendre à parler seuls, sans maîtres et sans méthodes.

Pour répondre à ces exigences, je me livrai,

à l'hospice des Orphelins, à une série d'expériences nouvelles. Elles furent commencées en 1828;
elles forment la seconde époque de mes progrès.
J'avais acquis la connaissance des éléments de la
parole, et mes méthodes de prononciation et de
lecture laissaient peu de chose à désirer, lorsque je
donnai l'ouïe à deux jeunes filles, âgées de quinze à
seize ans. En une année de temps, elles apprirent
à lire à haute voix et à répéter toutes les syllabes
et les mots qu'on émettait derrière elles ; elles
communiquaient journellement avec cent élèves
entendant et parlant sans cesse ; elles se trouvaient
donc dans toutes les conditions les plus favorables
pour s'inculquer la langue française; eh bien ! elles
ne firent pas cet effort, quoiqu'elles entendissent le
battement d'une montre éloignée à un pied de
l'oreille. Une de ces jeunes filles mourut à l'hôpital Saint-Antoine. On ne m'appela pas pour en
faire l'autopsie ; c'était cependant bien le cas de
vérifier si j'avais bien jugé, pendant la vie, la
cause prochaine de la surdi-mutité. Je fus plus
heureux dans la famille du jeune ***. Les parents
comprirent toute l'utilité de l'examen de l'organe
de l'ouïe de cet enfant, qui mourut à la suite d'une
péritonite chronique mal traitée. Pendant la vie,
j'avais annoncé, à l'aide de la sonde, que l'oreille
moyenne était le siége d'une phlegmasie chronique ; l'examen de cet organe, après la mort,
prouva que ce diagnostic était exact. Cet enfant

avait reçu par mes soins une éducation auriculaire et orale conjointement avec le jeune Philippe de Tessière ; tous deux formaient ma troisième série de sourds-muets, dite de perfectionnement. Celui-ci n'a pu échapper à la mémoire des commissaires chargés de suivre mes travaux. Dupuytren le chérissait et le recevait souvent chez lui ; ayant suivi les progrès du rétablissement de son ouïe, il considérait, pour ainsi dire, cette cure comme son ouvrage. M. le professeur Duméril se souvient de l'avoir vu caresser cet enfant ; il s'était chargé de démontrer à la commission toute la bonté de son ouïe et la facilité de sa prononciation. M. Magendie le fit paraître au Collége de France, lorsqu'il traitait dans ses leçons de l'exercice de l'audition. Après deux années de soins les plus assidus, on m'enleva cet élève. Il partit pour le midi de la France. A la suite de la coupe des cheveux, il fut pris d'otites aiguës et fut mal soigné. Il me fut impossible de le revoir et de continuer mes remarques sur le développement du langage. Sa parole était celle de tous les enfants de son âge ; il venait d'atteindre sa sixième année. J'ai élevé d'autres enfants, je dois vous en parler avec détails, parce qu'ils marquent l'époque que je nomme des méthodes d'éducation auriculaire et orale entièrement acquise : ils feront le sujet d'un deuxième mémoire.

Après avoir lu, Messieurs, la section de mon

compre-rendu qui traitera de l'ouïe, de la parole et des actes de l'intelligence dans l'exécution du langage parlé, je vous supplierai de faire examiner l'état de mes derniers élèves. Il devra être comparé à celui des enfants qui ont contribué aux perfectionnements que j'ai apportés dans la thérapeutique auriculaire et dans la physiologie des organes vocaux.

En 1826, M. le ministre de l'intérieur, d'après une demande du conseil d'administration des sourds-muets de Paris, sollicitée par M. le médecin Itard, ordonna et fit des fonds pour que les mêmes travaux fussent répétés dans cette institution. Il est aussi indispensable d'en examiner les résultats et de les comparer à ceux que j'ai obtenus. Je fais des vœux pour que l'on comprenne enfin que la comparaison des faits est la seule voie de progrès dans les sciences d'observation.

TRAITÉ

DU

CATHÉTÉRISME

DE LA TROMPE D'EUSTACHI,

ET DE L'EMPLOI DE L'AIR ATMOSPHÉRIQUE

DANS LA MALADIE DE L'OREILLE MOYENNE.

CHAPITRE PREMIER.

DE LA PRÉSENCE DE L'AIR DANS L'OREILLE MOYENNE.

Avant la découverte du conduit guttural, les physiologistes et les physiciens supposaient que la caisse du tambour contenait *un air inné* d'une nature particulière, très-subtil, indispensable à la propagation du son dans le labyrinthe... Ce *fluide imaginaire* fut le sujet de beaucoup de discussions, jusqu'à ce que Eustachi démontra la communication établie entre l'extérieur et l'oreille moyenne, et prouva, par cette découverte, que l'air atmosphérique occupe dans l'état normal toutes les anfractuosités de cette portion de l'organe auditif.

Cet anatomiste et ses successeurs ne poussèrent pas plus loin leurs recherches. Ils n'en déduisirent d'autre conséquence physiologique que l'usage attribué à l'*air inné* par leurs prédécesseurs. Ils méconnurent, malgré leurs travaux en anatomie comparée, qu'en général la quantité d'air, ou, si l'on veut, que l'ampleur de la caisse du tambour et des cellules accessoires destinées à le recevoir, sont en rapport avec le développement, la perfection, et on peut même dire, la perfectibilité du système vocal des êtres animés.

L'air atmosphérique ne fait-il pas partie de l'oreille? La voix est nulle, ou presque nulle, chez les animaux qui en sont privés ; les poissons se trouvent dans ce cas. Quelles sont les nuance de sons qu'émettent les reptiles? Modifient-ils beaucoup les sons de la voix que la nature leur a départie ? Non, sans doute. Eh bien! quelle est la quantité d'air reçue dans l'organe auditif?... Les *sauriens* ne portent qu'une simple poche membraneuse rudimentaire, pour ainsi dire, de la caisse du tambour, représentée dans les *chéloniens* par une gaîne fibreuse.

Chez le *pipa* elle est si petite que l'on doute de l'existence de la trompe d'Eustachi, preuve de la nullité de cette portion d'organe dans la fonction auditive de ce reptile. La *salamandre* adulte et les *serpents* en sont privés ; elle est seulement représentée dans les *ophidiens* par un simple tube membraneux.

Il y a certainement des inductions à tirer de ces rapprochements. Il ne suffit pas de dire, pour rendre compte de l'utilité de l'oreille moyenne chez les mammifères et chez les oiseaux, qu'elle est destinée, conjointement avec l'air atmosphérique qu'elle renferme, à mettre en rapport l'oreille externe avec le labyrinthe. Si tels en étaient les seuls usages, on se demanderait pourquoi la nature a privé du tympan certaines classes, d'animaux et en a pourvu un grand nombre d'autres. Ceux-ci, dirait-on, pourraient bien, comme ceux que j'ai précédemment cités, recevoir directement les ondes sonores sur la paroi qui sépare le labyrinthe de la cavité tympanique. Bien certainement si l'air atmosphérique dans l'oreille moyenne ne remplissait pas d'autres fonctions que celles qu'on lui attribue, on aurait raison d'accuser la nature d'avoir compliqué inutilement l'appareil auditif.

Mais on pense bien qu'il faut plutôt avouer notre ignorance et nous livrer à des recherches nouvelles sur les usages de l'oreille moyenne... L'expérience que je vais rapporter nous mettra peut-être sur la voie de quelque découverte.

1re *obs.* — M. Eugène D....., âgé de dix-sept ans, de Metz, me fut présenté par M. Lacretelle, chirurgien-major du Val-de-Grâce. Ce jeune homme, doué d'un tempérament sanguin, avait toujours eu l'oreille dure depuis sa plus tendre enfance ; cette infirmité était devenue plus intense à l'âge de huit ans ; à la suite d'une maladie dont il fut atteint. La température froide et humide lui occasionait souvent des douleurs d'oreilles qui augmentaient beaucoup la surdité ; elles se terminaient presque toujours par un écoulement abondant de sérosité, qui s'opérait par les narines ; alors ce jeune homme entendait moins difficilement... L'oreille gauche était plus mauvaise que la droite.

En été, M. D... était sujet à des étourdissements, à des maux de gorge ; il ressentait dans toute la tête des battements qui le forçaient de s'arrêter quand il marchait avec trop de précipitation.

Le 2 juillet 1825, l'ouïe n'était sensible aux battements d'une montre qu'à quelques pouces de l'oreille. Une sonde placée dans la trompe gauche d'Eustachi me servit à introduire dans la caisse un courant d'air qui, sur-le-champ, développa l'audition d'une manière si extraordinaire, que le malade se mit à dire : « *Est-ce que tout le monde entend aussi bien ?* » Il était ravi d'entendre le bruit que l'on faisait dans la rue ; il se plaisait à reconnaître de quels lieux il provenait, à juger de sa direction... Ma sonde avait pénétré très-avant dans le canal guttural ; les parois de ce conduit s'appliquaient assez bien sur l'instrument pour me permettre de faire le vide dans la caisse et pour rétablir la surdité. C'était la première fois que je faisais cette expérience ; elle n'avait rien de désagréable pour M. D..., qui voulut bien s'y soumettre assez long-temps et assez de fois pour m'assurer de son exactitude (1).

En pratiquant le vide dans l'oreille moyenne comme je viens de l'indiquer, on produit plusieurs effets bien essentiels à noter : 1° on tend la membrane du tympan de dehors en dedans par l'action de la colonne d'air contenue dans le conduit auditif ; 2° la chaîne des osselets se trouve momentanément resserrée de manière à faire corps avec cette cloison ; 3° enfin, on isole l'ouverture cochléenne des ondes sonores qui lui étaient transmises par l'air venant de la trompe d'Eustachi... Dans cet état, l'oreille est réduite à la condi-

(1) Pour plus de développement sur le traitement de la guérison de ce jeune homme, voyez son observation dans ma brochure intitulée : *Extrait d'un ouvrage inédit sur le traitement des maladies de l'oreille.* Paris, 1830.

tion de celle des reptiles qui sont privés de fenêtre ronde ; elle n'est plus impressionnable au son et à ses différentes modifications ; elle ne transmet plus aux nerfs auditifs que les bruits isolés et ceux qui font partie des sons et qui en sont peut-être les générateurs.

En annulant l'ouverture cochléenne , si l'on était certain de paralyser aussi la rampe du limaçon , avec laquelle elle communique , on connaîtrait bientôt l'usage de cette partie du labyrinthe. L'oreille humaine, dans cet état, se rapprocherait de la condition de celle des poissons. Il ne serait pas impossible d'atteindre à ce but. Il existe certains individus affectés de la perte d'une grande partie de la membrane du tympan, chez lesquels on voit très-bien la membrane de la fenêtre ronde ; s'ils voulaient se prêter aux expériences , on parviendrait , avec de la dextérité , à injecter le conduit circulaire du limaçon-fermé par cette membrane...

Par contraste avec ce que nous venons d'observer , si nous étudions l'organe auditif des oiseaux , du moins de ceux qui sont doués au suprême degré d'écouter et d'imiter le chant avec une si grande perfection, nous ne devons point être surpris de trouver chez eux la fenêtre ronde, grande et large. En effet, son diamètre est trois fois plus grand que celui de la fenêtre vestibulaire. Il y a un peu moins de disproportion dans les oiseaux non chanteurs.

Ne pourrait-on pas conclure maintenant de toutes ces remarques que la chaîne des osselets sert à transmettre les bruits dans la partie la plus profonde de l'organe de l'ouïe, et que l'air contenu dans la caisse, tout en remplissant le même but, reçoit avec plus d'avantage les ondes sonores dérivant des qualités les plus délicates, les plus subtiles des corps mis en vibration, ce fluide étant plus qu'un corps solide approprié à cet usage par l'intermède du diaphragme tympanique? Ce point si important de physiologie expérimentale sera peut-être jugé par des faits pathologiques que je recueille en ce moment (1). Je n'ai dû que l'énoncer dans ce chapitre, pour démontrer toute l'importance de mes études sur la présence et la circulation de l'air atmosphérique dans le centre de l'oreille. L'observation suivante contribuera à justifier toute l'ardeur que j'apporte à ces recherches.

2e *obs.* — M. Garassus, âgé aujourd'hui de trente-quatre ans, fut attaqué, dans le courant de l'année 1811, d'une surdité incomplète. Consulté par lui, le docteur Maunoir extirpa et cautérisa un polype qui prenait naissance sur la membrane du tympan gauche. Il fit suivre cette opération de bains de vapeur, de vésicatoires à la nuque, et enfin il termina le traitement par deux saisons de bains d'eau sulfureuse. La guérison fut complète, sauf un bruit qui resta dans l'oreille. En 1822, après six années de séjour à Paris, une otite

(1) J'ai inséré un de ces faits dans la deuxième partie de l'introduction à mes travaux, page 102. Quand il y a surdité produite par une maladie de l'oreille moyenne compliquée d'engouement cérumineux, il est rationnel de commencer le traitement de l'affection externe; cependant il m'est souvent arrivé, comme objet d'expérience, de sonder et de guérir la maladie interne avant l'externe.

C'est en agissant de la sorte que je me suis aperçu que l'engouement externe rend plus sourd pour l'audition des bruits que pour la parole. Dans les engouements internes le contraire a lieu; on voit des personnes qui éloignent la montre à deux, à quatre et à six pouces, et cependant Iles comprennent difficilement un son articulé.

interne aiguë se déclara avec une violence extrême : les douleurs, la fièvre, durèrent plusieurs jours ; la mâchoire inférieure resta immobile jusque après la sortie du pus formé dans les caisses du tambour ; il se fraya un passage à travers les membranes du tympan.

La surdité fut la conséquence de ces accidents.

M. le docteur I.... fut consulté, puis le professeur Marjolin. Ce dernier conseilla l'application d'un séton à la nuque ; il y resta plus d'une année. On seconda ses effets par des injections ; la guérison fut loin d'être complète cette fois ; la surdité diminua bien pendant le premier mois, mais ensuite elle augmenta tous les printemps jusqu'en 1828.

A cette dernière époque une nouvelle otite aiguë se déclara......

Le professeur Marjolin, consulté de nouveau le 18 avril, ordonna des saignées locales, un régime anti-phlogistique et les vésicatoires. Le 4 juin, il m'adressa le malade. Les membranes du tympan étaient rouges ; la gauche, couverte d'un polype, suppurait abondamment. Malgré une rougeur assez vive de l'arrière-bouche, je crus pouvoir sonder les trompes d'Eustachi, afin de m'assurer si la maladie s'était propagée dans le labyrinthe. L'air n'arriva pas ce jour-là dans la caisse, aussi l'ouïe resta presque éteinte, surtout de l'oreille droite.

Les jours suivants je fis de nouvelles tentatives ; le polype fut extirpé et cautérisé.

La trompe gauche s'ouvrit la première sous l'influence des douches d'air, et malgré toute la détérioration de l'organe, l'ouïe se développa d'une manière remarquable.

La désobstruction de la trompe droite se fit aussi peu attendre, de sorte que M. Garassus fut délivré de sa surdité *bien avant la guérison des tissus organiques qui composent l'oreille moyenne*. Voilà six ans que cette cure est opérée sans la moindre rechute.

Pourquoi donc mes confrères n'obtinrent-ils pas le même succès? C'est parce qu'ils ne terminèrent pas leurs traitements par les moyens convenables, propres à élargir le conduit guttural de l'oreille. Depuis 1811, et surtout à dater de 1822, ce canal resta rétréci, de sorte qu'il s'engouait aussitôt que l'oreille était le siége d'une sécrétion un peu abondante, dont l'accumulation dans les caisses provoquait l'otite, puis la rupture des membranes du tympan.

Voilà donc bien démontré le rôle que joue l'air atmosphérique dans le mécanisme de l'audition. De toute évidence, il est une partie constituante de cet appareil organique, comme l'eau est une partie constituante du globe de l'œil, ou du moins, comme le sont des fluides qui en possèdent toutes les qualités par rapport aux modifications qu'ils apportent aux rayons lumineux. Les larmes, l'humeur aqueuse modifient les rayons, de même que l'air modifie les zones sonores recueillies sur la surface du tympan, et transmises par cette membrane à cet élément des anciens philosophes.

Mais il ne suffit pas d'en avoir démontré la présence dans la caisse, d'avoir prouvé son utilité; il faut aussi, avant de se livrer à l'étude des divers états pathologiques de cette portion du sens de l'ouïe, constater l'influence de ses qualités; les unes, que l'on pourrait nommer physiologiques, comme on le dit pour les propriétés des tissus, donnent à l'audition toute la finesse désirable , et entretiennent l'organe dans un état de santé parfait.

Les autres, qui sont les qualités nuisibles de l'air, rendent l'ouïe obtuse et prédisposent aux maladies.

Il faut ranger dans la première catégorie l'air sec , tempéré , dégagé de toutes les émanations du sol, dans nos grandes villes, arrosées sans cesse par une infinité de liquides en putréfaction.

Dans la seconde , il faut mettre en première ligne l'humidité répandue constamment dans l'air que l'on respire.

INFLUENCE DES QUALITÉS PHYSIQUES DE L'AIR SUR L'ORGANE DE L'OUÏE.

L'air sec des vallées, souvent renouvelé par les vents ; l'air des montagnes, des climats tempérés n'occasione jamais de ces catarrhes chroniques , avec engouement et rétrécissement, que l'on rencontre si souvent chez les sourds qui habitent les contrées marécageuses, et surtout les rues étroites de nos grandes villes ; il possède , au contraire, toutes les qualités nécessaires à la guérison de ces sortes de maux. J'ai recueilli assez de faits pour assurer qu'il peut lui seul, sans l'emploi d'aucun médicament ; enlever ces phlegmasies dès leur début, surtout quand ce sont des enfants qui en sont atteints. On pourra se faire une idée de son action puissante et salutaire, à la lecture de la première observation que je rapporterai en parlant de l'action de l'air humide sur l'oreille moyenne.

L'air chaud soulage les otalgies, rend plus supportable la douleur violente qu'occasionent lès otites internes aiguës. Je connais plusieurs dames anglaises qui ont arrêté les progrès d'une surdité naissante en allant habiter le Midi. Après mes traitements, je prescris souvent à mes malades de voyager en Italie. Le ciel de Naples surtout abrège des convalescences interminables dans nos climats.

L'air chaud, si utile dans les lésions des muqueuses auriculaires, doit aussi être favorable à ces membranes dans leur état physiologique.

En hiver, l'air glacé des pays du nord détruirait en peu de temps le sens de l'ouïe, si, avant d'être introduit dans l'oreille, il ne changeait de température par son contact avec les membranes muqueuses déployées sur la surface si étendue du pharynx, et développé dans les anfractuosités des fosses nasales.

Ce que j'avance n'est point une assertion gratuite ; c'est l'observation des faits, si faciles à vérifier, que je suis étonné qu'ils aient échappé aux médecins et surtout aux *auristes*.

Les chirurgiens qui s'occupent du rapprochement des portions séparées du voile du palais, auraient aussi dû rencontrer beaucoup de sourds parmi les personnes affligées de cette infirmité native ; aucun n'en a fait mention.

La voûte palatine séparée dans toute son étendue donne un libre accès à l'air extérieur qui se précipite sans cesse par son propre poids dans l'arrière-bouche. Pendant le jour, pendant la nuit, en contact immédiat avec le pharynx, sans avoir perdu aucune de ses qualités atmosphériques nuisibles à l'exquise sensibilité des membranes internes, il en résulte une sécheresse, une gêne, et presque toujours une phlegmasie chronique qui n'est pas une des moindres incommodités qu'éprouvent les individus dont je parle. Voici quelques faits présents à ma mémoire : je me souviens qu'en 1827 M. Duméril m'adressa l'enfant de Mme de La Hoche ; il était sourd-muet, et privé de la voûte palatine. M. Gancel, de Louviers ; Mlle Maisonneuve, de Saint-Germain, sont affectés de becs-de-lièvre et de surdité ; les fosses nasales et la bouche ne forment qu'une cavité.

M. Denier fils, d'Avranches ; Mlle ..., de Douai ; M. Delespaul, de Lille, portent les mêmes infirmités, excepté la mutilation extérieure.

Rien de plus commun que les surdités déterminées par l'air humide, les membranes qui tapissent la trompe d'Eustachi et la caisse du tambour résistant peu de temps à son contact sans cesse renouvelé dans les cités populeuses, dans les quartiers resserrés et dans les habitations basses privées des rayons du soleil... Arnaud, dans un mémoire qu'il a publié sur la musique des Chinois, prétend que les habitants d'une partie de l'Asie deviennent sourds à l'âge de quarante à cinquante ans. Certes, je ne puis croire que tous sont dans ce cas ; mais s'il est vrai que l'immense population de la Chine soit entassée dans des villes encombrées d'animaux ; si les artisans y travaillent à toutes sortes de métiers insalubres ; si les individus aisés et les femmes surtout sont sédentaires comme les voyageurs nous le disent, je ne suis point surpris du grand nombre d'affections auriculaires que l'auteur que je viens de citer dit avoir remarquées. Mon expérience tend même à fortifier ce qu'il avance.

L'Angleterre et l'Irlande me fournissent beaucoup de consultants, presque tous atteints d'affections catarrhales de l'oreille moyenne, qui parviennent en peu de temps à un degré d'intensité qu'on rencontre rarement en France, surtout chez les jeunes gens et chez les demoiselles douées d'une constitution robuste.

Les rétrécissements des trompes d'Eustachi y sont si graves qu'ils résistent souvent à tous mes moyens de dilatation, précédés ou non des traitements préparatoires convenables. Les observations recueillies sur deux demoiselles, que je rapporterai ci-après, prouveront ces assertions.

Avant d'employer, dans le diagnostic et le traitement des maladies de l'oreille, l'air pur à la température d'une chambre habitée, j'avais essayé l'air chargé de vapeurs émollientes ou aromatiques; mais quelles que fussent les qualités qu'il acquérait en traversant un réservoir liquide, il en résultait presque toujours une augmentation de surdité; et il arrivait souvent que les médications que je cherchais à opérer sur l'organe malade offraient un résultat contraire à celui que j'attendais.

Les vapeurs que je jugeais calmantes, et qui le sont en effet pour les autres organes, provoquaient des otalgies et souvent des otités.

C'est ainsi que l'expérience m'a conduit à l'usage presque exclusif des douches d'air sec.

Il me reste à dire un mot sur l'atmosphère qui enveloppe Paris. Certes, s'il contribue à miner avant la vieillesse l'organe de la vision, il a sur celui de l'ouïe des effets plus fàcheux encore; je ne citerai pas, à l'appui, les nombreux sourds qui le respirent, parce qu'on pourrait me répondre que le bruit, les sons de toute nature, les commotions souvent comparables à la détonation de la poudre, sont des causes d'affections auriculaires tout aussi graves que celle qui m'occupe dans ce moment. J'ai des faits incontestables, faciles à vérifier. Les personnes de province affectées de surdités, dites catarrhales, et de toutes autres inflammations chroniques, ne tardent pas à s'apercevoir d'une augmentation de la dureté de leur oreille lorsqu'elles demeurent dans le centre de Paris. Bien souvent, au bout de huit jours, j'ai remarqué qu'elles n'entendaient plus le battement d'une montre dont elles percevaient encore le son à quelques pouces des pavillons, le jour de leur arrivée. Voilà de ces observations qui n'ont jamais été faites avant moi, dont l'utilité est cependant bien démontrée dans les traitements prescrits contre les dysécées et les cophoses ; car si on n'en tenait pas compte, on voit combien on se tromperait en cessant l'administration de quelques médicaments à une personne dont la surdité serait légèrement augmentée, parce qu'elle serait transportée d'une atmosphère sèche au milieu de l'atmosphère de Paris. C'est dans de telles occurrences qu'on reconnaît toute la sagacité du médecin ; c'est aussi la pierre de touche de la confiance des malades.

EFFETS DE L'AIR HUMIDE ET DE L'AIR SEC SUR L'ORGANE DE L'OUÏE.

3e *obs.* — M. Charles Véret, âgé de vingt-trois ans, doué d'un tempérament lymphatique et nerveux, fut bien portant jusqu'à l'âge de onze ans ; à cette époque, il éprouva des douleurs arthritiques qui persistèrent plusieurs mois; elles furent suivies d'une ophthalmie qui dura pendant plus d'une année, et furent guéries par de fréquentes saignées accompagnées d'un séton.

A la fin de sa treizième année, ce jeune homme s'aperçut d'une diminution dans la finesse de l'ouïe; il portait cependant encore un cautère au bras; il fut envoyé à Barèges, où il prit des douches qui furent sans effet.... Son père rend ainsi compte des grands accidents qui survinrent à l'âge de vingt-deux ans.

« Ce n'est que depuis onze à douze mois que le nom de surdité a dû être donné à ce qui n'était qu'une dureté d'ouïe... En effet, et surtout en 1831 et 1832, l'état de mon fils n'était pas très-fâcheux; il pouvait entendre des sermons, suivre des cours oraux; aller au spectacle, aux concerts; il ne paraissait sourd qu'à une certaine distance; il appelait son état, *être myope d'oreille*... L'humidité paraissait diminuer la sensibilité de l'organe... Au mois de juillet 1833, en se levant à huit heures du matin, il sentit comme un bourdonnement, et la première personne qui lui parla ne put se faire entendre.

« Depuis lors il est sourd plus ou moins, mais toujours beaucoup plus qu'il ne l'était un an avant cette crise subite.

« Aucun remède ne fut d'abord employé. Appelé en octobre dans le département des Pyrénées-Orientales, il a ressenti de fâcheux effets des variations fréquentes du climat; il ne pouvait converser même de près, ni discerner les sons de son piano; il a même été jusqu'à ne pas entendre ceux du flageolet... Le 15 mai, un séton lui a été passé à la nuque, il a amené quelques résultats la première semaine; déjà il avait quitté le cornet, trois ou quatre jours de pluie ont détruit ce mieux, et il est presque reculé de tout ce qu'il avait gagné. »

Voici maintenant les effets produits sur l'ouïe par l'air des montagnes.

En septembre 1833, pendant le cours d'une attaque de surdité, étant dans les Cévennes, ce jeune homme monta sur *le Vigan*, où il resta huit jours. Il put, durant tout ce temps, entendre la conversation. Revenu dans la plaine, il reperdit l'ouïe; il la retrouva sur la montagne; en descendant il fut complètement sourd. Enfin, pour la troisième fois, il entendit en retournant sur *le Vigan*.

Cette observation confirme ce que j'ai dit dans ce paragraphe, sur les effets de l'air humide et de l'air sec. La note suivante est aussi concluante.

Ce fut sur deux demoiselles, l'une habitant le pays de Galles, Mlle Martha P..., l'autre, Mlle Laure L..., élevée près de l'Écosse, que j'ai observé les rétrécissements les plus complets des trompes d'Eustachi; ils résistèrent à l'emploi du cathétérisme et des douches d'air, continués plusieurs mois avec toute l'assiduité possible. Les traitements dérivatifs n'aidèrent en rien mes efforts. Ces jeunes personnes étaient exposées depuis leur enfance à de fréquents maux de gorge toujours plus intenses en automne et au printemps qu'en été et en hiver. La première alla habiter l'Italie; je la revis après une année de séjour dans ce beau pays : la surdité avait diminué.

INFLUENCE SUR L'OUÏE DES MUCOSITÉS, DE L'EAU ET DU PUS, MÉLANGÉS A L'AIR DANS L'OREILLE MOYENNE.

Mêlé dans la caisse du tambour avec des mucosités, l'air atmosphérique perd bien plus encore sa faculté conductrice du son, que lorsqu'il est simplement chargé d'humidité. La vapeur d'eau affaiblit l'ouïe, les mucosités l'anéantissent.

Dussault recouvre l'ouïe par des douches d'air; une dartre vive qu'il portait sur la face se supprime, et en peu de jours cet enfant reperd la faculté d'entendre. Il est sondé de nouveau et soumis derechef à la douche. Le courant d'air, d'abord petit et comprimé, finit par pénétrer dans toute la caisse, en faisant entendre le bruit muqueux au plus haut degré. Il me vint à l'esprit d'extraire ces mucosités qui étaient la cause de ce bruit. La sonde présentait une ouverture assez grande pour me permettre de faire plusieurs aspirations avec la seringue ; par cette manœuvre, je pus ramener au dehors une certaine quantité de mucosités purulentes ; et rendre l'ouïe pour quelques heures : les jours suivants j'obtins les mêmes résultats. Ces expériences me rappellent une époque bien funeste aux personnes sourdes, que je ne dois pas passer sous silence. Docile à l'instruction que j'avais puisée dans les ouvrages de mes devanciers, je croyais que les douches d'eau avaient le pouvoir de débarrasser l'oreille moyenne de tous les corps étrangers qui pouvaient s'y trouver, sans produire d'accidents plus graves que les lésions que l'on voulait guérir.

Le jour qui suivait la première injection, le patient entendait quelquefois assez bien, puis les opé-

rations subséquentes lui faisaient perdre cet éclair
d'audition. Redoublant de courage ; je n'omettais aucun précepte, et souvent peu s'en fallait que je n'em-
ployasse une voie d'eau tout entière, comme on le
conseillait avant mes recherches pratiques.

Qu'arrivait-il pendant le cours de ce traitement si
peu rationnel ?

Si l'oreille moyenne était engouée et la trompe
d'Eustachi rétrécie, l'eau se faisait un passage et donnait momentanément à l'air le pouvoir de s'introduire
par la voie qui venait de lui être frayée ; l'ouïe en
était la conséquence.

De nouveau liquide injecté avec force pressait en
tous sens les parois de la caisse, distendait les cordons
musculeux et nerveux qu'on y observe, développait
une exquise sensibilité de la membrane muqueuse qui
la tapisse, et bientôt une inflammation sur-aiguë en-
gendrait une sécrétion muqueuse jaunâtre, quelquefois purulente et concomitante, accidents souvent plus
graves que la perte de l'audition (1).

Dussault nous a fourni un exemple d'engouement de
l'oreille avec perte de l'ouïe, produit par une maladie ;
les sujets douchés avec l'eau sont des exemples des
mêmes accidents provoqués par un empyrisme qui,
loin d'être raisonné, était si peu expérimental, qu'il
a donné lieu de comparer le cathétérisme de la trompe
« à une certaine opération abandonnée actuellement
aux garde-malades. » Cependant, malgré les accidents
que je viens d'indiquer, il me sera facile de démontrer

(1) Lisez les mémoires de M. Itard, insérés dans la *Revue médicale*
d'août 1827, vous aurez un tableau complet des phénomènes morbides
ergendrés par l'eau portée dans l'oreille moyenne.

plus tard qu'on peut les éviter en employant les douches d'eau avec plus de prudence que les personnes qui les assimilent aux lavements, et qui les mettent journellement en pratique à la manière des garde-malades.

EFFET DE L'EAU PORTÉE DANS L'OREILLE MOYENNE.

4ᵉ *obs.* — « Le premier accès de surdité, dit M. de G..., remonte à l'année 1808 ; j'avais alors quatorze ans ; un jour, étant en classe, je fus surpris de ne plus distinguer les paroles de mon professeur. Cet état dura une quinzaine de jours, puis mon ouïe s'améliora un peu : on me conduisit à Bagnères. On m'y fit prendre les bains d'eau sulfureuse ; j'y redevins presque sourd. Plus tard, l'ouïe revint ; aucune altération remarquable n'eut lieu depuis cette époque jusqu'en 1822.

« Me trouvant à Londres à cette époque, j'y éprouvai un affaiblissement sensible. Depuis, je crois que mon ouïe n'a jamais été, que par de rares intervalles, dans un état normal... A la fin d'un séjour à Rome, de 1823 à 1829, ayant beaucoup souffert de ce climat irritant, sous lequel j'avais à subir des excès de travail et de veilles, je fus atteint d'une affection gastrique.

« Mon ouïe s'altéra plus fréquemment et s'affaiblit au point que mon infirmité devint sensible à toutes les personnes qui s'entretenaient avec moi. C'était surtout vers six à sept heures du soir qu'elle était plus complète. Un séton me fut appliqué sans succès.

« Ayant quitté Rome le 2 avril 1829, le lendemain, à cinquante lieues de cette ville où j'avais tant souffert, mon ouïe était revenue à son état habituel.

« A mon arrivée en France, j'eus recours aux soins

de M. le docteur I... Mon oreille droite ayant été de tout temps plus affectée que l'autre, ce fut cette oreille sur laquelle M. I... exerça une suite d'opérations douloureuses. Il m'insuffla, par le moyen de sondes creuses introduites dans le nez, *l'eau froide*, *l'eau chaude*, *l'éther*, *la vapeur*, etc. Je crois avoir, dans la durée du traitement, recouvré l'ouïe à droite, *mais elle y redevint bientôt plus complètement insensible qu'auparavant*, et M. I..., découragé, s'abstint de toucher à l'oreille gauche. »

Le 16 juillet 1833 M. G... vint me consulter.

Depuis quelques mois, la maladie d'oreille avait fait de grands progrès ; il n'entendait plus le battement d'une montre qu'à sept pouces du pavillon. Quand cette oreille eut été sondée et douchée avec l'air, la montre put être placée à l'instant à la distance de la longueur du bras.

Nous fîmes de nouveaux essais sur l'oreille droite ; l'air parvint bien dans la caisse, mais ce fut en vain, l'organe était perdu depuis les douches d'eau. M. G. me quitta donc avec une bonne oreille, quoiqu'il n'ait pas voulu se soumettre à tous les remèdes que je proposais.

Je pourrais multiplier les observations du même genre si je n'avais pas indiqué le répertoire de M. le docteur Itard. (*Voy*. ses rapports à l'administration des Sourds-Muets.)

EFFETS DE LA RARÉFACTION ET DE L'ACCUMULATION DE L'AIR DANS LA CAISSE TYMPANIQUE.

« On peut regarder comme un obstacle à la transmission des sons *l'absorption* ou *la raréfaction* de l'air contenu dans la caisse, où il pénètre par le canal guttural. » (Itard , *Maladies de l'oreille*, 2ᵉ vol., p. 171.)

Je pense qu'on n'a aucune preuve autre que celle que j'ai citée à l'occasion de l'observation du jeune Daubré, de la raréfaction de l'air dans l'oreille moyenne: C'est du moins le seul fait qui autorise de dire que l'air raréfié affaiblit l'audition.

Dans le rétrécissement des trompes d'Eustachi assez intense pour empêcher la sortie de ce fluide renfermé dans la caisse, ce n'est pas parce qu'il s'est plus dilaté que l'ouïe est moins fine, mais bien parce que ne trouvant aucune issue pour s'échapper et se mettre en équilibre avec l'air extérieur, il repousse la membrane tympanique de dedans en dehors, restreint l'amplitude de ses vibrations, empêche son action sur la chaîne des osselets, et distend ses articulations. Cette dernière action est bien certainement la cause de la dureté de l'oreille pour la perception des bruits, puisque nous avons vu que lorsqu'il y a pression de la membrane du tympan, exercée de dehors en dedans, ils parviennent très-bien dans le labyrinthe.

Je rapporterai des faits qui démontreront, comme je viens de le faire pressentir, que l'air dilaté dans la caisse nuit à l'audition, non parce que ses molécules constituantes sont plus écartées, comme on l'a cru, et comme je l'ai peut-être dit moi-même par erreur, mais parce qu'il comprime et paralyse les mouvements, soit communiqués, comme ceux de la membrane du tympan, soit actifs, comme ceux des muscles qui tendent à resserrer la chaîne des osselets, et à n'en faire, pour ainsi dire, qu'un solide d'une seule pièce, et disposé à agir comme tel pour la transmission des bruits.

Il est donc bien évident qu'une certaine portion

d'air introduite dans la caisse, lors du cas de rétrécissement des trompes d'Eustachi, agit lorsqu'elle a
acquis la température du milieu où elle se trouve,
de la même manière qu'une trop grande quantité de
ce fluide poussée dans l'oreille moyenne par une force
extérieure. Dans l'une et l'autre circonstance, l'excur-
sion des membranes du tympan est presque nulle; de
là obstacle à l'audition des sons. Un second effet a lieu
dans les articulations des osselets de la caisse; elles
sont distendues au point que les têtes osseuses se touchent à peine; elles ne communiquent plus que par
de faibles liens fibreux, d'où résulte leur peu d'aptitude à la transmission des bruits.

Voici des observations qui démontrent les effets de
l'accumulation de l'air dans l'oreille moyenne.

5ᵉ *obs.* — Depuis deux ans, Mᵐᵉ Raymond, âgée
de vingt-huit ans, s'apercevait d'une dureté d'oreille
qui allait toujours croissant. L'audition de l'oreille
droite surtout s'affaiblissait au point que cette dame
n'écoutait plus de ce côté. Il survenait souvent des
otalgies accompagnées de battements dans les côtés
de la tête, et de bourdonnements fort incommodes.

Des vésicatoires et des injections n'ayant produit
aucun effet, Mᵐᵉ Raymond vint me consulter le 6 janvier 1828; elle n'entendait le battement d'une montre
qu'à trois pouces du pavillon de l'oreille. Les premières douches d'air, pratiquées avec quelques difficultés, rétablirent l'ouïe à droite; il n'en fut pas
de même de l'oreille gauche; la sonde introduite dans
la trompe, s'y trouvait tellement comprimée, que le
courant d'air ne pouvait s'échapper entre les parois de
la trompe et celles de la sonde; il faisait effort dans

la caisse, et probablement il eût déchiré la membrane du tympan si je n'eusse apporté beaucoup de prudence dans mes essais.

Tout le temps que cette pression, exercée principalement sur la membrane du tympan, avait lieu, Mᵐᵉ Raymond n'entendait que confusément ; mais aussitôt qu'une portion d'air pouvait s'échapper, l'ouïe se rétablissait (1). Cette expérience peut être répétée sans le secours de la sonde, quand le conduit guttural n'est rétréci qu'à un certain degré, surtout si cette lésion existe vers son orifice interne. L'air poussé dans la caisse par un effort d'expiration, ne pouvant en partie repasser dans le pharynx, après avoir acquis un certain degré de dilatation par la chaleur, affaiblit la sensibilité auditive et produit un sentiment de gêne dans la région du tympan.

6ᵉ *obs.* — Dans son enfance, M. Gombeau, âgé de trente-cinq ans, avait été sujet aux otalgies et à des accès de surdité momentanée. Entré dans la marine, il voyagea et prit toutes les habitudes des pays qu'il parcourut : priser, fumer, mâcher du tabac, et boire force vins d'Espagne, furent les occupations qui dissipèrent ses ennuis. L'estomac et la tête supportèrent mal ce régime « dont il usa largement. »

Depuis l'époque de ces excès jusqu'au 4 octobre 1830, jour où il vint me consulter, il avait ressenti, soit en se mouchant, soit en bâillant, ses oreilles se boucher « comme par une espèce de cloison très-lé-

---

(1) Des saignées, des exutoires, furent employés dans l'intention de diminuer la rigidité des trompes ; ils eurent de l'effet. La sonde, plus libre dans le conduit guttural, permit l'emploi réitéré des douches, qui rétablirent l'audition.

gère, qui se portait de l'intérieur à l'extérieur. Je rétablissais *l'ordre*, dit-il, *en aspirant dans le fond de mes narines.* »

Lorsque M. G... vint me trouver, depuis plusieurs mois il ne parvenait plus à opérer ce changement ; la surdité s'était aussi fortement aggravée ; il n'entendait plus qu'à quelques pouces le battement d'une montre.

Après avoir été sondé une fois, il put recommencer ses petites manœuvres pour débarrasser l'oreille moyenne ; la surdité commença aussi à diminuer.

Le 18 du même mois, la dilatation de la moitié interne étant complète, M. G... me quitta avec une ouïe parfaite, et elle est restée telle jusqu'à ce jour. L'air ne s'accumule plus dans la caisse, et tout sentiment de pression a cessé.

MODE DE CIRCULATION DE L'AIR DANS L'OREILLE MOYENNE.

L'exercice de l'ouïe, les phénomènes qui se rattachent aux fonctions des poumons, les mouvements des muscles du voile du palais et du pharynx, sont les principaux actes qui contribuent à la circulation de l'air atmosphérique dans l'oreille moyenne.

Les mouvements de vibration de la membrane du tympan, provoqués par les ondes sonores extérieures, sont peut-être les causes les plus directes et les plus favorables au déplacement de ce fluide. Ce diaphragme est peu d'instants en repos ; sans cesse frappé par les bruits extérieurs, agissant indépendamment de notre volonté, il déplace la couche d'air avec laquelle il est en contact ; celle-ci à son tour ébranle celles qui sont plus profondément situées. Ce fluide, comprimé et refoulé partiellement jusque dans le pharynx , est renouvelé par celui qui se trouve dans ce sac membraneux , où il a acquis les qualités convenables à la sensibilité de l'oreille. Ces explications, qu'on pourrait croire gratuites , sont déduites des faits qui se rencontrent journellement dans la pratique des maladies de l'oreille. La membrane du tympan est , pour ainsi dire , nulle chez les personnes qui portent un engouement cérumineux ; collée , confondue dans cette masse , tous ses mouvements sont paralysés. Dans cet état , mesurez l'ouïe avec une montre , puis faites une légère injection d'air dans la caisse du tambour , vous verrez à l'instant le patient éloigner cet instrument de son oreille ; il entend mieux , parce que vous avez suppléé par cette opération aux mouvements de la membrane tympanique, vous avez renouvelé l'air de la caisse.

L'air, en se portant dans le poumon, pendant les inspirations faites par le nez, s'introduit aussi dans l'oreille moyenne. Il est facile de s'en convaincre en se transportant d'un lieu chaud dans un endroit froid; là, en aspirant avec vitesse, on éprouve subitement une sensation de fraîcheur dans les caisses du tambour.

Un jeune Allemand, affecté d'un premier degré de rétrécissement des conduits gutturaux, renouvelait l'air de la caisse pour mieux entendre ; il ouvrait la bouche au moment de la dilatation de la poitrine, et la refermait subitement après avoir porté brusquement la tête en avant.

L'expiration, l'action d'avaler, les mouvements du nez et du pavillon de l'oreille, la température de la caisse, qui se communique à l'air, expulsent une partie de ce gaz du centre de l'organe auditif, lorsque, trop raréfié ou trop humide, il devient nuisible à l'audition.

Des personnes qui portent des engouements muqueux des trompes, disent qu'elles entendent mieux après une forte et brusque expiration par le nez ; il leur semble, disent-elles, que leurs oreilles sont plus dégagées.

Mademoiselle V... pousse de l'air dans la caisse pour mieux entendre ; le peu d'ouïe qu'elle acquiert par ce moyen disparaît aussitôt qu'elle fait un mouvement de déglutition.

Tut le monde peut répéter sur soi-même cette expérience : on tend la membrane du tympan en faisant un effort d'expiration, la bouche et le nez étant clos ; on avale sa salive, ou l'on se tiraille le pavillon de l'oreille, et aussitôt la compression ressentie dans l'intérieur de cet organe se dissipe.

Voici des preuves à l'appui de toutes ces assertions.

7ᵉ *obs.* — M. Pallu, de Tours, âgé de dix-huit ans, éprouvait depuis l'âge de douze ans des douleurs d'oreilles, accompagnées de coryzas et d'une surdité plus ou moins intense. Ces accidents se renouvelaient surtout toutes les fois qu'il se faisait couper les cheveux. Il entendait moins quand il se mouchait. Cette perte d'audition durait jusqu'à ce qu'il eût dissipé, en aspirant par le nez, une pression qui avait lieu sur la membrane du tympan. Les deux oreilles étaient mauvaises, mais rarement elles l'étaient au même degré, de sorte qu'il était obligé de prêter l'une ou l'autre oreille pour écouter, selon les changements qui survenaient d'un jour à l'autre.

« Je crois que le siége de mon mal, dit-il, est

dans le conduit qui correspond à ma gorge, car j'ai remarqué que mes douleurs se calment quand je fais passer quelque chose de chaud sur la partie de la peau qui y correspond. Quant à la gêne que j'éprouve ordinairement, et qui, comme je vous l'ai fait remarquer, peut être comparée à une soupape que vous désirez tenir ouverte, j'ai observé qu'elle devenait beaucoup plus insupportable après avoir lu ou chanté, et surtout après m'être mouché fortement ; mon oreille se bouche de manière qu'il me semble que le tympan se refoule en dehors ; c'est alors que je ne puis rester un moment sans renifler (1), ce qui me dégage aussitôt l'oreille, mais au moindre mouvement que je fais avec la bouche, elle se referme, etc. Dans le moment du soulagement qui s'opère dans l'oreille, il arrive souvent que j'éprouve un étourdissement capable de me jeter par terre, si je ne me retenais à quelque objet (2). »

M. Pallu fut guéri dans l'espace de trois mois de ses douleurs d'oreille et de ses coryzas. Quinze à vingt douches d'air ont rendu l'ouïe fine.

8° *obs.* —Auguste Sauvage, âgé de quatorze ans, de Compiègne, devint sourd à l'âge de dix ans, après avoir

---

(1) On renifle de deux manières. On ferme la bouche et on dilate la poitrine par secousses subites et réitérées... La seconde manière est plus compliquée. On ferme la bouche, on relève le voile du palais pour obstruer les arrière-narines, et on dilate la poitrine ; le vide se fait dans la partie supérieure du pharynx ; dans cet instant le voile du palais s'abaisse et se relève par saccades.

C'est ainsi que M. P... diminuait la quantité d'air contenue dans la caisse du tympan.

(2) Ces étourdissements sont semblables à ceux que je faisais éprouver à la personne qui fait le sujet de l'observation 12°.

éprouvé un refroidissement de tout le corps au moment qu'il était en sueur. Il ressentait souvent des
douleurs d'oreille qui ne duraient que quelques heures.

Après avoir bâillé, il éprouvait une compression
dans la caisse du tympan qui augmentait la surdité. Il
avait coutume de dissiper ce malaise local en se ti-
raillant le nez ; l'ouïe s'améliorait aussi un peu.

Sauvage fut sondé le 12 septembre 1826, et le 24
du même mois il me quitta parfaitement guéri. Son
affection consistait en un premier degré de rétrécissement des trompes d'Eustachi. La dilatation fut prompte
et facile ; parce que la sonde put pénétrer profondément. Les douches d'air pouvaient être supportées
pendant huit à dix minutes ; elles n'occasionaient
aucune douleur.

Je viens de démontrer que l'air atmosphérique est,
chez l'homme, une partie constituante de l'organe auditif. Il est aussi indispensable aux fonctions de l'oreille
que la membrane du tympan garnie de la chaîne des
osselets ; il est aussi utile que les liquides que l'on dit
renfermés dans le labyrinthe.

Je ne me suis pas borné à prouver que ce fluide
entre dans la composition de l'organe de l'ouïe, j'ai
aussi fait apercevoir les effets nuisibles de ses altérations et de ses mélanges avec des parties hétérogènes.
On a pu voir que dans ces cas l'air agit sur la sensibilité organique, et par suite, sur la circulation capillaire sanguine, sur les sécrétions, de même qu'un tissu
altéré porte le trouble dans les portions d'organe qui
l'avoisinent. Trop chargé d'humidité, l'air irrite,
enflamme les membranes qui tapissent la caisse du
tambour.

CHAPITRE II.

DES MALADIES QUI NUISENT A LA CIRCULATION DE L'AIR DANS L'OREILLE MOYENNE ET DE LEURS EFFETS SUR LE SENS DE L'OUIE.

Après avoir étudié l'action de l'air sur l'oreille moyenne dans l'état physiologique, nous allons rechercher quel est au contraire le mode d'action des lésions de cet organe sur la présence et sur la circulation de ce fluide dans les trompes, les caisses et les cellules de l'apophyse mastoïde.

Les maladies du pharynx qui se communiquent au pavillon de la trompe, qui le rétrécissent, qui l'altèrent, fixeront d'abord notre attention. Nous examinerons ensuite les lésions nombreuses du centre de ce canal; elles nous conduiront à l'exploration des engouements des caisses; enfin, dans un quatrième paragraphe, nous verrons que la perforation de la membrane du tympan est loin d'être avantageuse à la circulation de l'air dans le système auditif.

MALADIES DU PHARYNX.

Phlegmasies chroniques.

Les maladies de la gorge sont communes dans les grandes villes. Les personnes qui prennent peu d'exercice, qui évitent de transpirer, y sont sujettes. Chez elles, c'est quelquefois une telle habitude d'avoir les parties latérales du pharynx, l'isthme du gosier, phlogosés, tuméfiés même, qu'elles n'en éprouvent aucune douleur. Seulement, quand elles parlent longtemps, leur voix est peu sonore; elles éprouvent le besoin d'humecter le fond de la bouche. En général, elles ne chantent pas , elles ont; comme on le dit, peu de voix.

Les phlegmasies chroniques du pharynx qui ne dépassent pas ce degré de maladie n'ont aucune influence sur la circulation de l'air dans l'oreille moyenne , et l'ouïe reste intacte. Mais si aux changements de saison, si après des repas plus irritants que de coutume , le sang se porte avec plus de violence vers ces parties; s'il survient une sécrétion muqueuse plus abondante; en un mot, si les rhumes , les coryzas deviennent fréquents , bientôt l'orifice interne de la trompe d'Eustachi se resserre , des bourdonnements d'oreille ou une légère dureté d'ouïe se déclare. Déjà , l'air ne se renouvelle plus aussi facilement par ce conduit ; les mouvements de déglutition , de mastication , etc....., deviennent moins favorables à sa circulation. On n'est pas sans s'apercevoir de ces changements ; on sent que l'ouïe s'affaiblit , mais on ne veut pas l'avouer, soit par un sentiment d'amour-propre déplacé , soit par l'espoir d'un changement opéré par les seules forces de la nature. Enfin, le rétrécissement fait des progrès ; la phlogose s'étend dans le centre de la trompe d'Eustachi ; l'air de la caisse, introduit en trop grande quantité , ne trouvant aucune issue quand il est échauffé, détermine un sentiment de gêne vers l'angle de la mâchoire ou dans le fond du conduit auditif qui porte les personnes atteintes de dysécie à introduire le petit doigt dans l'oreille , à tirailler le pavillon et même à déterminer des secousses dans tout le côté de la tête, en le percutant avec la paume de la main.

La surdité est plus ou moins intense, les bruits continuent d'être perçus, mais la parole devient confuse, surtout dans les spectacles et en plein air. On conçoit que si les malades négligent de se faire traiter, si des années s'écoulent sans que des efforts naturels viennent au secours de la muqueuse pharyngienne, on conçoit, dis-je, qu'elle finit par croître en épaisseur, ou que sa tuméfaction devient habituelle au point qu'elle réclame l'emploi des moyens mécaniques pour reprendre en partie sa conformation première. C'est ce que prouvent journellement les observations recueillies sur les personnes affectées de surdité, comme j'en offre des exemples ci-après.

9e *obs.* — *Rétrécissement de l'orifice des trompes d'Eustachi* (1). M. Ragoneau, de Dijon, âgé de trente-six ans, d'un tempérament sanguin, était affecté, depuis plusieurs années, d'un sifflement qui s'était fait sentir dans l'oreille droite, à la suite d'un coup de pied de cheval qu'il reçut sur la pommette. En 1826, il devint sourd presque complètement après s'être exposé au froid.

Il résulta de cette impression un coryza violent qui amena à sa suite une surdité des plus intenses, accompagnée de douleurs de tête presque continuelles.

Il vint me consulter le 17 septembre 1827 ; il fut sondé et douché (2) pendant plusieurs jours ; son ouïe s'améliora au point qu'il se crut guéri : les bruits avaient cessé, mais l'arrière-bouche restait toujours gonflée, rouge et parfois douloureuse pendant les ef-

(1) *Voy.* le chapitre qui traite du diagnostic.
(2) *Voy.* le chapitre du traitement.

forts de déglutition. Malgré cette dernière maladie, qui était évidemment la cause première de l'infirmité dont M. Ragoneau était affecté, l'ouïe se maintint bonne jusqu'à ce qu'il fût rendu chez lui, où il put suivre un traitement général que je lui prescrivis, et qui empêcha le retour de la surdité.

En 1832, j'ai reçu de ses nouvelles; il me dit qu'il entend toujours presque aussi distinctement qu'avant sa surdité. L'opération du cathétérisme fut assez dif-ficile à exécuter, ce ne fut qu'après quelques jours d'essai que je parvins dans la trompe... La douche d'air produisit le bruit sec, rétablit l'ouïe, et ne laissa à sa suite aucune impression douloureuse.

10ᵉ obs. — *Rétrécissement de l'orifice des trompes d'Eustachi, et otite chronique.* — Édouard Daux, âgé de quinze ans, sujet à des engorgements passagers des glandes lymphatiques du cou, à des maux de gorge, à une salivation abondante et à des coryzas fréquents, était en outre affecté d'une surdité plus forte à droite qu'à gauche.

Ce jeune homme me fut présenté le 8 novembre 1827; il me dit que depuis plusieurs années il était soumis à un régime tonique, parce qu'il ressentait des fai-blesses d'estomac et une langueur générale.

Le ventre était sensible, la langue rouge sur les bords et piquetée au centre. Malgré le mauvais état de la gorge, le jeune Daux fut sondé pour constater le siége et la nature de la cause de la surdité; la douche d'air améliora l'ouïe sur-le-champ. Là se bornèrent mes premières tentatives d'opérations. Je prescrivis un ré-gime adoucissant, des saignées et tous les soins hygié-niques convenables.

Le 20 décembre, je repris les douches d'air, l'ouïe devint presque parfaite; à droite, on entendait le bruit muqueux; à gauche, le bruit sec était parfaitement distinct. Cette observation est donc un exemple d'un rétrécissement simple de l'orifice de la trompe, compliqué d'une otite du côté droit. L'ouïe s'améliora, et fut plus tôt rétablie dans l'oreille gauche, comme on doit bien le penser.

Le 25 mai 1828, la phlegmasie de la gorge et la surdité étaient entièrement dissipées.

11ᵉ *obs.* — *Même cas que le précédent.* — Hyacinthe Gibert, de Creteil, près Charenton, âgé de dix-sept ans, avait l'oreille dure depuis cinq ou six ans. Il souffrait souvent de la tête, il éprouvait de temps en temps des maux de gorge qui se terminaient par des épistaxis. Il couchait habituellement dans une chambre froide, faisait souvent des voyages par la pluie, et travaillait chez un notaire fort économe de combustible.

Il entendait continuellement un roulement de tambour, sensation qui augmentait avec les maux de tête.

En février 1827, tous ces accidents augmentèrent; la surdité devint surtout si forte, que Gibert quitta son patron. Il me consulta le 20 avril 1827.

La première douche d'air améliora tellement l'ouïe, que Gibert se crut guéri; mais en peu de jours, la surdité revint. Quelques saignées, des vésicatoires volants, et trente douches d'air rétablirent complètement l'audition. Je revois souvent ce jeune homme : il n'éprouve plus aucun symptôme qui puisse faire redouter une rechute.

Phlegmasies vénériennes.

Les affections inflammatoires chroniques de l'arrière-bouche qui ont pour cause l'humidité de l'atmosphère, ou qui sont entretenues par une disposition scrophuleuse, se guérissent assez promptement chez les jeunes sujets. On a vu aussi dans les trois cas que je viens de rapporter, que l'orifice de la trompe reprend en peu de temps, sous l'influence de la sonde, la conformation que la nature lui a donnée ; il n'en est pas de même chez les personnes qui sont affectées de phlegmasies vénériennes, compliquées ou non d'ulcérations. Après la guérison de ces phlegmasies spéciales opérées par le mercure, le pavillon de la trompe, non-seulement reste fermé, mais il oppose souvent un obstacle invincible à l'introduction de la sonde ; et si on parvient à vaincre la résistance, il est assez ordinaire de voir la surdité persister, ou du moins ne céder que peu, malgré le rétablissement de la circulation de l'air dans l'oreille moyenne. Ces affections présentent cependant quelquefois des exceptions dans leur gravité.

12° *obs.* — *Cophose produite par une phlegmasie et par des ulcérations vénériennes du pharynx.* — M. L..., âgé de soixante-huit ans, demeurant boulevart Poissonnière, éprouvait depuis son enfance des démangeaisons à la peau et surtout vers le cuir chevelu. Les paupières étaient rougeâtres et quelquefois légèrement croûteuses... Il me consulta en 1831, pour une surdité qui durait déjà depuis une année ; elle était plus intense à droite qu'à gauche, côté par lequel il percevait encore à un pouce le battement d'une montre. Toute l'arrière-

bouche était rouge et tuméfiée ; j'attribuais cette lésion de la muqueuse à la suppression de quelques ta-
ches d'une nature dartreuse. Je me trompais... Je voulus sonder les trompes, ce fut en vain ; le bec de la
sonde glissait sur les pavillons...; je crus devoir différer
cette opération, espérant que les laxatifs, les saignées
dérivatives, les exutoires, apporteraient quelque changement ; il n'en fut rien. Un peu plus tard, quel fut
l'étonnement du malade quand je lui annonçai la présence d'un chancre vénérien qui venait de perforer le
voile du palais, en commençant par sa face postérieure. Depuis bien des années, disait-il, je ne me suis
exposé à aucun contact impur.

Des gargarismes antisyphilitiques, l'application réitérée d'escarrotiques sur la plaie, guérirent cette inflammation compliquée de chancres, résultat d'une
syphilis que les auteurs nomment constitutionnelle.
Les sondes purent alors pénétrer, et les douches d'air
rétablirent l'ouïe.

13ᵉ *obs.* — *Oblitération complète de l'orifice de la
trompe gauche.* — Mᵐᵉ A***, âgée de trente-deux ans,
me consulta, en 1833, sur la perte de l'ouïe de l'oreille
gauche, occasionée, disait-elle, par un gros rhume de
gorge qui avait persisté plusieurs mois, quelques années auparavant. Elle ignorait l'origine de son mal. La
luette n'existait plus, et l'on voyait, derrière le pilier
postérieur du voile du palais, une large cicatrice, suite
d'ulcérations étendues.

Tout essai pour sonder la trompe gauche fut inutile;
quoique les tentatives eussent été faites avec ménage-
ment, il en résulta un érysipèle qui, d'abord, se déclara dans le conduit auditif droit, et se jeta ensuite

sur la joue. Cet accident céda à un régime sévère ; mais le pavillon de la trompe ne put pas s'ouvrir sous les efforts de la sonde, et la surdité persista.

14ᵉ *obs.* — De l'âge de vingt à vingt-cinq ans, M. B., âgé de vingt-sept ans, contracta quelques blennorrhagies ; quelques-unes furent accompagnées de tumeurs aux aînes, terminées par résolution. Il souffrait de coliques depuis l'invasion du choléra à Paris : déjà il avait éprouvé de ces douleurs plusieurs années avant. L'arrière-bouche était tuméfiée, il se rappela y avoir vu fréquemment des boutons qui se terminaient par suppuration. Si cette crise se faisait attendre, il en résultait une angine et des douleurs d'oreille concomitantes.

Il y a dix-huit mois ou deux ans, l'ouïe commença à s'affaiblir. Il se déclara aussi des bourdonnements très-incommodes. La surdité fit bientôt des progrès rapides que n'arrêtèrent pas les vésicatoires, le séton, les saignées, les bains médicinaux, les purgatifs, etc., prescrits par un des premiers chirurgiens de la capitale. Un traitement mercuriel n'eut pas plus de succès.

Consulté à la fin de l'année 1833, je reconnus l'affection de la gorge, mais je restai indécis sur sa nature. La suite d'un traitement antiphlogistique me prouva qu'elle était vénérienne. Je le reconnus bien mieux encore aux variations de l'ouïe, provoquées par le cathétérisme et les douches d'air.

Sondé une première fois, M. B. acquit la faculté d'entendre le battement d'une montre de six à dix-sept pouces. Avant l'opération, il ne percevait ce bruit que de trois à neuf pouces.

Malgré ce mieux subit, les opérations suivantes furent loin de répondre à mon attente. Toujours les trompes se resserraient dans l'intervalle d'une opération à l'autre ; j'ai ordonné un second traitement antisyphilitique. J'ignore si en sondant de nouveau je serai plus heureux.

Tuméfaction, induration des amygdales (1).

Les glandes tousillaires, lorsqu'elles deviennent doubles, triples, quadruples en grosseur, sous l'influence des causes qui provoquent les phlegmasies de la gorge, n'ont pas en général, en raison de leur développement, une action nuisible sur le pavillon du conduit guttural, et par suite, sur l'entrée et la sortie de l'air dans l'oreille moyenne. J'ai rencontré des tuméfactions si grandes, qu'elles mettaient la vie des individus en danger, sans qu'il y eût la moindre atteinte de dysécie. J'ai enlevé une partie de ces glandes, il y a quelques mois, à un enfant âgé de trois ans, fils du sieur Schonemann, carrier dans la plaine de Passy, menacé d'asphyxie depuis trois jours.

L'isthme du gosier n'existait plus ; par intervalle seulement, on apercevait la luette aplatie entre les faces internes des glandes indurées, et c'était dans ces moments que l'air se portait dans le poumon, accompagné d'un bruit effrayant, semblable au râle des agonisants. Ce malheureux entendait aussi bien que moi.

C'est plutôt lorsque ces glandes sont sujettes à passer

____

(1) Voyez ce que j'ai dit touchant ces affections chroniques dans l'introduction, page 17.

à l'état d'inflammation aiguë, ou quand elles sont envi-
ronnées d'un cercle rouge et tuméfié qui envahit les parois latérales du pharynx, qu'on s'aperçoit de l'affaiblissement de l'ouïe, ou de la naissance d'un bruit d'o-
reille que les malades comparent à un bouillonnement
d'eau, ou au bruit du feuillage agité par les vents. Une
disposition plus grave encore que prennent ces corps
glandulaires, c'est leur développement d'avant en arrière, de manière à écarter les piliers du voile du palais. La dureté d'oreille accompagne presque toujours
les glandes aplaties qui tendent plutôt à s'enfoncer
dans les chairs qu'à faire saillie dans l'arrière-bouche.
Difficiles à atteindre avec le bistouri, elles se dérob-
bent encore plus aux nombreux instruments inventés
pour faciliter les manœuvres des chirurgiens inexpéri-
mentés. J'ai eu occasion de voir beaucoup de personnes qui en portent de semblables ; leur surdité,
presque toujours rebelle aux traitements ordinaires, ne
guérit qu'après l'opération par laquelle je débute toujours quand elles y consentent. Lorsqu'elles s'y refusent, si on parvient à les soulager par les fondants,
les dérivatifs, on n'est jamais certain de leur guérison
complète ; les moindres changements dans le régime
hygiénique développent de nouveau ces corps granulés,
et les symptômes de la suspension de la circulation de
l'air reparaissent. La surdité se déclare et a bientôt repris son intensité première.

C'est surtout dans ce dernier cas, et même après l'excision des tonsilles, qu'il est indispensable de sonder
la trompe d'Eustachi, et de la dilater avec de l'air,
comme j'en donne le précepte au chapitre des traite-

ments. Je vais ici me borner à la publication de quelques faits pathologiques.

15e *obs*. — M. Henrichs, âgé de vingt-trois ans, sujet depuis son enfance à de fréquents maux de gorge, mouchait continuellement un mucus épais et abondant. Il avait habituellement l'oreille dure, et de temps en temps il était pris d'une cophose qui diminuait par l'application de quelques vésicatoires. A l'âge de treize ans, son infirmité s'accrut à la suite d'une chute et d'un coup reçu à la tête.

Il y a quelques années qu'elle devint encore plus intense, pendant le cours d'une gastrite chronique. Il est à remarquer qu'elle ne fut jamais accompagnée de bourdonnements ni d'otalgie.

A la fin de l'année 1827, elle était plus grave que jamais, ce qui tenait sûrement à l'augmentation du volume des amygdales qui étaient rouges, gonflées, gênaient la prononciation, et plus encore le premier mouvement de l'acte de la déglutition. La sonde étant introduite le plus loin possible dans la trompe d'Eustachi, et le mandrin étant extrait, l'ouïe s'améliora sur-le-champ, à la suite d'un claquement produit par l'air extérieur qui se précipita dans la caisse à la faveur de la sonde; la douche produisit encore plus d'effet. Là se bornèrent mes premiers essais; le diagnostic et le pronostic étant établis d'une manière certaine, je ne repris les douches qu'après avoir traité la gastrite et l'état inflammatoire de l'arrière-bouche.

Il y a sept ans que cette cure est opérée : il n'y a pas eu de rechute. Les soins hygiéniques ont suffi pour dissiper la tuméfaction des amygdales.

16ᵉ *obs.* — Jules Perrée me fut présenté à l'âge de treize ans ; il était affecté depuis six ans d'une surdité qui était sujette à de nombreuses variations, surtout pendant les temps secs et à la suite de grands efforts d'expiration qu'il faisait, e nez et la bouche étant fermés. Ce jeune homme *parlait du nez*, sa voix était gênée par les temps humides ; il entendait mieux le soir que le matin ; les vésicatoires apportaient aussi du mieux dans l'ouïe.

En 1824, je prescrivis des exutoires, des pédiluves, des bains de vapeurs, de l'exercice, des applications de sangsues, etc., le tout sans succès. A cette époque, M. le docteur Itard fut aussi consulté ; les vomitifs et les purgatifs faisaient la base du traitement qu'il ordonna.

En juillet 1825, M. Perrée fut mis en pension chez moi, afin que le régime fût mieux exécuté, et que les remèdes fussent surveillés dans leurs effets. Les cautères, les douches de vapeur amélioraient bien un peu l'ouïe, mais ce n'était que pour un instant ; aussitôt que l'humidité de l'atmosphère agissait sur mon malade, la surdité reparaissait ; la gorge reprenait sa rougeur accoutumée, et quelquefois l'irritation déterminait une otalgie accompagnée de bruits qui ressemblaient aux sons des cloches ou des tuyaux d'orgue. En sondant et en douchant avec de l'air, l'ouïe devint fine ; ce mieux ne fut encore que momentané. Les amygdales étaient très-engorgées, j'en fis la résection, espérant définitivement dissiper la surdité ; il n'en fut rien, il fallut de nouveau doucher l'oreille pendant quinze jours, pour rendre l'ouïe tout-à-fait bonne ; voilà huit ans que cette cure est opérée, son succès ne s'est pas démenti.

MALADIES DE LA TROMPE D'EUSTACHI.

Obstructions simples.

Continuellement lavé , balayé par une colonne de liquide qui trouve une force d'expulsion considérable dans les muscles de la vessie et du ventre , le canal de l'urètre ne peut jamais se trouver obstrué par des mucosités épaissies , par des membranes formées dans son centre ou provenant du réservoir de l'urine. Il n'en est pas de même du conduit guttural de l'oreille. Celui-ci n'est traversé que par de l'air qui s'introduit et ressort par sa dilatation et par de légers mouvements musculaires, n'exerçant sur ce canal aucune action directe et n'ayant surtout entre eux aucune synergie déterminée. Il ne faut donc pas être surpris de trouver quelquefois le centre de la trompe d'Eustachi, déjà si étroit dans son état physiologique, resserré, obstrué même, soit par des mucosités épaissies, soit par des pellicules membraneuses morbides, détachées de ses parois ou provenant de la caisse du tambour , soit enfin par un léger étranglement de la muqueuse. Dans le cours de cet ouvrage , et surtout au chapitre du traitement, je donnerai beaucoup d'exemples de ces obstructions simples, guéries par la sonde et les douches d'air, en une, deux ou trois séances. Ces obstacles, qui offrent si peu de résistance à mes moyens thérapeutiques, ont pour l'ouïe toute la gravité des affections qui réclament souvent plusieurs mois de traitement. En effet, que la trompe soit fermée par un corps arrêté dans son centre, ou qu'elle soit complètement bouchée par épaississement de ses parois ou par une exostose voisine, l'air atmosphérique ne peut, dans tous ces cas, se renouveler dans le centre de l'oreille et surtout y conserver ses qualités, ses mouvements indispensables au transport des vibrations sonores dans le labyrinthe.

17ᵉ *obs.* — Liénard (François), de Coulommiers, âgé de dix-huit ans, était sourd depuis deux mois, sans avoir éprouvé aucune douleur d'oreille, quoiqu'il attribuât son infirmité à l'impression du froid. Pendant le premier mois de l'existence de la cophose, il fut aussi affecté d'un bruit qui ressemblait à un grand vent qui souffle dans le feuillage; cette dernière incommodité disparut et cependant l'ouïe ne revint pas.

Un médecin avait prescrit des lotions d'eau de Cologne étendue d'eau, des huiles de lis, des vésicatoires, etc., le tout sans succès.

En soufflant la bouche et le nez clos, Liénard disait ressentir une pression sur la membrane du tympan. Il se trompait évidemment, puisque deux ou trois douches d'air rétablirent complètement l'ouïe.

18ᵉ *obs.* — Ferré (Paul), âgé de treize ans, demeurant rue de Varennes, n° 44, avait été affecté, dans sa plus tendre enfance, de plusieurs dépôts lymphatiques qui avaient nécessité l'application d'un cautère. Cet exutoire n'empêchât pas ce jeune homme d'être, à plusieurs reprises, atteint d'angines et d'une surdité qui datait de cinq à six ans. Cette infirmité diminuait quand il s'opérait des bruits dans les oreilles, que Ferré nommait *claquements*. C'était toujours par le beau temps que ce mieux se manifestait.

Une douche dans chaque oreille rétablit complètement l'ouïe. Cette fonction n'a plus éprouvé aucune variation, ce que j'attribue au régime qui fut suivi sous mes yeux pendant deux mois.

Engouements simples.

Les engouements muqueux succèdent presque toujours à des inflammations auriculaires de l'enfance, ou ils accompagnent des coryzas chroniques que portent habituellement certains individus. Ils subsistent bien souvent pendant plusieurs années, en conservant leur état de simplicité, sans déterminer de rétrécissements des trompes, sans même se propager dans les caisses. La muqueuse, siége de cette sécrétion trop abondante, passe rarement à la phlegmasie aiguë que l'on nomme catarrhe douloureux de l'oreille. Les seuls signes de ce genre de lésion se tirent des variations de l'ouïe qui sont assez fréquentes. Ces engouements accompagnent le plus souvent, comme on doit bien le penser, les affections de l'orifice de la trompe, ainsi que les inflammations chroniques de la caisse, mais alors il y a complication. On verra, aux chapitres du diagnostic et du traitement, qu'il est très-utile d'établir ces divisions, quoique les surdités qui en proviennent soient, comme on le dit, de même nature.

Si l'on est dans la nécessité de porter un pronostic, on peut le faire avec bien plus d'assurance dans les engouements qui n'affectent que le conduit guttural ; les malades eux-mêmes peuvent souvent, après avoir été sondés, prévoir quelle sera l'issue du traitement.

19° *obs.* — Elvire Dufrayé, âgée de dix ans, avait

toujours été bien portante ; seulement, depuis cinq ans, elle était affectée d'une surdité dont on ignorait entièrement la cause. Quelquefois elle était enrhumée, mais la gorge ne conservait aucune inflammation après la disparition de ces légers catarrhes.

Cette jeune fille n'entendait le battement d'une montre qu'à quelques pouces de l'oreille. Elle fut sondée et douchée pendant toute la première quinzaine d'avril 1828. L'ouïe s'améliora de jour en jour, et la guérison fut complète sans que je fusse obligé d'employer d'autres remèdes.

20e *obs.* — Mlle Garinet avait perdu l'oreille droite à l'âge de dix-sept ans, à la suite d'une suppuration qui s'était formée dans la caisse, et ouvert une issue à travers la membrane du tympan. Il était resté dans cette oreille un bruit semblable à une rivière qui coule avec vitesse. À l'âge de quarante ans, l'oreille gauche devint aussi malade. D'abord, audition de sifflements, puis de sons continus semblables à ceux que produit une grosse cloche après avoir été frappée. En 1826, Mlle Garinet faisait souvent répéter, quoiqu'elle eût toujours la précaution de prêter l'oreille gauche qui était la moins mauvaise.

La première douche d'air améliora l'ouïe, les suivantes rendirent cette fonction assez bonne pour suivre la conversation, entendre au spectacle et continuer son emploi dans un magasin de merceries. Quand la sonde était profondément enfoncée dans la trompe, si j'aspirais l'air de la caisse, aussitôt Mlle Garinet éprouvait un étourdissement qui allait jusqu'à la syncope si je continuais l'expérience. Cette épreuve n'a jamais eu de pareils résultats chez d'autres personnes.

Rétrécissements inflammatoires.

Les rétrécissements des trompes d'Eustachi, accompagnés d'une inflammation semi-aiguë, se rencontrent principalement chez les individus doués d'un tempérament sanguin, sujets à des otites fréquentes. Quelquefois cependant ils ne se souviennent pas d'avoir éprouvé la moindre douleur; c'est qu'alors la phlogose s'est développée d'une manière insensible, a passé à l'état inflammatoire et a dégénéré en rétrécissement, sans autres signes apparents que la diminution de l'ouïe. J'ai souvent vu ces cas maladifs confondus avec des affections des nerfs auditifs. Des médecins même très-instruits les traitent comme des surdités nerveuses, parce qu'ils n'observent aucune variation dans l'audition, comme cela arrive dans les phlegmasies avec sécrétion abondante de mucosités. Lorsque je traiterai de l'étiologie, de ces causes prochaines de dysécie, on verra cependant combien leurs caractères distinctifs sont opposés. Il est vrai qu'ils ne sont appréciables qu'au moyen du cathétérisme et des douches d'air. Il est urgent d'arrêter les progrès de cette lésion de la trompe, car une fois passée au rétrécissement complet, il y a cophose. Le traitement par les sondes doit être secondé par les dérivatifs les plus actifs. Souvent le succès ne répond ni à la patience des malades, ni à la sagacité du médecin.

21ᵉ *obs.* — M. de Saint-Luc a été atteint, il y a sept ou huit ans, d'une angine très-intense, après laquelle il devint presque sourd de l'oreille gauche. « Depuis qu'il est à l'école de la Flèche, m'écrit son médecin ordinaire, il a plusieurs fois été repris de maux de gorge, à la suite desquels l'audition a toujours paru plus pénible.

« Cette affection a été néanmoins traitée méthodiquement par les saignées générales et locales, par les dérivatifs et les révulsifs graduellement de plus en plus énergiques. Nous nous proposions de lui établir un séton à la nuque, lorsque nous avons appris que monsieur son père avait l'intention de le confier aux soins du docteur Deleau. Nous pensons que l'obstruction de la trompe d'Eustachi est un des principaux obstacles à la perfection de l'ouïe, et nous espérons que la méthode du docteur Deleau lui sera spécialement applicable. »

Je vis M. de Saint-Luc le 22 avril 1828; il me fut présenté par M. le docteur de Kergaradec, son parent.

La douche d'air développa l'ouïe sur-le-champ; cette fonction se reperdit les jours suivants comme je l'avais prévu, parce que la phlegmasie était encore trop aiguë pour permettre la dilatation; le traitement préliminaire, consistant en saignées, régime, etc., améliora assez l'état de l'oreille pour me permettre de reprendre les douches qui eurent l'effet que j'en attendais.

M. de Saint-Luc entend très-bien maintenant.

22e *obs.* — « Madrid, 12 novembre 1827. — Le jour de mon départ de votre ville, j'allai chez vous pour vous faire mes adieux et vous donner par écrit la relation de ma surdité; je viens m'en acquitter maintenant.

« En décembre 1825, il faisait un froid excessif; je sentis *descendre de la partie supérieure de ma tête* un liquide qui se fixa à l'intérieur de mon oreille, et m'occasiona une *turpitude si forte d'ouïe* qu'à peine j'entendais le mouvement de ma montre. Je crus que c'était l'effet d'un coup d'air ; je pris la précaution de bien couvrir ma tête, et par le moyen de la transpiration j'obtins un bon résultat. Mais, peu de temps après, j'éprouvai la même incommodité, et tout remède intérieur ou extérieur a été inutile. J'ai remarqué depuis que je suis atteint d'une inflammation de gorge continuelle ; les amygdales se trouvent gonflées et fort rouges, et cependant sans souffrance.

« En août dernier, j'eus l'honneur de me présenter chez vous. Vous me sondâtes la trompe d'Eustachi et me pratiquâtes huit ou dix injections d'air, avec quelques saignées. Ces moyens furent très-efficaces ; je recouvrai l'ouïe par vos soins. J'ai la satisfaction de vous annoncer que cette fonction s'est très-bien conservée jusqu'à présent. Il n'y a que les amygdales qui se trouvent de nouveau gonflées et enflammées ; je ne sais si les froids rigoureux de décembre porteront de nouveau atteinte à mon oreille. »

J'ai revu M. Garetta en septembre 1828. Il était entièrement guéri de sa phlegmasie de la gorge.

Il lui restait encore un peu de gêne dans l'audition, et un petit bruit qui se renouvelait de temps en temps ; il fut sondé dix à douze fois, et tous ces accidents cessèrent. L'oreille resta alors dans un état parfait.

Rétrécissements anciens des trompes sans inflammation.

Si l'inflammation de la trompe d'Eustachi, après s'être compliquée du rétrécissement dont j'ai parlé dans le paragraphe précédent, et avoir persisté des années entières, vient à s'éteindre; que cet effet soit dû aux seuls efforts de la nature, ou amené par un traitement suivi avec persévérance, ou enfin le résultat d'une déviation produite par la maladie d'un grand organe, la circulation de l'air est, malgré cela, toujours plus ou moins difficile, quelquefois même totalement interrompue, et par conséquent la cophose n'en persiste pas moins.

Dans ces cas, si l'on introduit une sonde de gomme élastique dans la trompe, et qu'en exerçant avec elle plus d'efforts que lorsqu'il y a disposition inflammatoire, on parvienne à la faire pénétrer, il arrive souvent, malgré l'ancienneté de la cophose, qu'on obtienne une dilatation suffisante du canal lésé pour rendre l'ouïe subitement.

Mais il est, à cet égard, utile de remarquer que lorsque la disposition inflammatoire est imminente, les efforts pour doucher la caisse produisent un effet tout contraire ; la surdité s'augmente sous l'influence de cette médication intempestive, et s'accompagne souvent d'une otite très-douloureuse, surtout lorsque les tentatives ont été imprudemment répétées.

23ᵉ *obs.* — M. Mariotte, âgé de soixante-quatre ans, président du tribunal de Châtillon-sur-Seine, fit une chute dans la rivière, à l'âge de neuf ans ; il en résulta une fièvre et une surdité complète, qui persista pendant quinze mois (cautères, vésicatoires, bains et jus d'herbes). Un jour, étant en voiture, il se fit une détonation dans chaque oreille, qui rétablit le sens de l'ouïe. A l'âge de vingt-quatre ans, nouvelle surdité, qui persista. Elle fut accompagnée de bruits semblables à ceux que produit une chute d'eau. Cette cophose et ces bruits variaient quelquefois ; ils diminuaient après un coryza, une hémorrhagie nasale, une sueur abondante, un grand effort pour se moucher ; ils augmentaient par le froid des pieds, un accès de goutte, etc., mais ces variations n'existaient plus depuis deux ans. Le malade vint me consulter le 1er juillet 1826. Il fut sondé et douché parfaitement bien à gauche ; seulement il éprouva *l'emphysème* (1) après la première opération. L'ouïe redevint très-fine en quinze ou vingt jours. Il n'en fut pas de même du côté droit ; toutes mes tentatives restèrent inutiles ; l'air, poussé avec force, ne put jamais parvenir dans la caisse. Un jour je voulus tenter une dérivation au moyen d'un vésicatoire placé au-dessous de l'oreille ; l'ouïe se reperdit. La sonde rétablit cette fonction.

M. Mariotte, qui à cette époque était sur le point de quitter ses fonctions, les remplit encore aujourd'hui. J'ai la satisfaction de recevoir de temps en temps de ses nouvelles ; il ne manque jamais de m'exprimer toute sa reconnaissance. C'est un témoignage bien doux pour le médecin qui aime ses malades et son état.

24e *obs.* — Le 28 mars 1827, M. Laurent, habitant Saint-Germain, près Paris, me rendit compte de sa surdité comme il suit :

« La surdité dont je suis atteint s'est fait sentir dans les dernières campagnes que j'ai faites. Blessé grièvement d'un biscayen, qui me traversa la cuisse gauche, il en résulta une rétraction totale de la jambe. Étant resté près de deux ans dans les hôpitaux étran-

____

(1) *Voy.* le chapitre X.

gers pour cette blessure, je fus mal soigné, et tellement affaibli que le sens de l'ouïe s'en ressentit.

« Rentré dans mes foyers en 1809, l'air natal et la bonne nourriture rendirent cet organe à peu près parfait. Cependant de temps à autre il devenait dur, mais ces petites variations ne me gênaient pas beaucoup.

« En 1813, je repartis volontairement pour marcher à la défense de la patrie.

« Étant de garde dans une redoute, le jour du mardi-gras de 1814, en ma qualité d'officier commandant le poste, je fis charger la plus grosse pièce de canon, pour dissiper un groupe d'ennemis qui dansaient à portée de boulet. Je mis moi-même le feu à la pièce. La détonation fut si forte, que je redevins complètement sourd. Rentré de nouveau dans mes foyers, j'ai toujours ressenti cette surdité, mais elle était moins intense et plus variable. Jamais elle n'a été accompagnée de douleurs d'oreille ni de tintements ; j'ai toujours remarqué que quand j'en suis atteint fortement, j'ai aussi la vue faible et la tête lourde. »

Les douze premières douches d'air ne produisirent aucun effet ; l'air ne put arriver dans la caisse ; les suivantes améliorèrent l'ouïe ; enfin cette fonction se rétablit complètement jusqu'au 25 février 1828. — M. Laurent m'écrivit : « Je suis devenu tellement sourd, depuis une huitaine de jours, que je ne sais plus quel moyen employer pour atteindre le temps de Pâques, terme que j'avais fixé pour recommencer le traitement. Plus je souffle, mes narines étant bouchées, plus j'entends dur ; la tête en est étourdie, et peu s'en faut que je ne me laisse tomber. Je vous prie, monsieur, de me sonder une seule fois, en attendant l'époque de mon séjour à Paris, etc., etc. »

L'audition fut une seconde fois rétablie, jusqu'au mois de septembre de la même année. A cette époque je fus encore obligé de renouveler l'opération du cathétérisme, et ce fut toujours avec le même succès.

MALADIES DE LA CAISSE DU TAMBOUR.

Engouement.

Les maladies du pharynx et de la trompe d'Eustachi ne suivent pas toujours la marche que je viens de tracer ; elles ne bornent pas, dans tous les cas, leurs effets au lieu où elles ont pris naissance. Lorsqu'elles provoquent une sécrétion abondante et épaisse, cette sécrétion ne peut s'écouler dans l'arrière-bouche ; elle reflue alors dans la caisse du tambour, s'y accumule, augmente la surdité, et détermine des désordres plus ou moins graves, tels que l'otite interne aiguë, la rupture de la membrane du tympan, l'inflammation de la muqueuse qui tapisse les cellules mastoïdiennes, etc. L'histoire de Mme M..., que j'ai rapportée dans mes *Recherches sur les maladies de l'oreille* (1), p. 60, fournit un exemple de ce fâcheux dénoûment. Si la perforation de la membrane du tympan n'a pas lieu, la cophose n'en est que plus intense, parce que dans cet engouement général de l'oreille moyenne, l'air atmosphérique n'a plus d'accès, même momentané, dans cet organe.

Si l'on parvient, dans le cours du traitement, à élargir suffisamment la trompe, les mucosités surabondantes s'écoulent dans le pharynx, et le dégorgement a lieu d'une manière complète, quoique l'air employé sous forme de douches ait été seul mis en usage.

(1) *Introduction à des recherches pratiques.* Paris, 1834.

Cependant il·faut s'attendre à des succès moins fréquents que lorsqu'il y a simplement rétrécissement et obstruction par engouement de la trompe.

25ᵉ *obs.* — Depuis l'âge de deux ans, Charles Lacour, d'un tempérament lymphatique, était affecté d'une surdité. Il me fut présenté le 20 avril 1833, âgé alors de sept ans. Ses parents pensaient que cette infirmité datait de l'époque d'une rougeole grave, accompagnée de grands maux de gorge. Depuis cette maladie, l'enfant avait aussi éprouvé deux fièvres dites muqueuses.

La surdité, toujours très-intense, le devenait parfois encore plus, au point qu'on pouvait la désigner sous le nom de cophose.

Elle ne céda pas aux traitements généraux prescrits en pareille occurrence, comme régime tonique, exutoires, boissons, vin et sirop antiscorbutiques. Ce ne fut qu'après l'emploi de la sonde et des douches qu'on la vit diminuer d'intensité, puis se dissiper complètement lorsque la caisse du tambour laissa pénétrer l'air injecté sans faire entendre le bruit muqueux qui, dans le commencement du traitement, avait été d'une grande intensité.

26ᵉ *obs.* — « Mˡˡᵉ B..., âgée de dix-huit ans, a été sujette pendant son enfance à de fréquentes fluxions sur les yeux, les oreilles et la gorge. Par suite, les amygdales sont restées très-volumineuses, l'audition s'est faite imparfaitement; le conduit auditif externe a présenté des écoulements séreux chroniques, ainsi que la muqueuse nasale, dont les moindres variations atmosphériques déterminent l'engorgement. Est-ce à l'hypertrophie manifeste des amygdales qu'il faut principalement attribuer la lésion de l'ouïe ? Est-ce à l'engouement, l'oblitération ou le rétrécissement de la trompe d'Eustachi ? Ce qu'il y a de remarquable, c'est que la surdité est beaucoup plus sensible à l'approche des règles, où le gonflement des amygdales augmente, ainsi que l'embarras guttural, par suite des sympathies bien connues de ces organes avec l'utérus.

« Dans cet état de choses, qui ne s'est point amélioré, ainsi qu'on l'espérait, à l'époque de la puberté, le cathétérisme des trompes me paraît indispensable. Si à la suite de ce procédé, des injections appropriées, de l'introduction facile de l'air dans la caisse du tambour, des saignées locales, etc., la lésion de l'ouïe vient à cesser, peut-être pourrait-on se dispenser de l'excision des amygdales, qui, dans le cas contraire, me paraît indiquée. Les sécrétions purulentes ou muqueuses de l'oreille externe pourraient être détruites par des révulsifs, des injections d'eau de Barèges, également applicables aux conduits de l'oreille interne. Je livre ces réflexions à l'expérience éclairée et aux connaissances spéciales de mon confrère Deleau, auquel je recommande vivement cette intéressante demoiselle, etc.

« *Signé*, Dr LÉPINE. »

Tel était l'état de Mlle B... depuis quatorze ans ; elle vint à Paris en septembre 1834. Le conduit auditif gauche suppurait ; un polype existait sur la membrane du tympan. Il fut extrait, cautérisé et guéri. L'oreille droite n'avait jamais été malade extérieurement. La surdité et un bruit semblable à celui des eaux qui coulent étaient les seules incommodités ressenties dans cet organe. Les amygdales tuméfiées, indurées, s'élevaient au-delà du plancher des fosses nasales. Elles furent enlevées ; les trompes d'Eustachi purent alors être sondées. L'orifice de la trompe droite, comme entourée d'une éponge imbibée d'eau, gênait beaucoup l'introduction de l'instrument. La douche d'air remuait dans la caisse une grande quantité de mucosités, qui, dans la journée, s'écoulaient en partie dans le pharynx, par l'orifice de la trompe, ouverte par le cathétérisme. L'ouïe s'améliorait alors d'une manière remarquable. Jusqu'à l'époque de cette opération, cette fonction était restée invariable de ce côté.

Phlegmasies chroniques et engouements de la caisse.

Les inflammations chroniques de la caisse du tambour, compliquées d'engouement, sont toujours des affections très-graves, qui peuvent avoir sur le sens de l'ouïe les suites les plus fâcheuses. Lorsqu'elles existent depuis plusieurs années il est difficile de reconnaître, avant un traitement explorateur, quels sont les tissus, les portions de l'organe auditif qu'elles ont atteint. Comment deviner si leur action s'est fait ressentir dans le labyrinthe, si les membranes des ouvertures vestibulaires et cochéenne sont épaissies, si la corde du tympan et les osselets sont restés intacts ? On se rend bien compte, sans avoir acquis de grandes connaissances dans la pathologie de l'oreille, que la privation d'air atmosphérique, dans ces cas d'inflammation de la caisse, est rarement la seule cause prochaine de surdité, puisque les tissus que doivent traverser les ondes sonores ont acquis un degré de sensibilité si vif que le moindre choc des corps sonores est insupportable. Dans d'autres cas, cette propriété vitale est presque anéantie, soit par l'épaississement des membranes, soit par la compression résultant des corps épanchés dans les caisses.

Il n'est pas rare de rencontrer des phlegmasies de la membrane du tympan, et même de la partie interne du conduit auditif, provoquées par ces otites internes chroniques ou semi-aiguës. Tantôt cette complication existe sans suppuration : les parties que je viens de nommer sont seulement rouges ; d'autres fois elles laissent suinter des liquides albumineux, qui se transforment en fausses membranes et s'accumulent dans le fond du conduit auditif ; enfin, on observe des sécrétions purulentes qui prennent le nom d'otorrhées. Je vais rapporter des exemples de toutes ces nuances d'affections de la caisse du tambour.

27ᵉ *obs.* — Le jeune de Montholon, doué d'un tempérament lymphatique, a eu plusieurs fois les glandes cervicales engorgées, à la suite de fluxions qui se répétaient pendant les saisons humides et froides. Sa gorge s'irritait facilement ; les glandes amygdales, ordinairement engorgées, s'enflammaient souvent au point de gêner la respiration et d'empêcher la déglutition.

Ce jeune homme éprouvait très-souvent des douleurs qui augmentaient la surdité. Cette infirmité persistait depuis plusieurs années.

Après avoir excisé les amygdales, je fis suivre un régime convenable ; j'ordonnai de l'exercice, des laxatifs, puis je terminai le traitement par quinze à vingt douches d'air, qui rendirent l'ouïe fine.

Il y a huit ans que cette cure est opérée.

L'otite du jeune de Montholon était compliquée d'un engorgement des amygdales, foyer d'irritation qui se propageait continuellement dans la caisse du tambour. Après la résection de ces glandes, l'ouïe a été bientôt rétablie, parce que le rétrécissement était peu considérable.

28e *obs.* — Mlle Lavoisier, âgée de quarante ans, avait l'ouïe peu fine, depuis douze ou quinze ans. En 1825, la surdité devint très-intense, à la suite de plusieurs rhumes qui se succédèrent pendant cinq ou six mois. Elle éprouvait des démangeaisons très-incommodes dans les conduits auditifs, d'où elle retirait souvent des portions de fausses membranes, qui furent entièrement extraites par quelques injections ; elles avaient la forme du lieu où elles s'étaient formées. L'ouïe s'améliora peu par cette simple opération ; il n'en fut pas de même de l'effet des douches d'air : elles rétablirent complètement cette fonction, qui se perdait de nouveau un jour ou deux après l'opération, jusqu'à ce que la phlegmasie fût éteinte. Il y a six ans que Mlle Lavoisier est complètement guérie.

29° *obs.* — Mlle Arsène Vildé, âgée de quinze ans, de Melun, éprouvait depuis cinq ans des sifflements d'oreille et une surdité qui augmentait toujours après les accès d'otalgie dont elle était affectée plusieurs fois par année. On lui appliqua un vésicatoire à la nuque, et on lui fit boire une tisane amère, ce qui ne produisit aucun effet.

Elle fut sondée le 17 septembre 1827 ; elle entendit mieux. Le troisième jour après la seconde douche, cette demoiselle m'écrivit :

« En sortant de chez vous, le bruit des voitures

et les cris des rues m'effrayèrent. Je ne les avais jamais entendus si bien. Les voix me parurent plus fortes , etc. »

Après avoir combattu avantageusement la phlegmasie et avoir guéri la suppuration qui avait son siége dans les conduits auditifs , les douches d'air, qui d'abord n'avaient été utiles que momentanément, rétablirent l'ouïe pour toujours.

30ᵉ *obs.* — Mᵐᵉ Boitelle , de Paris , âgée de trentequatre ans , m'écrivit le 26 décembre 1826 :

« Dès ma plus tendre enfance j'ai eu des dispositions à la surdité ; des vésicatoires placés derrière les oreilles me soulagèrent pendant quelque temps. Les médecins assurèrent que cette surdité disparaîtrait à l'époque de la menstruation ; ce qui eut lieu effectivement jusqu'à l'âge de vingt-trois ans, époque à laquelle je fus atteinte d'une maladie de poitrine. A la suite de cette affection , la dureté d'oreille se fit un peu sentir , et augmenta chaque fois qu'il me survint une maladie inflammatoire. Il y a deux ans, j'attrapai un coup d'air , qui m'occasiona d'assez fortes douleurs durant une année. Au bout de ce temps les douleurs augmentèrent , et devinrent si violentes, que j'eus peine à les endurer. Le troisième jour il sortit du sang de mon oreille , puis une eau âcre , qui devint pus. Cet écoulement n'a pas cessé, malgré tous les moyens que j'ai employés. »

En dix jours de temps, la guérison de l'écoulement fut opérée ; mais l'ouïe perdit de sa finesse. Mᵐᵉ Boitelle n'entendit plus la montre qu'à un pouce de l'oreille. Immédiatement après la première douche d'air, elle put l'éloigner de toute la longueur de son bras.

Ce premier traitement, qui cessa trop tôt, ne suffit pas pour compléter la guérison ; Mme Boitelle fut menacée d'une rechute l'année suivante. Les douches rendirent encore une fois l'ouïe. Un cautère au bras et des bains de vapeur firent cesser entièrement la phlegmasie chronique.

MALADIES DE LA MEMBRANE TYMPANIQUE.

Il est des cas maladifs qui favorisent l'entrée de l'air dans l'oreille moyenne par une voie insolite. Le chirurgien lui ouvre même cette route par une opération nommée perforation de la membrane du tympan. Voyons quelles en sont les conséquences relativement à la circulation de l'air.

La membrane du tympan perforée dans l'état sain et même déchirée, ne produit pas la surdité, au contraire, l'ouïe est plus délicate jusqu'à l'époque du développement de l'inflammation qui survient toujours à la suite de la lésion de ce diaphragme ; le fait suivant en est une preuve. M. Deloustal étant occupé à écrire, une personne vint lui soulever ses bésicles ; étonné, il fit un mouvement de côté qui introduisit une branche de cet instrument jusque dans l'intérieur de la caisse droite. La membrane tympanique fut lacérée dans toute sa partie inférieure. Malgré ce désordre, la surdité ne se manifesta que le lendemain.

Il m'est arrivé anciennement de perforer la membrane du tympan, dans des cas de cophoses qui reconnaissaient pour cause des lésions de l'oreille interne ; les autres parties de cet organe étant saines. Cette opération, loin de nuire à l'audition, améliorait cette fonction d'une manière notable. Mais si la perforation a lieu par suite de maladies qui attaquent toujours les parties voisines de la membrane lésée, si ces maladies obstruent ou rétrécissent la trompe, il en résulte une dysécie provenant de la difficulté avec laquelle l'air circule dans l'oreille moyenne. En outre, ce fluide arrivant dans la caisse par le conduit auditif, avant d'avoir acquis une température convenable à la sensibilité des parties avec lesquelles il entre en contact, irrite la muqueuse et provoque presque toujours une suppuration qui nuit à sa libre circulation et par conséquent à la finesse de l'ouïe ; mais dans ce cas, il faut bien noter que ce n'est pas la perforation elle-même qui produit la surdité, ce sont les accidents maladifs qui en résultent ; la note suivante confirme ce fait.

La jeune personne qui fait le sujet de l'observation suivante portait depuis son enfance une perforation très-étendue des deux membranes du tympan, accompagnée de suppuration des caisses, d'inflammation, d'obstruction complète des trompes d'Eustachi, et d'un engorgement considérable des amygdales. La surdité était intense. Lorsque des injections d'eau tiède étaient faites par le conduit auditif de manière à extraire tout le pus et les mucosités qui engouaient le tympan, elles rendaient l'ouïe meilleure. L'air, en prenant la place de ces humeurs, devenait alors le conducteur des vibrations sonores, ce qui rend compte de ce mieux momentané. La diminution de l'inflammation obtenue en quelques semaines, par un traitement approprié, produisit un bien-être plus marqué et plus durable, qui ne fut ni troublé ni amélioré par la résection des amygdales. L'air s'introduisait facilement et continuellement dans la caisse par les grandes ouvertures des membranes du tympan ; la sécrétion morbide était entièrement tarie, les portions des membranes du tympan qui restaient avaient repris, autant qu'il était possible après un tel désordre, l'état le plus convenable pour entrer en vibration. Que restait-il donc encore à faire ? Désobstruer la trompe d'Eustachi ? On n'en voyait pas la nécessité, puisque ce conduit n'est utile qu'à l'introduction de l'air dans l'oreille moyenne ; dans le cas présent, le conduit auditif en faisait l'office. Eh bien ! non ! L'expérience prouve le contraire ; aussitôt que le conduit guttural fut désobstrué, élargi ; quand par un effort d'expiration, l'air parcourut librement toute l'oreille moyenne et externe, la jeune Fanny entendit à quatre à cinq pieds le battement d'une montre, qu'elle ne percevait qu'à un pied avant l'opération du cathétérisme. Ce développement d'ouïe fut obtenu sur-le-champ. Ce fait, ainsi que beaucoup d'autres entièrement analogues, qui m'ont donné les mêmes résultats, s'explique très-bien quand on réfléchit à la difficulté du déplacement de l'air contenu dans la caisse du tambour par les efforts de déglutition, et par tous les phénomènes qui se rattachent à la respiration et qui n'ont sur la circulation de l'air aucune action quand la trompe est obstruée. Comme il ne s'opère aucun mouvement dans la caisse, l'air ne peut donc être chassé au dehors que par le faible pouvoir de sa raréfaction. Mais aussitôt que la trompe est libre, l'air reprend la marche qui lui est assignée dans l'état normal ; tous les muscles qui avoisinent ce conduit concourent par leur contraction, qui est pour ainsi dire continuelle, au renouvellement de ce fluide, partie active dans la fonction de l'audition.

31ᵉ *obs.* — Mˡˡᵉ Fanny Lepelletier, âgée de neuf ans, avait été retirée de nourrice à l'âge de trois ans, ayant un écoulement purulent dans les conduits auditifs. On présume que cette suppuration provenait d'une maladie inflammatoire. A cinq ans, elle fut affectée d'une nouvelle maladie qui commença par des vomissements violents et un mal de gorge si intense, que la malade pouvait à peine respirer ; il en résulta une otorrhée sanguinolente qui dura pendant plusieurs années, et fut ensuite remplacée par l'ancienne suppuration.

A sept ans, la jeune Fanny essuya encore une maladie grave, toujours suivie de l'augmentation de l'otorrhée. Les sangsues, les vésicatoires, les purgatifs, et enfin les amers ne purent rien contre cet écoulement.

Je vis la malade pour la première fois le 16 avril 1827 ; les conduits auditifs laissaient suinter une humeur âcre et fétide, qui excoriait la conque de l'oreille. Les membranes du tympan étaient largement perforées ; on apercevait, à travers ces ouvertures, la paroi interne des caisses rouge et gonflée. L'ouïe était tellement affaiblie, que la jeune personne avait conservé son langage enfantin ; elle prononçait mal, on entendait z pour ch, t pour c, etc. Le pharynx était rouge dans toutes ses parties ; les amygdales gonflées devenaient souvent le siége d'inflammations aiguës qui appelaient le sang vers la tête.

Le 10 juin, les laxatifs, les saignées locales, le régime, etc., avaient tari l'écoulement. Les portions du tympan qui restaient s'étaient dégonflées et avaient repris une teinte blanchâtre ; les ouvertures paraissaient se resserrer. Dans le courant du même mois, à la suite de la rougeole, Fanny fut atteinte d'une péripneumonie qui ne rappela cependant ni l'écoulement ni la surdité.

En juillet, une fluxion dentaire se propage jusque dans l'oreille, l'otorrhée reparaît ; nouveau traitement et résection des amygdales ; un cautère est placé au bras gauche ; on extrait quelques dents cariées.

Le mois suivant, la guérison de la maladie de l'oreille est aussi complète que possible, cependant l'ouïe n'est pas très-fine ; elle le devient après quelques douches d'air.

32ᵉ *obs.* — M. Germain, âgé de trente-quatre ans, m'écrit :

« J'étais fort délicat en naissant ; pendant bien long-temps et jusqu'à l'an dernier, je prenais du café à l'eau tous les jours, et toujours avec de l'eau-de-vie, du rhum ou du kirch.

« Tout le temps que je continuai cette habitude j'avais de fréquentes et violentes *pituites*, elles ont cessé ou à peu près ; mais depuis, je suis sujet à des étouffements qui ont leur siége au creux de l'estomac.

« J'ai souvent mal à la gorge, il m'y survient des abcès au moins une fois ou deux par an. L'hiver dernier j'ai eu plusieurs fois mal aux yeux, et pendant toute l'année j'ai eu des fluxions sur la figure ; la lèvre supérieure s'enflait en moins d'une minute, j'en souffrais peu, l'enflure durait de quatre à douze heures environ.

« J'ai un vésicatoire au bras gauche depuis près d'un an, je l'entretiens avec de la pommade au garou ; quelquefois il sèche, puis il reprend.

« Jusqu'à l'âge de dix ans j'ai souffert beaucoup et souvent des oreilles, puis les douleurs ont été moins fréquentes ; enfin, elles ont disparu entièrement. Pour les apaiser, on coulait dans l'oreille malade du lait de femme ou de l'huile d'olive. Ces douleurs cessaient quand l'oreille commençait à couler. »

La santé s'est rétablie en grande partie par l'usage des moyens suivants que je prescrivis :

Les ventouses avec ou sans scarification, les douches dans les oreilles et sur le dos, une peau de cygne sur la région de l'estomac, des bas de laine ; pour nourriture, des viandes blanches, des légumes et du bœuf bouilli ; pour boisson, le matin du gruau coupé avec du lait ; aux repas, de l'eau rougie ; pendant la journée, de l'eau de gomme, etc.

Des moxas, appliqués au moyen de la vapeur d'eau, ont guéri l'écoulement d'oreille ; enfin, les douches d'air ont rendu l'ouïe presque aussi fine que s'il n'y avait pas eu perforation des membranes du tympan.

33ᵉ *obs.* — Théodore Lefranc, âgé de treize ans, parent de la jeune Lepelletier, fut attaqué, en septembre 1825, d'une scarlatine angineuse, à la suite de laquelle il survint de violentes douleurs d'oreilles accompagnées d'une suppuration abondante qui subsistait encore le 1ᵉʳ juillet 1827.

La membrane du tympan gauche était le siége d'une inflammation chronique, la droite était en outre perforée ; la surdité était intense. Un traitement convenable, à peu près analogue à celui que j'ai indiqué dans l'observation précédente, a guéri la phlegmasie chronique. L'ouïe était restée à peu près dans le même état, parce qu'en soufflant fortement, le nez et la bouche étant clos, l'air ne traversait pas l'oreille externe et moyenne droite : il n'arrivait pas dans la caisse gauche.

Les douches d'air opérèrent ce changement et le sens auditif fut rétabli. Il ne jouit pas du degré de finesse que possède une oreille qui n'a jamais été malade ; mais il est assez délicat pour me permettre de dire que ce jeune homme est guéri. Guérit-on autrement des gastrites, des anciennes phlegmasies pulmonaires, des rétrécissements de l'urètre ?

Non, sans doute. Jamais un organe malade depuis long-temps ne reprend l'activité qu'il aurait si son état avait toujours été parfaitement sain.

Nota. A l'approche de la conscription, Lefranc laissa reparaître son otorrhée. J'ignore maintenant quelles furent les suites d'une telle imprudence.

CHAPITRE III.

DE L'INSUFFISANCE DES MOYENS DE DIAGNOSTIC ET DE TRAITEMENT EMPLOYÉS JUSQU'A CE JOUR DANS LES MALADIES DE L'OREILLE MOYENNE.

Dans le premier chapitre, j'ai étudié les fonctions de l'air atmosphérique dans ses rapports avec les parties solides de l'organe auditif ; j'ai démontré qu'il doit, comme elles, posséder certaines qualités que j'ai nommées physiologiques, sinon il nuit aux tissus avec lesquelles il entre en contact, et il est peu propre à l'exercice de l'ouïe. Envisagé sous cet aspect, une fois en rapport avec l'oreille, ce fluide devrait donc être soumis, plus qu'on ne l'a fait jusqu'à ce jour, aux investigations non-seulement des physiologistes, mais aussi des anatomistes. Ceux-ci ne recherchent-ils pas si les canaux labyrinthiques sont remplis d'un liquide ou d'un fluide gazeux ? Ne s'efforcent-ils pas d'en deviner la composition ? Ne leur serait-il pas utile de savoir s'il se transporte d'un réservoir à un canal, ou de celui-ci à un autre, pendant les secousses que tout l'organe reçoit de la part des bruits et des sons qui nous environnent ? Oui, sans doute. Eh bien ! pourquoi donc ont-ils négligé d'étudier la présence, les mouvements, les qualités de l'air introduit dans l'oreille moyenne ? C'est bien le cas de répéter que ce sont souvent les choses qui paraissent les plus simples qu'on connaît le moins ; on néglige de s'en occuper pour méditer sur des questions en apparence plus élevées ; lorsqu'enfin on revient sur ses pas, on est tout étonné de rencontrer encore des nouveautés dans des sujets qui avaient paru de peu d'importance. Les premiers éléments de la physiologie du sens de l'ouïe devaient aussi recevoir de l'anatomie pathologique une impulsion nouvelle. Dans le deuxième chapitre, j'ai indiqué cette voie féconde en découvertes, que devaient suivre les médecins attachés aux grands hôpitaux et aux institutions de sourds-muets.

Moins heureux que mes honorables confrères, qui possèdent de telles ressources ; privé de l'ouverture des corps, j'ai dû étudier sur les organes malades les lésions qui en entravent les fonctions. Les difficultés étaient grandes, car je devais en même temps répondre à la confiance des personnes qui se livraient à mes traitements, et ne pas nuire à leur position. Cependant je suis parvenu à explorer cet organe mieux qu'on ne l'avait fait jusqu'à ce jour, en modifiant les instruments explorateurs de mes prédécesseurs, trop grossiers pour être mis en contact avec des membranes douées d'une exquise sensibilité, et surtout en me servant, comme principal moyen explorateur, d'un fluide mis en mouvement dans l'oreille moyenne, indiquant par les bruits, par les sons qu'il y développe, quels sont les canaux libres, rétrécis ou obstrués. J'ai trouvé dans des instruments flexibles, d'une extrême simplicité, dans l'adresse de la main douée d'un tact délicat, et dans l'étude de mon oreille appliquée à celles des malades, de quoi suppléer à la vue, qui, dans toutes les opérations chirurgicales, est le guide le plus certain des opérateurs.

Les erreurs dans le diagnostic, les fautes commises dans les traitements, l'impuissance des agents thérapeutiques, employés même d'une manière rationnelle, ont aussi contribué au développement de mes connaissances. J'ai cru devoir en faire la matière de mon troisième chapitre, espérant que mes honorables confrères qui y liront leurs consultations, pardonneront, en faveur de l'utilité et des progrès de l'art, la publication de leurs opinions quelquefois erronées. Afin de me justifier complètement à leurs yeux, et de leur prouver que je n'ai que de louables intentions, je ferai pour moi ce que je me permets à leur égard : je consacrerai le chapitre X aux fautes commises dans le cours de ma pratique.

Des erreurs commises dans le diagnostic.

Je l'ai dit et je ne puis trop le répéter, les maladies de l'oreille ne sont pas du nombre de celles que l'on reconnaît par une inspection simple des tissus, des parties organiques affectées. L'organe de la vue est exclu de l'étude des signes diagnostics des causes prochaines des dysécies et des cophoses.

La recherche des causes déterminantes est fort obscurcie par le temps écoulé depuis l'origine de la lésion qui force à réclamer les soins du médecin. Le mode d'action de ces causes, en général peu marqué, ne laisse que des souvenirs vagues et incertains. Les sympathies sont aussi d'un faible secours ; l'oreille a peu de rapport avec les organes de la vie organique. Que dire donc du siége, de l'étendue, de l'intensité d'une lésion qui a pour tout symptôme, aux yeux des médecins ordinaires, un affaiblissement de l'ouïe ? Quel peut être le diagnostic qu'ils établiront sur une donnée si restreinte et si vague ?

Il ne faut donc pas s'étonner des erreurs commises avant la découverte que je proclame aujourd'hui, dont l'utilité va apparaître dans le simple examen auquel je vais soumettre les consultations de quelques praticiens distingués.

34ᵉ *obs.* — Dans le courant de l'année 1822, Mˡˡᵉ Fourmond reçut à la tête un coup, à la suite duquel elle s'aperçut qu'elle devenait sourde. Trois mois après, elle ressentit de violentes céphalalgies, accompagnées de bourdonnements très-incommodes. Des vésicatoires au bras et derrière les oreilles, portés pendant quatre mois, ne produisirent aucun effet. Après dix-huit mois de souffrances, Mˡˡᵉ Fourmond vint à Paris et alla consulter M.***.

Un nouveau traitement de deux ans fut aussi sans succès, du moins pour la surdité, qui ne cessa pas de faire des progrès.

A la suite de ces derniers soins , il survint des maux
d'estomac et une toux sèche presque continuelle. Enfin , en décembre 1826 , des vomissements qui se répétaient tous les jours se joignirent aux accidents de
la tête et durèrent jusque vers le milieu d'avril 1827.
Ils furent supprimés par une chute faite d'un second
étage sur le pavé ; c'est la tête qui porta la première.
Mlle Fourmond se releva seule, au grand étonnement des
témoins de cet accident qui devait lui causer la mort ;
tout ce qu'elle ressentit fut une douleur de tête plus
forte , une augmentation de surdité et des étourdissements. C'est dans cet état que je vis la malade le
20 mai 1827.

Son teint était jaune, elle éprouvait des dégoûts ,
des éructations , des envies de vomir ; l'appétit était
nul ; insomnie , constipation, tête lourde , etc. Elle
n'entendait une montre qu'à quelques pouces de l'o-
reille droite , elle ne l'entendait pas à gauche.

La première douche d'air améliora sensiblement
l'ouïe à gauche; à droite, elle ne me sembla produire aucun effet, quoique l'air parcourût toute la caisse ; ce
qui me fit croire, et je l'avouai à la malade , qu'elle ne
recouvrerait jamais l'usage de cette oreille. Je me suis
trompé ; après un traitement de deux mois, Mlle Fourmond entendait très-bien. La douche avait lieu tous les
matins; elle était presque toujours accompagnée d'étourdissements qui empêchaient de reconnaître le mieux
résultant de l'introduction de l'air. Le soir seulement,
Mlle Fourmond s'apercevait qu'elle éloignait la montre
d'un demi-pouce , d'un pouce et quelquefois de deux
pouces de plus que la veille. Le régime, les boissons rafraîchissantes et tous les soins hygiéniques indiqués dans

les gastrites chroniques, rétablirent la santé, et l'opération du cathétérisme rendit l'ouïe.

En lisant cette observation, si on fermait les yeux sur les résultats du traitement, on croirait, il faut l'avouer, qu'on avait à traiter une surdité nerveuse. La douche d'air et les suites du traitement ont prouvé que cette dysécie était due à une phlegmasie avec rétrécissement de l'oreille moyenne ; par là est démontré aussi tout l'empyrisme du diagnostic dont je transcris ci-après la formule.

Du 5 septembre 1823. « L'examen que nous avons fait des parties explorables de l'organe de l'ouïe chez Mlle Fourmond, dit M. I..., ne nous ayant fait apercevoir aucune lésion appréciable, et d'un autre côté les fréquentes céphalalgies, les affections spasmodiques, les accès d'otalgie qui ont tourmenté ou qui tourmentent encore la consultante, nous ayant démontré *une lésion par irritation de l'appareil nerveux*, nous sommes resté convaincu que c'est à cette cause qu'il faut attribuer la surdité avec bourdonnement dont Mlle Fourmond se trouve affectée. C'est d'après ces données que nous conseillons, etc... »

Le traitement déduit de ces conjectures n'ayant eu aucun succès, les parents de Mlle Fourmond se décidèrent, quelques mois plus tard, à consulter M. Dupuytren, qui ordonna l'emploi des moyens énergiques suivants, qui restèrent aussi sans effet :

« 1° Une saignée de deux à trois palettes à l'un des bras ;

« 2° Un minoratif ou deux, à deux ou trois jours l'un de l'autre et de la saignée ;

« 3° Ces préparatifs terminés, faire appliquer un séton de forme ronde, de deux à trois pouces de trajet, sous la peau de la partie postérieure du cou ;

« 4° Boire soir et matin une décoction chargée de squine, salsepareille et gayac... » Suit la prescription des moyens hygiéniques.

Ces citations suffisent pour faire connaître toute l'importance des recherches auxquelles je me livre. Tout commentaire sur ces consultations serait absolument oiseux pour les praticiens, qui comprendront très-bien qu'une maladie doit être traitée d'une manière différente quoique d'une même nature, selon qu'elle attaque tel ou tel organe possédant des dispositions anatomiques spéciales, remarquables surtout dans l'organe de l'ouïe.

La seconde observation de mon troisième chapitre ne laissera plus de doute à cet égard. Elle va mettre en contradiction quatre praticiens du premier mérite. J'enregistrerai les faits et je m'abstiendrai de les discuter.

35ᵉ *obs.* — M. P... fut atteint de la gale qu'il porta quelque temps. Il la guérit sans prendre de remèdes intérieurement.

En 1819 (il avait alors vingt-trois ans) , probablement à la suite d'excès de café mêlé d'eau-de-vie, il fut pris d'une inflammation intestinale grave, accompagnée d'un violent mal de gorge qui lui permettait à peine d'avaler. Des douleurs d'oreille compliquèrent cet état de souffrance.

« C'est de cette époque, dit le malade, que date le commencement de ma surdité et des bruits violents qui me tourmentent. Resté aussi sujet à des enrouements, des rhumes de cerveau, je ne les vois disparaître qu'après des saignements copieux par le nez ou

par des selles sanguinolentes. Les changements de temps
ont une influence marquée sur ma surdité. Le grand
froid et la grande chaleur l'augmentent. Je ne puis
rester dans des chambres échauffées.

« Les bourdonnements et la surdité sont plus forts
le soir que le matin. J'entends très-difficilement
étant couché. En mangeant je ne puis comprendre la
parole. Si je me mouche fortement, il me reste un
gonflement plus fort dans l'oreille droite que dans
la gauche; je le dissipe en pressant le pavillon avec
la main.

« Le matin j'ai la vue trouble, j'éprouve souvent dans
la journée des envies de dormir.

« Pendant très-long-temps je me suis aperçu que j'a-
vais un grand feu dans les oreilles; ce qui me le
confirma, c'est qu'un jour M. I... s'avisa de me faire
une légère injection *intérieurement*, avec de l'eau
pure simplement tiède : j'en éprouvai une telle douleur, qu'on fut obligé de me poser les sangsues pour
dissiper l'inflammation que cette injection avait
causée. »

Dans cet état, M. P... consulta, à quelques mois
d'intervalle, quatre médecins distingués, dont voici
les avis.

Extrait de la consultation de M. I... — Avril 1825.

« Surdité avec diathèse psorique et signes de pléthore locale, maux de gorge fréquents, coryzas; la
moindre compression du cou augmente la surdité
qui diminue en plein air et le matin. Abondance pro-
digieuse de sécrétions gutturales.

« Prescription. — 1° Saignées locales ; 2° tisane de

salsepareille, douce-amère, bardane, sulfure d'antimoine et séné; 3° tabac à priser mélangé de poudre de *marum verum*; 4° bains de pieds, etc. »

Du même médecin. — Avril 1826.

« D'après de nouveaux renseignements, il paraît que l'invasion de la surdité se rattache à une gale mal traitée et mal guérie; elle s'est reproduite à différentes reprises, et depuis qu'elle a cessé de paraître la surdité a fait des progrès rapides.

« 1° Faire usage des bains de vapeur sulfureux; 2° employer l'eau de Mettemberg, et s'en servir selon le mode d'administration indiqué; 3° prendre le soir des pillules soufrées. »

Consultation de M. Dupuytren. — 24 juin 1828.

« Faire pratiquer deux saignées de deux palettes chacune, à deux jours de distance l'une de l'autre. Prendre, le lendemain de chaque saignée, deux grains d'émétique. Pendant quinze jours boire du bouillon de veau aux herbes, et au bout de ce temps un doux purgatif, comme deux onces d'huile de ricin. »

Consultation de M. Dubois. — 11 juillet 1828.

« Depuis que M. P... s'est fait saigner pour son incommodité, on a fait tout ce que l'art prescrit en pareil cas, moitié empyriquement et moitié dogmatiquement, et cependant on a obtenu peu de succès.

« Je pense qu'il ne faut pas insister sur les errements premiers, et qu'il faut prendre une autre marche et avoir recours aux moyens révulsifs,

« Des pédiluves irritants, de légers purgatifs, de temps en temps des émissions sanguines du bras ou du pied , du reste le régime végétal, voilà bien ce que ma raison médicale me dit et ce qu'elle conseille ; mais aussi ma vieille expérience me donne fort peu d'espoir pour l'amélioration de cet état.

« Nous savons si peu de chose sur la nature de ces sortes de maladies, que nous ne pouvons agir qu'avec la plus grande incertitude sur le résultat. »

Avis de M. M..., du 16 *juillet* 1828.

Il reconnaît une maladie du cœur, proscrit les saignées, ordonne l'hydriodate de potasse et la teinture de digitale en potion. Il pense que l'affection de la gorge est la suite de la lésion du cœur, etc., etc.

Entouré d'opinions aussi contradictoires , voici comment il me fut possible, à l'aide de la sonde de gomme introduite dans la trompe d'Eustachi et de l'air injecté dans la caisse, de porter un diagnostic certain et d'en déduire un traitement rationnel.

La sonde développa de la douleur, quoiqu'elle entrât assez facilement à un pouce de profondeur. Il resta après la douche et l'extraction de la sonde, un bourdonnement plus intense qu'avant l'opération, la difficulté d'entendre fut aussi plus grande ; or, comme dans l'état physiologique de l'oreille moyenne, rien de semblable ne s'observe, je fus forcé de conclure, sans même remonter aux sympathies et à la marche de la maladie, qu'il y avait une phlegmasie semi-aiguë dans toute cette partie de l'organe auditif.

Tous les autres symptômes s'expliquent maintenant très-bien ; ils sont les conséquences de cette phlegmasie qui a toujours pour résultat d'appeler le sang à la tête, de provoquer des étourdissements, surtout chez les sujets nerveux et qui sont affectés de leur infirmité ; M. P... était de ce nombre. Peut-être ne croira-t-on pas qu'une maladie de la caisse puisse produire de tels accidents. Eh bien ! il est des cas de surdité bien moins graves qui agissent de même sur la circulation capillaire de la tête et sur la sensibilité.

J'ai souvent vu de simples engouements externes avec inflammation de la membrane du tympan, provoquer de forts étourdissements, et entretenir le cerveau dans un état approchant de celui de l'ivresse au premier degré. Je me souviens d'un vieillard, âgé de soixante-dix ans, que l'on croyait menacé d'apoplexie. Il fut guéri par de simples injections auriculaires externes.

Il en fut de même chez M. P... Un régime alimentaire simple, dont les substances froides faisaient la base, la suspension de l'introduction de la sonde dans les trompes, des saignées locales pratiquées avec des ventouses, diminuèrent de suite les bourdonnements et donnèrent la faculté d'entendre à un, deux et trois pieds de l'oreille, le battement d'une montre, qui avant ce premier traitement n'était entendu qu'à quelques pouces. Ayant obtenu en grande partie la terminaison par résolution de la phlegmasie, la douche d'air produisit des effets avantageux pour l'ouïe. M. P... se trouve maintenant dans un état très-supportable, il entend bien et il n'éprouve plus aucun accident ni vers la tête ni vers le cœur.

On a vu sur quelle base les premiers médecins consultés ont établi leur diagnostic ; on peut se rendre compte des résultats de celui qui a été la conséquence d'un examen fait au moyen du cathétérisme et des douches d'air. On peut donc juger sans commentaires la bonté de mon procédé, qui, du reste, ne dispense pas en pareil cas de remonter aux signes commémoratifs et aux causes éloignées de la maladie. En réunissant tous ces moyens d'investigation l'on est moins sujet à se tromper.

Des erreurs commises dans le traitement.

Les anciens auristes n'envisageaient que le phénomène produit, c'est-à-dire la surdité ; c'était contre ce symptôme seul qu'ils dirigeaient tous leurs moyens thérapeutiques. Les anciens formulaires, surtout ceux qui étaient entre les mains des religieux, des sœurs de charité, sont remplis de recettes plus ou moins compliquées et le plus souvent bizarres.

Les gens du peuple en ont conservé quelques-unes, telles que l'eau de bois de frêne, le lard rance introduit dans le conduit auditif ; les œufs de fourmis étaient aussi très en vogue. On rencontre encore certains guérisseurs ordonner l'huile de castor ; ils ont conservé les remèdes acoustiques qu'ils prescrivent pour tous les maux d'oreille, surdité, tintements, etc.

Les médecins modernes, du moins ceux qui ne veulent laisser échapper aucune occasion de faire des prescriptions, *et dont le génie embrasse toutes les branches de l'art de guérir*, ont recours à des opérations et à des médications en apparence plus rationnelles. Dans le nombre des clients qui les obsèdent, s'il en est de stigmatisés par le fer, le feu vers les régions occipitales et temporales, vous pouvez être certain que ce sont des sourds. Les causes prochaines de surdité ne sont cependant pas toutes inflammatoires, catarrhales. Leur thérapeutique donne à penser qu'ils envisagent toutes les dysécies, les cophoses, comme étant le résultat exclusif de lésions de tissus. Ne comprendraient-ils donc pas que la conformation seule de certains organes donne naissance à des lésions qui ne peuvent se rencontrer dans toute autre partie du corps? Oublieraient-ils que des fonctions spéciales se trouvent entravées, anéanties par leurs produits ou par la présence ou l'absence des corps qui les mettent en jeu? La présence d'une pierre dans la véssie, un conduit auditif aplati, une trompe d'Eustachi qui a perdu sa conformation par suite d'une inflammation anciennement guérie, doivent-ils être traités par des sétons, des moxas? Si vous ne voyez dans ces maladies que rétentions d'urine, surdités, laissez à d'autres mains plus habiles le soin de les traiter, ou du moins écoutez et suivez leurs conseils. Si la vision ne s'exerçait pas faute de lumière, chercheriez-vous à médicamenter le globe de l'œil? Eh bien! si l'air ne s'introduit pas dans l'oreille moyenne, comment parviendrez-vous à faire arriver le son dans le labyrinthe? Écartez les obstacles à l'introduction de cet air indispensable à l'audition, et laissez en repos les tissus organiques lorsqu'ils ne sont pas malades. Que penseriez-vous d'un praticien qui placerait un séton à la nuque ou qui purgerait tous les deux ou trois jours pour enlever du cérumen accumulé dans le conduit auditif? Certes, vous blâmeriez sa conduite. Permettez-moi donc d'en faire autant toutes les fois que vous traiterez de la sorte une obstruction aussi matérielle qui se rencontrera dans la trompe d'Eustachi. Voilà précisément ce qui est arrivé dans les cas que je vais vous rapporter.

36ᵉ *obs*.—Jules H..., âgé de quatorze ans, des environs de Gournay, né d'un père affecté, depuis l'âge de six ans, d'une surdité avec suppuration de l'oreille moyenne, vint à Paris en 1833 réclamer les soins de M. L. La surdité de ce jeune homme était très-intense, mais sans être accompagnée, comme chez son père, d'une lésion avec suppuration, seulement il ressentait de temps à autre des élancements passagers qui n'avaient jamais d'autres suites; ils accompagnaient quelquefois de violents maux de gorge ou des coryzas de quelques jours de durée. On avait toujours combattu ces accidents par des vomitifs, qui avaient pour résultat une légère amélioration d'ouïe.

M ***, chirurgien d'une grande réputation, débuta par l'application des ventouses, par l'administration répétée d'un sirop purgatif, et par des frictions sur les membres, faites tous les jours avec une pommade irritante. Le jeune H... restait à Paris uniquement pour son traitement; il fut suivi avec toute l'exactitude possible. La dysécie persistant malgré l'usage de ces premiers essais thérapeutiques, M *** appliqua deux larges cautères à la partie postérieure des apophyses mastoïdes. Ils furent suivis de l'ablation des amygdales pratiquée en novembre 1833. Certes, il faut l'avouer, ce traitement paraissait rationnel, cependant l'ouïe resta dans le même état. Enfin, les cautères étant cicatrisés, deux larges moxas furent appliqués sur les apophyses mastoïdes; la peau, profondément et largement cautérisée, laissa voir, après sa chute, deux plaies qui suppurèrent abondamment. L'ouïe s'améliora-t-elle? Pas le moins du monde. H... restait sourd après une année de traitement et s'en retournait dans sa campagne, près de son père, qui lui avait légué, disait-on, son infirmité; de là, son incurabilité.

Sa mère, d'après le conseil d'une de mes malades (et non d'après celui de M ***, son chirurgien, comme cela aurait dû être), me présenta son fils le 1er août 1834; il n'entendait le battement d'une montre qu'à cinq et six pouces du pavillon. Trois jours après, trois douches d'air lui firent entendre à six pieds, c'est-à-dire que la guérison de l'infirmité fut complète.

37e *obs.* — M. Roguet, de Bercy, âgé de quarante-neuf ans, d'un tempérament sanguin, fut affecté, dans le courant du mois de janvier 1826, d'une surdité due à un refroidissement de tout le corps après un exercice violent. Cette première atteinte se dissipa par l'emploi des saignées et des révulsifs généraux, ordonnés par M. le docteur ***. Mais ce mieux être ne fut que momentané. Pendant le cours d'un voyage à cheval de vingt-cinq jours, il fut pris d'un dévoiement qui dura six jours; il lui succéda un grand mal de gorge accompagné de grandes chaleurs ressenties dans la poitrine et d'une toux violente; des adoucissants et le repos calmèrent ces premiers accidents. Mais M. Roguet étant de retour à Paris, il fut en proie à une éruption de boutons pustuleux qui se répandirent principalement sur les bras et les cuisses. Dans cet état, la surdité revint du côté gauche. Cette rechute effraya bien plus le malade que les boutons et les maux de gorge.

M ***, consulté de nouveau, ordonna de boire tous

les jours trois ou quatre verres d'une tisane composée de salsepareille, de douce-amère, de sulfure d'antimoine, d'ichthyocolle, de sassafras et de séné. Mais laissons parler le malade : « Je pris de cette boisson pendant un mois environ : mon estomac s'en trouva fatigué; je pris aussi dans ce mois au moins vingt bains, dans lesquels on mettait quatre livres de colle de peau de lapin et du sublimé-corrosif. C'est à la fin de ce traitement que l'oreille droite a décliné et s'est trouvée dans la même position que la gauche; il y avait alors surdité complète. Le docteur I... fut d'avis de prendre les conseils de M. Culérier; il fut convenu que je suivrais un nouveau traitement de deux mois et demi. Découragé par l'insuccès du premier, je m'adressai au docteur Leroi; il prétendit que sa *médecine purgative* détruirait le vice syphilitique mieux que le sublimé, qui est un poison dont les mauvais effets se font ressentir tôt ou tard. Le 1er juillet 1826, je pris les premières doses du vomi-purgatif. Elles produisirent de bons effets (elles purgèrent), mais elles réveillèrent de vieilles douleurs dans une cuisse, qu'on avait voulu me couper il y a vingt-quatre ans. »

Ce fut dans cet état que je vis le malade pour la première fois, le 10 juillet. Un vaste *phlegmon* s'était emparé de la cuisse droite. Il fut terminé par résolution au moyen d'une saignée générale, de l'application de quatre-vingts à cent sangsues et de grands bains. Je dirigeai alors toute mon attention du côté des oreilles. M. Roguet n'entendait plus alors le battement d'une montre, quoique appliquée fortement sur les côtés de la tête et serrée entre les dents. Pour se faire comprendre, on était obligé de crier. Des bruits qui ressem-

blaient tantôt à une pluie qui tombe avec force , tantôt
au vent qui souffle dans le feuillage, se faisaient entendre sans interruption. Le pharynx était phlogosé dans
toute son étendue. Mon traitement commença par l'application de six ou huit ventouses , puis je sondai pour
la première fois le 24 juillet ; il n'en résulta aucun effet avantageux pour l'ouïe. L'air, poussé avec force, ne
put arriver dans les caisses , ce qui ne m'étonna pas,
parce que la sonde n'était entrée qu'à quelques lignes
dans la trompe ; il en fut de même le 25 et le 26. Enfin , le 27, la sonde pénétra plus avant, et un petit filet
d'air arriva dans la caisse droite; aussitôt le patient
perçut le battement d'une montre et put converser
avec assez de facilité. Le 28, l'oreille droite devint
encore meilleure. Le 8 août seulement, l'air pénétra
dans l'oreille gauche ; l'ouïe s'améliora peu les jours
suivants. Ce ne fut que par de nouvelles tentatives, reprises après quelque temps de repos , que je parvins à
dilater suffisamment la trompe d'Eustachi, qui depuis
ne s'est pas refermée. M. Roguet entend parfaitement
bien. Sans doute le traitement antisyphilitique était indispensable et parfaitement ordonné. Il a été suivi durant un temps suffisant, et ses effets étaient produits
lorsque M. Culérier fut consulté par le médecin traitant. Pourquoi donc vouloir y revenir encore ? Parce
que la surdité persistait? Mais ce second traitement
n'aurait pas eu plus d'effet sur l'ouïe que le premier;
il eût été impuissant pour élargir les trompes d'Eustachi ; le purgatif Leroi était peut-être plus rationnel, il
pouvait produire de bons effets pour l'état de l'arrière-
bouche.

38e *obs.* — M. le docteur Blandin m'adressa, dans le

mois d'avril 1833 , le jeune Dupuis, âgé de seize ans, qui depuis plusieurs années éprouvait des maux de tête fréquents, accompagnés d'étourdissements. A ces premières douleurs se joignirent des bourdonnements intenses, puis une surdité qui fit de rapides progrès, surtout en automne et à la fin des hivers de 1831, 1832 et 1833.

Sa voix était souvent altérée, il toussait fréquemment. Les glandes amygdales, grosses et indurées, touchaient la luette ; le conduit auditif gauche laissait couler une sérosité abondante mêlée de pus. De ce côté, il ne percevait le battement d'une montre que lorsqu'elle était fortement pressée sur le pavillon ; de l'oreille droite, il pouvait l'éloigner de quelques pouces.

Ce jeune homme avait exécuté avec exactitude les prescriptions suivantes, sans résultats avantageux pour la surdité et pour la suppuration établie dans le conduit auditif gauche.

Du 27 septembre 1832 au 4 décembre, on lui pratiqua une saignée au bras, de neuf onces ; le lendemain il prit un vomitif ; quelques jours après on plaça à la nuque un grand et large séton. On ajouta à ces agents thérapeutiques des injections journalières avec de l'eau de savon, des lavements, des bains de pieds, et enfin un régime alimentaire adoucissant.

A la fin de décembre, on substitua au séton un cautère à plusieurs pois ; on ordonna à Dupuis de boire tous les jours deux à quatre tasses d'eau de veau ; on lui fit prendre tous les trois jours, le soir en se couchant, quatre pilules dites grains de santé. Ce nouveau traitement fut encore suivi plusieurs mois sans aucun succès. C'est alors que Dupuis vint me voir. J'enlevai la plus grande partie des glandes amygdales. Par expérience, je laissai un mois s'écouler sans autre traitement, afin d'observer les changements qui surviendraient dans l'ouïe ; il n'y en eut aucun. Le 12 mai, j'introduisis la sonde dans la trompe droite ; une douche d'air fut supportée trois minutes ; immédiatement après, Dupuis entendit le battement de la montre à bras tendu, et put converser sans qu'on élevât la voix. Quelques jours plus tard l'ouïe était parfaite à droite ; il n'en fut pas de même à gauche. La phlegmasie chronique de la membrane du tympan, accompagnée de suppuration, exigea un traitement de quelques mois. C'est après la guérison seulement que les douches d'air produisirent de l'effet.

On voit par cette observation que le traitement le plus rationnel a été totalement impuissant pour rendre l'ouïe. Certes, on ne pouvait prescrire des remèdes plus actifs que le séton, les purgatifs, etc. La résection des amygdales n'eut pas plus d'effet entre mes mains, il fallut y ajouter les dilatations mécaniques que je vais décrire le mieux qu'il me sera possible dans le chapitre suivant.

CHAPITRE IV.

DU CATHÉTÉRISME DE LA TROMPE D'EUSTACHI.

Introduire une sonde dans une narine, parcourir le méat inférieur de la fosse nasale, franchir le pavillon du conduit guttural de l'oreille, et fixer cette sonde dans ce canal, telle est l'opération que l'on nomme *cathétérisme de la trompe d'Eustachi.*

Pour la pratiquer avec succès, il faut avoir égard :

1° A la conformation des organes et à la sensibilité

des tissus avec lesquels les instruments doivent être mis en contact;

2° A la grosseur, à la forme et à la nature de ces instruments;

3° Enfin, à l'habileté manuelle de l'opérateur.

La partie inférieure des fosses nasales offre en général assez d'ampleur pour l'introduction d'un corps étranger de quelques lignes de diamètre. La sonde de Belloque, dont un tube de deux et trois lignes de diamètre fait partie, est facilement introduite jusque dans le pharynx. Les sondes destinées au cathétérisme du conduit guttural de l'oreille, n'ont qu'une ligne et demie; elles peuvent recevoir une certaine courbure sans nuire aux manœuvres qu'exige cette opération.

Mais il est des cas exceptionnels de conformation, qui ne sont pas plus étrangers aux fosses nasales qu'aux autres ouvertures qui conduisent dans l'intérieur de quelques-uns de nos organes. L'orbite, la bouche, le conduit auditif n'ont pas le même diamètre chez tous les individus. Il en est de même du méat inférieur; la partie libre du cornet qui contribue à le former se rapproche plus ou moins de la cloison nasale. Quelquefois il s'en éloigne, au point que le méat dont je parle n'offre qu'une fente verticale qui permet encore l'introduction de la sonde; mais elle ne présente pas assez d'espace pour exécuter des mouvements indispensables à l'engagement du bec de la sonde dans le pavillon de la trompe. Cette ouverture n'est pas toujours droite, quelquefois elle est assez sinueuse pour rendre totalement impossible le premier temps de l'opération.

Le cornet inférieur semble quelquefois obéir, dans ses déviations, à la cloison nasale qui n'occupe pas toujours la ligne médiane de l'intérieur du nez ; mais alors si une fosse nasale est rétrécie, l'autre s'éloigne de l'état normal dans un excès contraire. Cet agrandissement est très-favorable aux personnes inexpérimentées qui veulent sonder la trompe.

Je ne parlerai pas ici des cas pathologiques qui sont aussi des obstacles à l'opération que je décris, tels que les polypes, les exostoses, etc., parce que ce n'est qu'après la guérison de ces maladies qu'on peut s'occuper des lésions de l'oreille moyenne.

La sensibilité de la pituitaire est rarement assez développée pour empêcher de sonder. Cette membrane s'accoutume facilement au contact des instruments, rendus toutefois aussi peu impressionnables que possible par leur poli, leur température et la matière qui les compose. La muqueuse pharyngienne est plus irritable et s'accoutume moins facilement. Il est des personnes qui éprouvent de la toux aussitôt que le bec de l'instrument arrive aux environs de l'ouverture de la trompe d'Eustachi. C'est en général en apportant beaucoup de prestesse dans l'opération, qu'on évite cet inconvénient.

J'ai expérimenté sur moi-même la sensibilité de ces membranes en me servant d'instruments variés, et j'ai pu me convaincre que la volonté des sujets entre pour beaucoup dans l'excès de sensibilité dont ils prétendent jouir. Dans mes expériences sur le siége de la parole, des sondes introduites dans le pharynx, en passant par les fosses nasales, peuvent y séjourner plusieurs heures sans beaucoup m'importuner, et cependant je suis d'une excitabilité physique assez vive.

Je passe à l'examen de mes sondes.

Leur simplicité, leur flexibilité surtout, sont aux yeux des malades des qualités qu'ils apprécient, et qui les déterminent de suite à se laisser introduire ces sondes dans les fosses nasales. On doit avoir soin de les leur montrer sans être munies de leurs mandrins et bien ramollies dans l'eau chaude; faites d'un tissu de soie et d'huile de lin lithargirée, ou si l'on veut de gomme élastique, elles acquièrent par la chaleur une souplesse qui rend non-seulement leur contact avec la muqueuse très-supportable, mais qui est aussi très-utile à un temps de l'opération. Pour les adultes, elles ne doivent avoir que cinq à six pouces de longueur : elles pourraient être plus courtes pour certains sujets ; elles ont de diamètre une ligne ou une ligne et demie ; leurs parois doivent être le plus minces possible. L'enduit qui doit recouvrir la sonde au moment de l'opération n'est pas une chose indifférente ; je préfère l'eau de gomme épaisse au cérat et à l'huile ; les patients eux-mêmes repoussent ces derniers corps gras ; ils disent qu'ils laissent une gêne désagréable dans l'arrière-bouche, qui les force à tousser et à cracher. Le mucilage de gomme ayant toutes les propriétés des mucosités nasales, n'a pas cet inconvénient. Je me sers de sondes à ventre pour dilater le pavillon et la partie la plus interne du canal guttural. J'emploie aussi les sondes non ouvertes à leur extrémité, dans les cas de rétrécissement qui offrent beaucoup de résistance ; étant bien arrondies, on peut exercer une pression assez forte sans craindre de blesser la muqueuse de la trompe. Mes instruments subissent des modifications que tout praticien apprécie quand il s'agit de sonder des enfants.

Avant de commencer l'opération, on doit avoir sous

la main deux petits instruments accessoires à la sonde;
l'un sert à la fixer à l'aile du nez, l'autre s ajuste à l'extrémité externe de l'algalie; c'est le pavillon. Autrefois
je remplaçais le premier par un cordon de soie que je
nouais derrière la tête en passant au-dessus des oreilles.
Ce moyen de contension présentait beaucoup d'inconvénients.

Pour pratiquer le cathétérisme de la trompe d'Eustachi, il est indispensable de posséder toutes les qualités du chirurgien qui se livre aux opérations en général. Il faut être doué de cette perspicacité intellectuelle
qui donne à la main une habileté toute particulière.
Cette disposition se reconnaît dès l'enfance; à cette
époque de la vie, on exécute facilement tous les petits
ouvrages manuels que l'esprit conçoit; on comprend
déjà le mécanisme des machines; nos grands sculpteurs
ont mis au jour, à un âge peu avancé, leurs premières
ébauches avant d'avoir reçu des leçons. Si l'on se des-
tine à l'art de guérir, on devient en peu de temps anatomiste praticien; la simple inspection des muscles
donne de suite la connaissance de l'ensemble de leurs
mouvements. On se sent un penchant décidé pour les
opérations chirurgicales délicates. Celle qui m'occupe
n'est pas sans doute une des plus difficiles à exécuter,
cependant elle exige que l'on réunisse toutes les qualités que je viens d'indiquer, car si l'on était privé d'un
tact délicat, d'une dextérité prompte, pourrait-on arriver dans le conduit guttural de l'oreille sans exciter
des éternuments, des efforts pour vomir? Ne dévelop-
perait-on pas un excès de sensibilité dans la muqueuse,
qui porterait les patients à des mouvements involon-
taires? Pourrait-on juger à quelle profondeur la sonde

est introduite; quels sont les obstacles qu'elle a rencontrés, quelle est la sensation locale qu'elle a produite? A-t-elle été plus vive ou moins vive comparativement à celle que la sonde développe chez d'autres sujets? De ce premier essai pourrait-on induire s'il faut ou s'il ne faut pas continuer de sonder?

Voilà les notions que donne le cathétérisme à une main habile, faite pour exercer la médecine opératoire. Si on ne la possède pas, si cette habileté n'est pas révélée dès la plus tendre jeunesse, il faut renoncer à traiter les lésions de l'oreille.

Je pense que les jeunes praticiens qui voudront se livrer à l'étude de ces maladies, auront foi à ces conseils dictés par ma vieille expérience et mes nombreux essais. S'ils les croient superflus, nous osons leur prédire que tous leurs efforts seront impuissants. Ils ne recueilleront aucun fruit de leurs premiers travaux, les clients resteront sourds aux promesses qui leur seront faites.

Je passe à la description de mes instruments; je vais les figurer tels qu'ils doivent être avant d'opérer, et tels qu'ils sont après leur sortie des fosses nasales.

Pour les adultes, les sondes doivent avoir de longueur (pl. I, *fig.* 1) cinq pouces à cinq pouces et demi; leur diamètre est d'une ligne ou une ligne et demie. Les qualités indispensables sont la flexibilité et le poli. L'extrémité qui doit être introduite dans la trompe est arrondie; son ouverture est un peu rétrécie pour empêcher le mandrin de faire saillie.

Pour les enfants (*fig.* 2) de quatre à huit ans, la longueur est de quatre pouces, et le diamètre de trois quarts de ligne.

Si l'on doit sonder un sujet qui est atteint d'un rétrécissement du pavillon de la trompe , suite de la cicatrisation d'une ulcération , il est souvent difficile de
trouver cette embouchure ; on y parvient plus facilement avec une sonde fermée par une extrémité
(*fig.* 3.)

Il y en a qui portent un ventre (*fig.* 4), elles
servent à dilater. On les laisse en place d'un quart
d'heure à une heure : elles ne causent ni gêne ni douleur ; ramollies par la chaleur, elles obéissent aux mouvements des muscles du voile du palais. Quelques malades en ont porté pendant dix jours, préférant les gar-
der que d'être sondés tous les jours.

Les mandrins (*fig.* 5 et 6) ne sont autre chose que
des fils d'argent ou d'or, du diamètre des ouvertures
des sondes ; ils portent un anneau à une extrémité qui
sert à maintenir l'algalie et à guider son bec pendant
l'opération.

Pour donner la courbure convenable aux sondes munies de leurs mandrins, il faut tirer deux lignes
(*fig.* 7 et 8) divergentes partant du même point ; à
cinq pouces du point de départ, elles doivent être éloignées de neuf à onze lignes, pour une sonde d'adulte.
Pour courber celles des enfants, à quatre pouces du
point de départ elles ne divergent que de six à sept
lignes.

La ligne qui répond à la partie concave de l'instrument, porte un trait où doit poser l'extrémité de la
sonde ; la ligne dorsale a le trait à trois pouces et demi :
c'est de là que commence la courbure.

Lorsque les sondes sont de bonne qualité et qu'elles
sont restées quelques minutes dans la trompe, elles

conservent la forme que l'on voit (*fig.* 9 et 10); la longueur de leur bec est beaucoup augmentée. Le fil d'argent ou d'or contourné, comme on le voit (*fig.* 11), est très-commode pour maintenir les sondes en place, il les comprime légèrement contre l'aile du nez (*fig.* 15, pl. II). La *fig.* 12 représente un embourt que l'on engage dans la sonde (*fig.* 15); le fauteuil (*fig.* 14) soulage le patient qui abandonne sa tête contre le coussin (*fig.* A).

Je passe à la description de ma méthode opératoire.

Le patient, placé sur un fauteuil en face de l'instrument (*fig.* 14 et 16), appuie sa tête contre le coussin et laisse reposer ses mains sur ses cuisses. Il fait son possible pour n'opérer aucun mouvement de contraction dans les muscles du cou, dans les releveurs de la mâchoire inférieure, et surtout dans ceux qui servent à la déglutition.

L'opérateur, placé à sa droite, tient la sonde comme une plume à écrire ; la concavité de l'instrument regarde la face dorsale des doigts tournés en bas; la partie convexe, tournée en haut, est dans une position horizontale : elle a été préalablement enduite de mucilage de gomme.

La main gauche passe devant le front du malade et le doigt indicateur appuie légèrement et relève l'extrémité du nez. La sonde est introduite dans la narine, le bec suit le plancher des fosses nasales dans le méat inférieur. Après deux pouces et quelques lignes de marche, elle touche le voile du palais, on la sent plonger dans le pharynx; c'est alors qu'il faut s'arrêter; on a exécuté le premier temps de l'opération. Quelques patients éprouvent un effort de toux, ce sont ceux qui s'abandonnent à leur moindre sensation. Si cet effort est réellement irrésistible, c'est une preuve que la sonde n'a pas été arrêtée à temps; elle est descendue sur la face postérieure du voile du palais, il faut légèrement remonter son bec et à l'instant le tourner en dehors et un peu en haut. Il s'engage dans le pavillon de la trompe, en suivant une gouttière formée par les muscles persistaphyliens interne et externe. La sonde est alors appuyée, on sent qu'elle reste en place; si l'on possède un tact fin, on perçoit même son mouvement d'introduction dans le conduit guttural. Tel est le second temps de l'opération, et c'est le dernier pour les opérateurs routiniers, qui persistent à employer les sondes de métal. Pour moi, il en est encore deux qui font réellement du cathétérisme de la trompe d'Eustachi une opération nouvelle et remarquable par ses résultats rationnels et pratiques; voici en quoi ils consistent. La main gauche placée sur le front descend un peu, le pouce et l'indicateur saisissent la sonde à l'extrémité du nez; les mêmes doigts de la main droite se reportent sur l'anneau du mandrin tenu fixe et avec fermeté. C'est alors que la sonde peut être poussée dans la trompe, étant toujours dirigée en dehors et un peu en haut par la courbure du mandrin; elle quitte le fil d'argent, et si la manœuvre est bien exécutée, on la voit s'éloigner de l'anneau, de quatre à six lignes et quelquefois plus. C'est pendant cette seconde introduction que le patient porte sa main sur son oreille; il éprouve du chatouillement dans le conduit auditif ou une légère douleur qui lui semble être un peu plus profonde. Le quatrième temps sert à extraire le mandrin;

on le sort légèrement de son fourreau, et au fur et à mesure qu'on l'extrait, on le couche sur la joue du côté de l'oreille qui est sondée. On s'en débarrasse en le donnant à un aide ou en le saisissant avec les lèvres, on fixe le tube à l'aile ou à la cloison nasale au moyen de la petite pince (*fig.* 11), on place le petit pavillon (*fig.* 12), et l'opération est terminée. L'opéré peut remuer et ployer la portion de sonde qui reste visible à l'extérieur sans crainte de se blesser, comme cela peut arriver avec les sondes d'argent; avec les miennes il ne peut même pas provoquer de la douleur dans l'oreille.

Ayant obtenu de la sonde tous les renseignements désirables sur l'état de la trompe, ou s'en étant servi pour doucher l'oreille, on l'extrait sans qu'il soit nécessaire de prendre la moindre précaution. Je crois devoir ajouter quelques réflexions à la description que je viens de donner de ces opérations; elles sont tirées d'un ancien manuscrit déposé à l'Académie des sciences, en 1827. Leur application, toujours opportune, démontre que mes innovations avaient été bien jugées à cette époque.

Pour réussir à pratiquer les opérations que je viens de décrire, promptement et sans produire des sensations désagréables et parfois douloureuses dans les fosses nasales, il faut avoir acquis par la pratique une habitude de sonder, telle que l'on puisse arriver de suite dans la trompe d'Eustachi, non en cherchant à mesurer si on est parvenu vis-à-vis ce canal, mais plutôt en jugeant par les sensations que l'on éprouve et par les divers mouvements du patient, car la moindre inclinaison de tête faite par celui-ci a bientôt fait perdre de vue toutes sortes de mesures de proportions, tandis que le toucher peut toujours s'exercer et servir à ramener de suite la sonde dans une direction et à une profondeur convenables.

Au surplus, j'ajouterai que pour bien opérer, il faut, dans ce cas-ci, plutôt encore que dans le cathétérisme de la vessie, acquérir une certaine habileté qui fait qu'on oublie toute sorte de précepte.

On a dit, et moi-même j'ai répété, que ces opérations sont simples et faciles ; je me suis trompé, car elles ne consistent pas seulement à mettre des sondes en place, il faut encore reconnaître si ces tubes pénètrent avec plus ou moins de facilité et à quelle distance ; s'ils rencontrent des obstacles, on doit juger si la résistance est de nature à être forcée ou non, afin qu'il ne s'en suive pas d'inflammation, d'emphysème, etc. Si les sondes sont trop volumineuses, trop dures, il faut les modifier, surtout si les fosses nasales offrent quelques vices de conformation. Lorsqu'elles sont très-flexibles à l'extrémité qui doit pénétrer dans la trompe, elles sont faciles à mettre en place, elles entrent surtout promptement et profondément.

Lorsqu'on les fait glisser sur le mandrin, on doit donc toujours, avant l'opération, tremper l'extrémité dans de l'eau chaude pour la ramollir ; mais il ne serait pas convenable de rendre la sonde flexible dans toutes ses parties, parce qu'aussitôt qu'elle a abandonné le mandrin, elle pourrait se courber vers son centre et sortir de la trompe, quoiqu'elle fût fixée à l'extrémité qui répond à l'aile du nez.

Chez les adultes, les sondes peuvent avoir, *sans mouvement*, une ligne et demie et même deux lignes de diamètre, si l'on traite un rétrécissement du centre de la trompe ou une maladie de la caisse, parce que, quand bien même cet instrument ne pourrait s'introduire que de quelques lignes au-delà du pavillon, le jet d'air, dont je parlerai dans le chapitre suivant, suffirait toujours pour faire reconnaître la maladie. Il n'en est pas de même dans le resserrement du pavillon ; si la sonde est trop grosse elle ne peut pas pénétrer, et aussitôt qu'on a retiré le mandrin elle retombe dans l'arrière-bouche ; on juge facilement par le tact quand ce petit incident doit arriver, on en est prévenu par l'impossibilité qu'on éprouve de faire glisser la sonde sur le mandrin, en maintenant toujours celui-ci dans la même position ; la résistance qu'on éprouve est semblable à celle qui se fait sentir quand l'extrémité de l'instrument appuie sur les parois du pharynx. Il est alors inutile de faire des efforts qui seraient fatigants pour le patient, il vaut mieux de suite recourir à un instrument d'une petite dimension.

C'est surtout dans les conformations vicieuses des fosses nasales que la sonde de gomme est d'un avantage inappréciable. Elle peut à l'instant recevoir toutes sortes de courbures, surtout celles que le docteur Saissy donnait à son algalie d'argent. Si le cornet inférieur touche la cloison nasale de manière à empêcher l'opérateur de sonder avec l'instrument ordinaire, de suite il rapetisse le bec et lui fait former un angle plus ou moins aigu ; il n'éprouve alors aucune difficulté pour parcourir le méat inférieur dans toute sa longueur, sans toucher beaucoup à ses parois. La même sonde peut aussi servir pour arriver dans la trompe, en l'introduisant par la narine opposée. Voici la description de cette opération nouvelle ; je l'extrais d'un de mes mémoires, imprimé dans la *Revue médicale* (février 1827).

Les instruments que j'emploie sont les mêmes que ceux que j'ai décrit précédemment. Le mandrin diffère seulement dans sa forme et dans sa grosseur, il est construit de la manière suivante. Sa longueur doit être de six pouces comme la sonde ; il faut donner huit à dix lignes de long à la portion recourbée, et lui faire former avec le reste de la sonde un angle de cent à cent cinq degrés ; le sommet de cet angle doit être très-arrondi ; il faut aussi que les trois dernières lignes de l'extrémité, qui forment le bec, soient un peu recourbées du côté de la convexité de l'instrument, afin que cette portion se trouve dans la direction du conduit guttural, au moment où on lui fait franchir son orifice, et surtout quand la sonde tend à pénétrer plus avant en retirant le mandrin de la manière qu'il est dit ci-après.

Pour procéder à l'opération, le patient est mis sur une chaise en face d'une croisée, comme si l'on voulait sonder l'oreille par la narine correspondante ; l'opérateur se place en face de lui et tient la sonde comme une plume à écrire, de la main droite pour sonder l'oreille droite, et de la gauche pour sonder l'oreille gauche ; il l'introduit dans la narine opposée à la trompe où il veut pénétrer, en ayant soin de détourner en haut la convexité de l'instrument ; quand la sonde a pénétré à deux pouces et quelques lignes, il lui fait exécuter un mouvement de rotation, de manière que son bec se relève et se porte en dedans ; lorsqu'il est à peu près horizontal, l'opérateur appuie la sonde sur la partie inférieure et postérieure de la cloison nasale, et lui fait exécuter divers mouvements acquis par l'habitude pour la faire pénétrer à travers l'orifice de la trompe d'Eustachi ; il fixe ensuite le mandrin en le tenant avec le pouce et l'indicateur d'une main, tandis qu'avec l'autre il enfonce la sonde dans la fosse nasale ; si celle-ci glisse de quelques lignes sans difficulté sur le mandrin, c'est un signe qu'elle est dans une bonne direction. Pour ramener le mandrin au-dehors, il faut le forcer à se redresser un peu en le tirant horizontalement, en même temps qu'on tient la sonde dans la même position et qu'on l'empêche de suivre les mouvements imprimés au mandrin. Pour exécuter cette petite manœuvre, on est obligé d'appuyer sur le bord postérieur de la cloison nasale ; cet os ne souffre pas notablement de cette compression, parce qu'on a eu soin de choisir pour mandrin un fil d'argent bien recuit et d'une grosseur médiocre. L'observation qui suit servira de complément à cette courte description.

39ᵉ *obs.* — *Preuve de la possibilité d'injecter l'oreille interne par la narine qui lui est opposée.*

M. S... de R..., âgé de dix-neuf ans, demeurant à Paris, rue de Condé, fut confié à mes soins pendant un court séjour que je fis dans cette ville, sur la fin de l'année 1821.

Ce jeune homme, sourd de naissance, présentait les particularités suivantes. Il était entièrement sourd de l'oreille gauche, malgré la bonne conformation du conduit auditif, de la membrane du tympan, de la caisse du tambour et de la trompe d'Eustachi ; la cause de la surdité résidait donc évidemment dans le labyrinthe.

De l'oreille droite, M. S... entendait le battement d'une montre appliquée sur cet organe, et les sons d'une tabatière à musique, éloignée seulement de quatre pouces. Quant à la voix, M. S... ne l'entendait qu'à une petite distance. Le conduit auditif et la membrane du tympan étaient dans l'état ordinaire ; il n'en était pas de même de la narine correspondante à l'oreille dont nous parlons ; les cornets étaient tellement développés, que dans l'acte de la respiration l'air ne passait pas par cette fosse nasale : on conçoit que toutes tentatives pour y introduire une sonde furent inutiles. La trompe d'Eustachi participait à ce rétrécissement ; je m'en suis d'abord assuré en engageant M. S... à souffler fortement, la bouche et le nez étant fermés ; l'air expiré et refoulé vers les trompes d'Eustachi venait très-bien frapper la membrane du tympan du côté gauche, tandis qu'il ne produisait aucune sensation sur la droite.

D'après toutes ces considérations, j'ai pensé que je n'avais d'autre traitement à employer que celui qui consisterait à dilater l'orifice de la trompe d'Eustachi, et à observer ensuite ce que l'ouïe deviendrait ; mais comment remplir cette indication ? L'obstruction de la fosse nasale semblait me présenter un obstacle insurmontable ; je pensais bien à sonder la trompe par la bouche, comme quelques praticiens ont conseillé de le faire ; mais cette méthode, qui m'a très-bien réussi sur le cadavre, n'a pu être mise en exécution sur le vivant, parce que la sonde causait dans l'arrière-bouche un agacement insupportable, et par suite des nausées et des vomissements. J'ai été plus heureux en sondant l'oreille droite par la narine gauche, en m'y prenant de la manière que j'ai indiquée.

Ma sonde a séjourné dans la trompe d'Eustachi pendant six jours, sans causer beaucoup de douleur ; au bout de ce temps, j'ai vu avec plaisir que l'air pénétrait facilement dans la caisse du tambour, et qu'en même temps M. S... entendait le battement d'une montre éloignée à un pouce de l'oreille, ce qui m'a convaincu que si j'eusse pu continuer ce traitement plus long-temps (mes affaires me rappelaient en province), j'aurais obtenu des succès de mon procédé.

CHAPITRE V.

DES INJECTIONS ET DES DOUCHES D'AIR PORTÉES DANS L'OREILLE MOYENNE.

Dans le chapitre précédent, j'ai prouvé qu'à l'aide de la sonde en gomme on peut explorer et dilater le pavillon et le tiers interne du conduit guttural de l'oreille ; mais la partie la plus étroite, le centre de ce canal, son tiers externe surtout, ainsi que la caisse du tambour, sont inaccessibles à cet instrument. Si donc les injections et les douches d'air n'étaient pas le complément de cette opération, les services qu'elle rendrait au chirurgien auriste seraient de peu d'importance. Cette vérité a été tellement sentie par mes prédécesseurs, que jamais ils n'ont cru devoir séparer ces deux modes d'exploration et de traitement de l'oreille moyenne ; ils n'en ont fait qu'une seule et même opération connue sous les dénominations *d'injection de la trompe d'Eustachi* (Boyer, Saissy), et de *médication de l'oreille interne par son orifice guttural* (Itard).

Cette réunion de deux actes si distincts, décrits si

laconiquement, ne démontre-t-elle pas que ces praticiens n'avaient que des idées bien confuses des ressources qu'offrent ces moyens d'investigation? S'ils
eussent été bien convaincus de leur utilité pratique,
pourquoi donc auraient-ils gardé le silence sur les
nombreux cas de surdité dont les causes prochaines
ne peuvent disparaître qu'à l'aide du cathétérisme et
des douches d'air? Il faut le dire franchement, quand
on lit leurs ouvrages, on a bientôt la certitude qu'ils
ont méconnu les avantages de cette opération. Ils en
ont fait le sujet de ces chapitres jetés au hasard dans
les traités généraux de chirurgie, ou d'articles de
dictionnaires qu'il faut compléter à tout prix. Certes,
ce n'est pas dans ces amas de redites et de conjectures
qu'il faut puiser des résultats pratiques.

La partie large de la trompe d'Eustachi supporte la
présence d'une sonde en gomme élastique; sa sensibilité s'habitue au contact de ce corps étranger. Il n'en
est pas de même de la partie rétrécie de ce canal et de
la caisse du tambour : ces portions d'organe passent
à l'état inflammatoire, si on les met en rapport avec
l'eau ou tout autre liquide. Il faut donc que le praticien
ait égard à cette vive sensibilité, car c'est sur cette
propriété organique qu'on doit graduer l'action des
agents à mettre en pratique. L'air, mis en mouvement par une compression plus ou moins forte,
est celui qui, jusqu'à ce jour, m'a rendu le plus de service. Les instruments que j'emploie pour en faire usage
sont un soufflet et une pompe foulante, représentés
dans la pl. II.

Le soufflet (*fig.* 13) est composé, comme celui du
docteur Amussat, d'une bouteille de gomme élastique

à laquelle j'ai adapté deux ailes en ivoire, maintenues par un cercle d'argent au col de la bouteille. L'embout est percé d'une ouverture ayant une ligne de diamètre. Les parois de l'instrument font elles-mêmes l'office de ressort; lorsqu'on cesse de presser sur les ailes, l'air se précipite dans l'intérieur de l'instrument par l'ouverture de l'ajustage.

Lorsqu'on veut pratiquer une injection à l'aide de la sonde placée dans la trompe, on saisit le soufflet par la base des ailes appuyée dans la paume de la main droite. Le pouce se trouve opposé aux quatre derniers doigts. Les ajustages de la sonde et du soufflet étant en rapport, on comprime l'air qui s'échappe dans la trompe d'Eustachi et vient faire effort dans la caisse, pour retourner ensuite dans l'arrière-bouche, en passant entre la sonde et les parois du conduit guttural. Si l'algalie a été bien introduite, et si elle n'est pas trop serrée dans ce canal, on entend, en appliquant son oreille sur celle du patient, un bruit sec semblable à celui que font, sur les feuilles d'un arbre, les premières gouttes d'une pluie fine tombant avec force. Ce bruit prend diverses nuances, selon la force de l'injection, la manière dont la sonde est placée, et selon, surtout, le lieu de la trompe où elle s'est arrêtée. Pour bien opérer, il faut tenir le pavillon de la sonde avec le pouce et l'indicateur de la main gauche, et appuyer légèrement le petit doigt sous le menton.

La douche peut se donner avec tout instrument dans lequel l'air peut être comprimé de une à deux atmosphères. Je fais usage du suivant, qui me procure aussi l'avantage de lancer dans l'oreille de l'eau, du gaz ou des fumées. Voici comment il est construit (*fig.* 16.).

Sur un réservoir en cuivre, contenant une demi-voie
d'eau à peu près, se trouve fixée une pompe dont les
soupapes, en métal, sont disposées de manière à fouler
l'air dans ce réservoir. Celui-ci s'introduit par l'ouverture (A). Le manomètre (B) indique le degré de pression, qui, lorsqu'on douche une trompe pour la première
fois, et surtout lorsqu'on présume qu'elle est saine, ne
doit pas excéder un tiers d'atmosphère. On ajuste l'embout du dernier tuyau conducteur au pavillon de la
sonde, et on ouvre le robinet (C). La douche s'o-
père : on a le temps d'écouter les divers bruits qu'elle
fait naître. Le patient dit qu'ils ressemblent à ceux
d'une écluse coulant avec fracas ; quelquefois il en est
légèrement étourdi. Quant aux douleurs, ni l'injection
ni la douche n'en provoquent pas, si, comme je le
suppose, l'oreille moyenne est saine.

Toutes ces manœuvres et tous ces résultats me paraissent si simples, je dirais presque si naturels, que
je ne comprends pas comment les chirurgiens auristes
n'ont pas eu l'idée de les mettre en pratique avant
moi... Je leur en sais bon gré ; ils m'ont laissé de quoi
glaner dans un champ qui était resté à peu près stérile
pendant les siècles écoulés avant notre époque.

Je vais maintenant indiquer les effets des douches
sur l'oreille moyenne en état de maladie, et énumérer
les bruits qu'elles produisent selon que telle ou telle
portion d'organe se trouve affectée... Ce simple exposé
servira d'introduction au chapitre VI, consacré au diagnostic.

Le bruit de pluie produit par une douche modérée
est quelquefois accompagné ou suivi d'une douleur légère et d'une augmentation momentanée de la dureté

d'oreille. C'est l'indice d'une exaltation de sensibilité ; c'est un commencement de phlegmasie. Cet état ne peut être reconnu et bien apprécié qu'autant qu'on est certain d'avoir pratiqué sans hésitation et sans tâtonnement l'opération du cathétérisme, car on pense bien qu'une main mal exercée pourrait faire reparaître cette irritation morbide dans l'oreille par l'air lancé avec trop de force ; de même que les rayons d'une lumière trop vive surexciteraient la rétine prédisposée à l'inflammation par une opération délicate.

La sonde ne s'engage quelquefois dans la trompe que de quelques lignes ; si on ne prend pas des précautions pour l'extraction du mandrin, elle s'échappe dans le pharynx ; dans ce cas, l'air qui sert à doucher se disperse dans ce canal membraneux ; si la sonde est restée engagée, ce fluide rétrograde aussitôt après être arrivé à l'extrémité de la sonde, et vient faire vibrer le pavillon du conduit guttural de l'oreille ; je nomme ce bruit plus ou moins muqueux que l'on entend, *bruit du pavillon.* Lorsqu'il est simple, il indique un rétrécissement ou une obstruction complète située dans la moitié interne de la trompe. Quant cet obstacle à l'introduction de l'air dans la caisse se rapproche de cette cavité, on perçoit, en appliquant son oreille sur celle du patient, *le bruit de la trompe.* Si la douche était donnée à la pression, à peu près, d'une atmosphère (1), ces deux bruits se feraient entendre simultanément. *Le bruit de la caisse* est plus ou moins muqueux ; il est général ou borné à un point de la paroi

(1) Une douche de cette force ne peut être donnée qu'après avoir bien constaté la résistance à l'introduction de l'air dans la caisse.

tympanique de cette cavité ; il faut peu d'habitude pour en apprécier les différents caractères.

Il y a aussi les bruits *de la membrane du tympan ;* ils prennent les noms d'*éclats* et de *sifflements.* Ceux-ci sont aigus ou graves.

Je vais justifier, par des expériences pratiques, l'emploi de tous ces termes.

40ᵉ obs. — Bruit de pluie ; oreille moyenne saine.— Depuis quelques mois, le docteur Pierquin éprouve dans l'oreille droite, vers la caisse du tambour, un bruit qu'il attribue à un obstacle au cours du sang dans une branche artérielle. Il le compare au *bruit de râpe,* isochrone aux battements du cœur. Rien ne le fait cesser. La compression de la carotide n'a sur lui aucune influence. L'air, poussé dans la caisse par un effort d'expiration, le nez et la bouche étant fermés, ne dérange en rien la régularité de ce bruit incommode.

L'exercice forcé, un régime alimentaire sévère au point d'occasioner une diminution très-sensible dans le poids du corps, sont aussi restés sans succès. L'ouïe n'en est pas troublée, elle est même extrêmement fine. Espérant que je dissiperais toutes ses inquiétudes, notre confrère est venu me consulter dans le courant du mois de décembre 1834. Pour m'assurer si la trompe et la caisse étaient libres, je sondai la trompe droite. L'algalie pénétra facilement dans ce canal à plus d'un pouce de profondeur. Une colonne d'air d'une demi-ligne de diamètre fut injectée. Elle ne rencontra aucun obstacle ; elle vint frapper toute la surface interne de la membrane du tympan. Je perçus *le bruit de pluie* répandu dans la caisse ; il était pur et formait écho dans toute cette cavité.

Le lendemain, l'oreille supporta une douche d'air qui dura cinq minutes; je fis les mêmes remarques que la veille. L'ouïe ne fut pas troublée.

41ᵉ obs. — *Bruit de pluie dans la caisse; ouïe troublée par la douche d'air.* — Depuis 1830, M. Duprat, avocat à la Cour royale, a été sujet à des inflammations d'entrailles par suite de violents chagrins et de l'influence du choléra. Il mouche peu; souvent il a la figure couverte de boutons, le nez surtout.

Il y a quatre ou cinq ans, il s'est aperçu que son ouïe s'affaiblissait; il a remarqué aussi que ce commencement d'infirmité s'accompagnait d'un bruit de vent et de sifflet perçu surtout dans l'oreille gauche. Un repas copieux, un peu de vin fort, une peine morale, l'agitation du corps augmentent ces bruits et rendent l'ouïe plus dure ; quelques applications de sangsues faites au-dessous des oreilles, quoique accompagnées de bains de jambes, produisirent un mauvais effet.

M. Duprat vint me consulter le 5 décembre 1834. Une sonde d'une ligne un tiers de diamètre traversa difficilement la fosse nasale droite, elle excita de la douleur. J'en devinai la cause facilement ; le nez déjeté à gauche indiquait que la cloison nasale était convexe à droite. Arrivée dans la trompe, le bec de la sonde pénétra sans difficulté ; la douche d'air fit entendre distinctement *le bruit de pluie,* mais l'ouïe s'affaiblit à la suite de l'opération, et les bruits ordinaires rapportés à l'oreille par le malade furent plus importuns pendant vingt-quatre heures à peu près. Les jours suivants je m'abstins de pratiquer le cathétérisme.

42ᵉ obs. — *Bruit du pavillon de la trompe.* —

Mme Taillet, âgée de quarante ans, habite un rez-de-chaussée humide, cité Bergère, n. 12. Quoique douée d'un tempérament sanguin et jouissant d'une bonne santé, elle n'a pu éviter d'être atteinte par les temps humides, à l'époque des brouillards, d'angines pharyngiennes, en général de longue durée; en 1829, elle éprouva une dysécie accompagnée d'un bruit continuel comparable à un vent fort et quelquefois à la sonnerie de plusieurs timbres. Cet état dura quelques mois seulement.

La nature fit les frais de la guérison. La terminaison d'une seconde attaque survenue en 1831 ne fut pas aussi heureuse. A la suite d'une esquinancie de vingt-un jours, la surdité reparut plus intense et plus incommode par les sifflements continuels ressentis dans les oreilles; elle ne laissa plus de repos à Mme Taillet, qui, pendant trois ans, essaya beaucoup de remèdes restés sans succès. Dans le mois d'octobre de 1834, cette dame vint me consulter; soumise à l'opération du cathétérisme, la pression de la sonde dans l'ouverture de la trompe occasiona de la douleur; elle refusa de pénétrer à plus de deux ou trois lignes. L'injection et la douche d'air *firent entendre le bruit pharyngien du pavillon de la trompe* renforcé par l'organe chargé du premier acte de la déglutition. Ce bruit est comparable à celui que ferait entendre une colonne d'air qui passerait vivement entre deux doigts rapprochés.

43e *obs.* — *Bruit sec de la trompe.* — En 1825, Mlle L'E...., aujourd'hui âgée de vingt-cinq ans, fut prise d'une maladie grave, de coryzas et de maux de gorge; il s'ensuivit une surdité qui fut probablement entretenue par une habitation humide rue Basse-du-Rempart. Un bruit ressemblant à celui d'un soufflet de forge, au brisement des flots, l'accompagne. Des vésicatoires, des injections et des fumigations dans les conduits auditifs ne produisent aucun changement dans cette infirmité ; il en fut de même des purgatifs. Mlle L'E... vint se faire sonder le 17 septembre 1834 ; les premières tentatives furent insuffisantes pour faire arriver l'air dans la caisse du tambour ; en s'échappant de la sonde il retournait de suite dans le pharynx en laissant entendre *le bruit sec de la trompe*.

44e obs. — *Bruit muqueux de la trompe.* — Le docteur Espiaud me fit appeler, le 24 octobre 1834, près du jeune Courpon, âgé de dix-huit ans. Depuis plusieurs mois il était atteint de surdité de l'une et de l'autre oreille. Etant enfant il avait déjà éprouvé le même symptôme d'une lésion de l'organe de l'ouïe. M. le docteur Itard, consulté pendant le cours de cette première attaque, avait ordonné l'application de larges exutoires sur le cuir chevelu préalablement rasé ; ils ne furent pas mis en usage. Dans ces derniers temps, le médecin ordinaire usa, sans succès, des mêmes remèdes apposés aux bras et à la nuque. Il eut aussi recours aux purgatifs et à un régime exactement suivi.

Ce jeune homme fut sondé avec assez de facilité. Mon confrère comprit de suite, au bruit produit par les injections d'air, qu'il s'agissait *d'un engouement muqueux de la trompe*.

45e obs. — *Bruit muqueux de la caisse du tambour.* — Mlle G..., âgée de vingt-cinq ans, artiste, se livrant à un exercice forcé pour aller en ville donner des leçons de piano et de chant, fut prise, il y a deux ans, de bourdonnements dans l'oreille gauche semblables à ceux que l'on entend quand on applique un gros coquillage sur le pavillon de l'organe auditif. Peu à peu ils augmentèrent d'intensité, au point que cette personne les comparait aux vagues de la mer fortement agitée ; le soir surtout, après beaucoup d'exercice, ils étaient intolérables. La surdité date de l'époque des bourdonnements.

Le visage, le cou et le dos se couvraient souvent de boutons : de temps en temps on chercha à les supprimer par des lotions astringentes ; cette éruption semblait avoir des rapports avec des esquinancies qui se renouvelaient, surtout quelques jours avant l'époque des règles. Lorsque Mlle G... vint me consulter, il n'en restait aucune trace. Le 2 avril 1834, la trompe d'Eustachi fut sondée avec facilité ; la sonde pénétra à plus d'un pouce trois lignes sans rencontrer d'obstacles : aucun symptôme, jusque-là, ne divulguait la cause prochaine de la maladie ; la douche d'air la fit connaître. Elle produisit *dans la caisse un bruit muqueux* si intense, qu'on croyait entendre un enfant préparant de l'eau pour faire des bulles de savon.

46ᵉ obs. — Filet d'air frappant la face interne de la membrane tympanique. — Mme la baronne de B..., âgée de trente-deux à trente-cinq ans, croit n'avoir jamais eu l'oreille fine ; plusieurs de ses parents maternels sont affectés de surdité ; son fils aîné entendait mal depuis trois mois : une douche d'air lui rendit une ouïe fine.

Avant son mariage, cette dame devint sourde tout-à-coup. Un vésicatoire très-grand et très-large, porté pendant six mois, rendit peu à peu la faculté d'entendre, qui commença à se reperdre après une première couche; une seconde fit naître des battements dans toute la tête, des bourdonnements d'oreille et un grand affaiblissement dans l'audition. Le docteur Esquirol fit placer un exutoire au bras; il existe depuis dix-huit mois, et n'a pu arrêter cette fois les progrès de cette infirmité arrivée aujourd'hui, 25 mai 1834, à un degré fort alarmant pour une dame d'un âge peu avancé. Sondée sans difficulté avec une algalie d'un calibre moyen, il me fut facile de reconnaître que la moitié interne de la trompe n'était pas malade au point de produire une surdité aussi intense; il fallut pousser mon examen plus loin. La douche d'air, à la pression d'une atmosphère et demie, *lança à peine un filet d'air sur la face interne de la membrane du tympan droit.* Dans l'oreille gauche j'entendis une colonne d'air un peu plus distinctement, quoique poussée plus modérément.

47e *obs.* — *Eclat de la membrane du tympan.* — En 1814, M. de Cullion, alors élève de l'Ecole polytechnique, faisait le service d'une batterie sur la butte Montmartre. Il avait placé des étoupes dans ses conduits auditifs : un caisson vint à sauter. Renversé par l'explosion, il perdit connaissance. Revenu à lui, son corps était couvert de larges brûlures. Les étoupes s'étaient consumées dans les conduits auditifs. Depuis cette époque, il fut sujet à des bruits d'oreille, à des battements isochrones à ceux du pouls et à des congestions sanguines vers la tête. En 1833, ces accidents ayant augmenté, ainsi que la surdité qui les accompagnait, M. de Cullion alla consulter le docteur Itard, qui ordonna des applications réitérées de sangsues dans les oreilles : un de ces annélides s'introduisit jusqu'à la cloison tympanique gauche, où il s'attacha. La douleur fut si vive que le malade abandonna ce moyen de traitement. Je fus consulté quelques mois après. La membrane du tympan du côté droit était déformée, et avait pris la teinte d'un blanc laiteux ; la gauche semblait être moins malade. Afin de m'assurer de l'état de la caisse, j'introduisis une algalie dans la trompe d'Eustachi. L'injection d'air, en pressant les membranes malades, fit entendre un éclat semblable à celui que produirait un parchemin décollé subitement d'une surface enduite d'une matière visqueuse.

48ᵉ *obs.* — *Sifflement aigu de la membrane du tympan.* (*Voyez* l'observation du jeune Bucaille, dans le dernier chapitre.)

Les observations incomplètes que l'on vient de lire ne doivent être considérées que comme une leçon de clinique donnée au lit des malades. En effet, les personnes affectées de surdité, dont je viens d'esquisser l'histoire, sont dans ce moment en traitement. J'aurais pu choisir, dans mes recueils, des sujets arrivés au terme de leur guérison ; j'ai mieux aimé les réserver pour la fin de l'ouvrage. Dans ce chapitre, il me suffisait d'établir quelques rapprochements entre les causes déterminantes des lésions de l'oreille moyenne et les causes prochaines de la surdité, pour rendre péremptoire ce que j'ai dit sur le cathétérisme de la trompe d'Eustachi et sur les effets produits dans l'oreille moyenne par les douches d'air.

Désormais, quand je parlerai des bruits de la trompe, de la caisse, de la membrane tympanique, etc., je serai compris. Le but que je me suis proposé dans ce chapitre est donc atteint. Dans le suivant, je vais m'efforcer de rendre sensible la liaison de ces bruits avec les lésions de la partie de l'organe où ils sont produits.

CHAPITRE VI.

DU DIAGNOSTIC DES MALADIES DE L'OREILLE MOYENNE.

Dans le chapitre deuxième, j'ai donné une idée de ma classification des lésions connues de l'oreille moyenne. J'ai peu insisté sur les divisions ; elles ont pu paraître arbitraires aux médecins qui n'ont pas fait une étude spéciale des maladies de l'oreille, et qui n'ont pas acquis des connaissances pratiques assez étendues pour en sentir toute l'utilité. C'est ici le lieu de retracer cette classification en détail, de rapprocher des classes, des ordres et des genres que j'ai adoptés, les signes qui les caractérisent mis en évidence par le cathétérisme et les douches d'air.

Je ferai tous mes efforts pour présenter, dans toute leur simplicité, ces signes tirés des symptômes, et je les isolerai autant que possible de ceux que fournissent les diverses complications, si communes dans les lésions de tissus organiques qui se touchent, qui ont les mêmes contacts avec les corps environnant notre être, et qui sont assujéties aux mêmes désordres, résultat de leur excès d'action.

C'est en suivant cette marche analytique et surtout en restreignant toutes mes recherches à ma propre expérience, que je suis parvenu à fonder une théorie exacte sur les signes diagnostics des lésions de l'oreille moyenne.

J'ai trouvé dans ma pratique une multiplicité de faits

qui m'ont permis de me passer de ceux que renferment les ouvrages contemporains ; je puis donc garantir toute l'exactitude de mes préceptes, bien mieux que si je m'étais étayé des observations d'autres médecins. Je suis convaincu que la médecine auriculaire ne peut tolérer ces emprunts pour fonder une théorie nouvelle, soit des causes prochaines, soit des traitements, parce que les moyens d'investigations, fussent-ils semblables, ne peuvent donner les mêmes résultats entre les mains de divers praticiens. Tous ne peuvent être possesseurs au même degré de la faculté de conduire les instruments ; ils ne jouissent pas également d'un tact délicat, assuré, et enfin il ne sont pas doués d'une perspicacité analogue. Les signes rationnels surtout sont la source de si grandes erreurs de pratique, que les mêmes faits sont souvent interprétés différemment et deviennent la base de théories entièrement opposées.

Je fais toutes ces remarques pour modérer la légèreté de bien des chirurgiens, qui se croient capables de tout entreprendre et de juger des travaux qu'ils ont à peine entrevus.

Les préceptes développés ci-après leur fourniront, je l'espère, matières à réflexions. S'ils ne les comprennent pas, qu'ils s'abstiennent de l'étude de la pathologie du sens de l'ouïe ; car, privés des grandes ressources que la thérapeutique tire des moyens de diagnostic, ils seraient tout au plus capables de devenir de bons empiriques.

TABLEAU *des lésions connues de l'oreille moyenne qui occasionent la surdité.*

1ʳᵉ CLASSE.

Lésion de l'orifice de la trompe par maladies du pharynx.

1ᵉʳ ordre.
Phlegmasie chronique.

2ᵉ ordre.
Amygdales tuméfiées, indurées.

2ᵉ CLASSE.

Maladies de la trompe d'Eustachi.

1ᵉʳ ordre.
Obstruction simple.

2ᵉ ordre.
Phlegmasie chronique, { sans sécrétion. / avec sécrétion. }

3ᵉ ordre.
Rétrécissement situé dans la { moitié interne. / moitié externe. }

3ᵉ CLASSE.

Maladies de la caisse du tambour.

1ᵉʳ ordre.
Phlegmasie sans sécrétion.

2ᵉ ordre.
Engouement { par obstruction de la trompe. / par sécrétion augmentée. }

4ᵉ CLASSE.

Maladies de la membrane du tympan.

1ᵉʳ ordre.
Phlegmasie.

2ᵉ ordre.
Perforation.

5ᵉ CLASSE.

Complications des maladies de l'oreille moyenne.

1ᵉʳ ordre.
Réunion des lésions précédemment désignées.

2ᵉ ordre.
Maladies de l'oreille moyenne et de l'oreille externe.

3ᵉ ordre.
Maladies de l'oreille moyenne et du labyrinthe, des nerfs auditifs et du cerveau.

CARACTÈRES GÉNÉRAUX DES LÉSIONS EXPOSÉES DANS LE TABLEAU
PRÉCÉDENT.

*Rétrécissement du pavillon de la trompe par phleg-
masie du pharynx.* Le degré de surdité varie avec
l'intensité de la phlegmasie. L'algalie, arrivée au-delà
du voile du palais, excite souvent de la toux, surtout
s'il y a hésitation pour franchir le pavillon de la
trompe.

Souvent l'ouïe se développe aussitôt l'extraction du
mandrin ; l'injection d'air fait entendre le bruit sec de
la trompe et de la caisse.

*Rétrécissement du pavillon provenant de la com-
pression exercée par les amygdales.* Les tousilles tuméfiées, indurées, se cachent en partie derrière le
voile du palais ; lorsqu'elles sont à base large, elles affectent plus souvent l'ouïe que lorsqu'elles sont pédi-
culées. Il est souvent très-difficile d'introduire le bec
de la sonde dans le pavillon. Si l'on y parvient et qu'il
n'existe aucune complication, l'ouïe se développe
sur-le-champ par la douche d'air ; mais ce sens ne
tarde pas à s'altérer de nouveau, souvent le jour
même de l'opération. Comme dans le cas précédent,
on entend le bruit sec de la caisse.

Obstruction simple de la trompe d'Eustachi. La
sonde pénètre à un pouce et quelques lignes après
quelques efforts bien dirigés.

L'injection d'air fait disparaître la surdité, cependant la douche devient parfois indispensable.

L'ouïe s'affaiblit peu les jours qui suivent la première opération. Le bruit sec de la caisse a lieu.

10

Phlegmasie chronique de la trompe d'Eustachi sans augmentation de sécrétion. Cette lésion est toujours accompagnée d'un premier degré de rétrécissement de la trompe, qui est facilement apprécié par la difficulté d'introduire profondément une sonde d'une ligne et demie. Souvent cet instrument se trouve assez serré par les parois de la trompe pour empêcher l'air injecté de revenir dans le pharynx ; pressé par le soufflet, ce fluide fait effort contre la membrane du tympan.

L'opération est plus douloureuse que dans l'état sain et que dans les cas de rétrécissements sans inflammation ; les bruits d'oreille augmentent, l'ouïe est troublée momentanément.

Catarrhe chronique de la trompe d'Eustachi ; sécrétion abondante. La sonde entre avec assez de facilité dans la trompe , la douche d'air fait entendre le bruit muqueux qui couvre le bruit sec de la caisse, l'ouïe s'améliore momentanément ; l'organe n'est pas irritable comme dans le cas d'inflammation sans sécrétion.

Rétrécissement de la moitié interne de la trompe. La sonde ne pénètre que de quelques lignes , il est impossible de la faire glisser sur son mandrin ; si l'on retire celui-ci en pressant sur la sonde, elle se recourbe et tombe souvent dans le pharynx; si elle reste introduite, la douche d'air ne fait entendre que le bruit du pavillon de la trompe. On peut donner la douche à la pression d'une atmosphère et demie sans qu'il en résulte la moindre sensation douloureuse. Si l'air n'est pas parvenu dans la caisse, l'ouïe n'éprouve aucun changement.

Rétrecissement de la moitié externe de la trompe.
L'introduction de la sonde a lieu avec facilité ; elle
glisse sur le mandrin, mais la douche n'arrive pas
dans la caisse ; l'ouïe reste la même. Une douche forcée est sans conséquence, toutefois si l'on a vérifié le
degré de pression qu'exercent les parois de la trompe
sur celles de l'algalie ; on entend le bruit sec ou muqueux de la trompe.

Phlegmasie sans sécrétion de la caisse du tambour:
On sonde avec facilité ; la douche d'air pénètre aussi
sans efforts, mais elle trouble l'ouïe, et si la phlegmasie a un certain degré d'acuité, il n'est pas rare d'observer une otalgie de quelques heures. Il faut, dans ce
cas d'affection de la caisse, posséder une main légère
pour exercer le cathétérisme et ne donner une douche
qu'avec beaucoup de prudence.

*Engouement de la caisse du tambour par obstruction
de la trompe*. Il n'est pas rare de rencontrer un rétrécissement de la trompe accompagné d'un engorgement
de la caisse qui se dissipe quand on a pu vaincre le rétrécissement. Les mucosités qui ne sont qu'arrêtées,
reprennent leur cours et tombent dans le pharynx.
De jour en jour le bruit muqueux produit dans la
caisse par la douche d'air devient plus clair, et
l'ouïe se développe sans aucune rechute. On n'a donc à
traiter dans ces cas qu'une rétention d'humeurs.

Engouement de la caisse par sécrétion augmentée.
S'il y a phlegmasie catarrhale avec sécrétion, la
douche d'air produit bien le *gargouillement*, l'ouïe
même se développe par instant, mais c'est pour s'é-
teindre quelque temps après cette médication ; il serait donc inutile d'insister. La maladie une fois bien

connue, il faut suspendre les injections et les douches, qui ne peuvent avoir de succès qu'après un traitement dérivatif préliminaire.

Inflammation et perforation de la membrane du tympan. Si la membrane du tympan participe au catarrhe, la douche lui fait rendre un éclat qui est facile à distinguer, sans même qu'il soit nécessaire d'appliquer son oreille sur celle du patient.

Lésions de l'oreille moyenne compliquées. Toutes les affections que j'ai considérées séparément, peuvent être simultanées. La phlegmasie semi-aiguë de toute l'oreille moyenne, sans sécrétion, est surtout très-commune. Elle est caractérisée par des otites intenses et fréquentes que l'on confond souvent avec de simples otalgies. La surdité augmente d'année en année, elle est peu variable. Il y a congestions sanguines vers la tête. La membrane du tympan est quelquefois phlogosée vers le lieu où s'insère le manche du marteau.

Si l'on pratique l'opération du cathétérisme trop tôt, la sonde et la douche d'air provoquent des douleurs; l'ouïe, loin de s'améliorer, s'affaiblit d'une manière notable. Si l'on continue d'opérer avant d'avoir enlevé la phlegmasie, on provoque une otite aiguë. Le bruit de la caisse est en général peu développé.

Dans les maladies de l'oreille moyenne et de l'oreille externe. Outre les signes qui caractérisent les diverses affections de l'oreille moyenne, on observe une inflammation des conduits auditifs qui peut exister avec ou sans sécrétions purulentes. Il s'y joint aussi quelquefois des ulcérations ou des végétations charnues.

Si le labyrinthe, les nerfs ou le cerveau sont affectés conjointement avec les trompes ou les caisses, on guérit ces dernières affections sans apporter aucun changement dans le sens de l'ouïe.

Avant d'entreprendre le traitement des affections de l'oreille moyenne, on prévoit souvent l'existence d'une maladie du labyrinthe par l'intensité de la surdité et par la nature des bruits ou des bourdonnements que les personnes disent entendre.

Si je n'étais pas possesseur de nombreux faits pratiques, ce serait ici le lieu de jeter un coup d'œil en arrière et de revoir les observations que j'ai rapportées. Je pourrais leur donner du développement, bien certain d'être parfaitement compris, maintenant que j'ai mis mes lecteurs à même d'apprécier mes nouveaux moyens d'investigation ; je crois même que déjà ils ont senti les grands avantages que je retire de la sonde en gomme et des douches d'air, dans le traitement de la surdité produite par les affections de l'oreille moyenne ; car je ne puis croire qu'il existe des médecins qui ne comprennent pas la possibilité d'élargir l'orifice et la moitié interne du conduit guttural, par des sondes de divers calibres pouvant pénétrer à plus d'un pouce dans ce canal. La douche d'air qui vient ensuite faire effort contre ces mêmes parois sans en changer le mode de sensibilité, ne peut non plus qu'attirer sur elle un jugement favorable. Et dans les cas d'obstructions que j'ai nommées simples, quoiqu'elles aient résisté à tous les traitements antiphlogistiques et dérivatifs, semblables à ceux qui ont été relatés dans le chapitre deuxième, lui refuserait-on les honneurs d'une guérison d'un haut intérêt? Quoi de plus physiquement démontré que de tels faits pratiques? Il serait bien à désirer qu'en médecine on pût citer, dans les nombreux cas pathologiques mis en litige par les médecins d'opinions variées, des faits aussi péremptoires ; ils réformeraient bientôt ces sectes si étrangement opposées dans le choix de leurs agents thérapeutiques.

Parlerai-je des inflammations simples de la caisse qui nuisent à l'audition quoique ne produisant aucune douleur? Quels seront les symptômes, les signes qui divulgueront leur existence, si l'on ne possède pas l'art délicat de sonder et de doucher l'oreille moyenne? Sera-ce l'origine de la maladie, quelques conjectures sur le tempérament du sujet, le souvenir de quelques accidents éloignés, la prétendue hérédité? Non, non, car j'ai trop de preuves des erreurs de mes contemporains. Presque toujours ils attribuent cette cause de dysécie à une lésion nerveuse.

Enfin, quand on rencontre des cophoses qui s'annoncent avec tous les symptômes d'une lésion de l'oreille moyenne, quoiqu'elle soit dans un état physiologique parfait, quels seront donc les signes diagnostics autres que ceux que fera naître la douche d'air, qui indiqueront que le mal est plus profondément situé? Si avant mes recherches, les auristes en eussent possédé, on ne verrait pas aujourd'hui tant de traces de cautérisations, d'ulcérations artificielles sur le cuir chevelu d'enfants qui étaient destinés à rester sourds pour la vie, et qui, en effet, n'ont obtenu aucun bénéfice de l'emploi de ces moyens violents.

Voici de nombreux exemples de la mise en pratique des préceptes nouveaux de diagnostic que j'ai introduits dans la médecine auriculaire.

49° *obs.* — *Surdité dite nerveuse.* — Depuis douze ans M. Perrier, âgé de trente-quatre ans, avait perdu l'ouïe du côté droit, du moins il le croyait, parce qu'il n'écoutait plus de cette oreille. En 1827, il s'aperçut que l'oreille gauche faiblissait. En mai 1831, il s'adressa au docteur Vallerand de la Fosse, qui lui conseilla de se soumettre à l'examen que je jugerais convenable.

Ce monsieur me dit qu'il vivait très-sobrement, ne se livrant à aucun excès, excepté peut-être à un travail de tête trop assidu, au milieu d'un bruit continuel de marteaux frappant sur des métaux. De 1820 à 1824, il avait habité un appartement humide. Dès son enfance, jusqu'à l'âge de vingt ans, il fut sujet à des maux d'oreille, à des inflammations des paupières et à des céphalalgies.

Depuis l'origine de la surdité il remarqua que le cérumen était moins abondant, que les mucosités nasales diminuaient et qu'enfin l'odorat était émoussé. Il croit aussi se souvenir que dans l'origine de la dysécie, il se déclara des furoncles et des gonflements de glandes lymphatiques autour du cou. Dans l'oreille droite, M. P... croit entendre un battement isochrone à celui du cœur. Dans l'oreille gauche, le bourdonnement lui semble comparable aux vagues de la mer.

Depuis que la surdité est arrivée au point que son oreille ne perçoit plus le battement d'une montre que lorsqu'elle est appliquée sur le pavillon droit et à quelques lignes du gauche, M. P... a acquis une perception des mouvements organiques qu'il assimile à des bruits ;

par exemple, il dit entendre le mouvement des globes oculaires, de la langue et des muscles cervicaux. J'ai déjà recueilli plusieurs faits semblables.

Les traitements qu'il a suivis il y a quelques années sont si insignifiants, ils sont entachés d'un empirisme si grossier, que je ne crois pas devoir en faire mention.

Voilà l'exposé fidèle que me fit M. P..., et tout ce qu'il crut devoir rattacher à l'origine et aux progrès de son infirmité. Les otalgies et les ophthalmies éprouvées dans l'enfance ont-elles quelques rapports avec la surdité de l'oreille droite? L'ouïe du côté gauche, qui ne s'est affaiblie que bien long-temps après, et seulement depuis qu'elle est frappée journellement par les vibrations métalliques les plus intenses, a-t-elle été altérée par suite de ces violents ébranlements? On se demanderait si des causes aussi dissemblables, agissant sur l'une et l'autre oreille à des époques éloignées, pourraient produire les mêmes lésions dans l'organe auditif? Quels sont les symptômes, les signes qui décideront cette question? Ce ne sera certainement pas le degré de surdité, ni la nature des bruits, vrais ou faux, que l'on croit entendre. De tels symptômes, qui se reproduisent dans diverses lésions de l'organe auditif, ne sont d'aucune valeur pour le diagnostic; les signes commémoratifs, tirés de quelques indispositions, sont aussi vagues. Il faut donc avoir recours à l'examen de l'organe présumé malade, procéder par l'oreille externe, les fosses nasales, l'arrière-bouche, et arriver enfin à l'oreille moyenne; c'est ce que je fis avec la plus scrupuleuse attention. Les membranes du tympan étaient fines, transparentes et d'un beau blanc perlé; la muqueuse pharyngienne ne portait aucune trace de phlegmasie ancienne ; il en était de même de la pituitaire.

Une sonde de gomme élastique rendue bien molle, d'une ligne et demie de diamètre, parcourut librement la moitié interne de la trompe ; elle ne causa pas la moindre douleur. Légèrement fixée après l'extraction du mandrin, l'injection fut pratiquée avec la plus grande facilité. La colonne d'air qui vint frapper la face interne de la membrane tympanique se divisa dans toute la caisse, comme le fit entendre le bruit de pluie, et s'en retourna dans le pharynx sans causer la moindre dilatation forcée des parois de la trompe. Les signes caractéristiques de l'état libre de toute l'oreille moyenne me firent conseiller de ne suivre aucun traitement. Je ne sais si ce fut l'avis du malade ; dans le cas contraire, je désirerais bien connaître, pour mon instruction, si un confrère aurait été assez heureux pour rendre l'ouïe à M. P... J'avoue que je ne l'espère pas. Mon peu d'espoir est fondé sur le fait suivant, sur des observations rapportées au chapitre du pronostic, et sur beaucoup d'autres que je pourrais citer.

50ᵉ obs. — *Cas semblable au précédent.* — *Essai de traitement.* — M. Houard, âgé de trente-cinq ans, papetier, ayant presque toujours habité des rez-de-chaussée un peu humides, d'une vie réglée, se plaint de surdité depuis près de douze à quinze ans. Au renouvellement des saisons, au printemps surtout, il se sent la tête lourde, quelquefois douloureuse ; il éprouve des maux de gorge ; sa figure se couvre d'éphélides, l'épiderme est farineux ; ses paupières sont souvent rougeâtres et douloureuses ; il entend un bruit de sifflets dans les oreilles.

Ces bruits et la surdité augmentant en 1832, M. Houard vint me consulter. Il n'entendait que difficilement le battement d'une montre appliquée sur l'oreille. Soumis au même examen que M. Perrier, l'oreille moyenne fut trouvée dans le même état. Dès lors on pense bien quel fut mon pronostic. Je lui avouai l'état désespéré où il se trouvait. Comme il n'avait jamais essayé aucun remède, il resta cependant, malgré mon avis, dans la résolution de suivre un traitement explorateur. Le suivant fut commencé le 27 juin 1832. Mon premier soin fut de rendre la tête légère par les saignées révulsives, les pédiluves et les laxatifs ; puis je sondai de nouveau pour m'assurer si je n'avais pas commis quelque erreur de diagnostic ; enfin, deux larges et profonds moxas suppurèrent pendant trente jours sur les apophyses mastoïdes.

Ces essais, comme je l'avais prévu, n'aboutirent à rien. M. Houard resta sourd et le sera toute sa vie. Mon investigation, au moyen des douches d'air, ne m'avait donc pas trompé.

De tels faits se rencontrent souvent dans ma pratique. J'ai le plus grand soin de détourner ces consultants de tout traitement. Qui le croirait ? rarement on m'en sait gré ; certains médecins même crient à l'impuissance de mon art ! !

51e *obs. — Obstruction simple des trompes d'Eustachi.* — Pour varier les faits prenons un cas de guérison, et voyons s'il sera possible de reconnaître le siége et la nature de la cause prochaine de la surdité, malgré le peu de détails sur l'origine de la lésion de l'oreille.

Un jeune homme, nommé Picque, âgé de dix-huit

ans , demeurant rue Bétizy, n° 20 , était sourd de l'oreille droite depuis plusieurs années ; il n'entendait le battement d'une montre qu'à un pouce du pavillon. Il se rappelait qu'étant très-jeune il fut affecté d'une maladie grave, qui avait pour symptômes prédominants une céphalalgie intense , un trouble dans les idées , des bourdonnements dans les oreilles , « une audition , disait-il, qui semblait comme renfermée dans ma tête , et faisait écho dans mon oreille. » Étant rétabli de cette maladie , les phénomènes qui fixèrent son attention furent de ne plus entendre que confusément le bruit que son pied droit faisait en marchant ; sa parole lui faisait l'effet d'être émise dans un endroit couvert d'une grande épaisseur de neige.

Si on ajoute à ces renseignements si singuliers que ce jeune homme était sujet aux crampes , avait l'oreille externe , la gorge et les fosses nasales dans un état physiologique parfait , on aura comme moi toutes les données possibles sur lesquelles on pourra essayer d'asseoir son diagnostic. Pour moi , j'avoue mon ignorance , je n'ai pu deviner le siége et la nature de la lésion de l'oreille avant d'avoir employé encore mon algalie favorite , sans laquelle je n'aurais point la hardiesse de me donner le titre, bien modeste cependant, de médecin auriculiste ; elle fut introduite le 25 décembre 1831 dans la trompe d'Eustachi droite : elle n'indiqua rien ; l'air injecté n'eut aucun succès; seulement il fit présumer une obstruction située dans la moitié externe de ce conduit. La douche à la pression de trois quarts d'atmosphère réveilla l'ouïe ; Picque entendit sur-le-champ la montre à un pied de l'oreille. Le voilà établi ce diagnostic si vague, si incertain un instant avant l'opération du cathétérisme ! La seconde douche acheva la cure.

Ces trois observations nous ont offert des cas simples de lésions de l'oreille moyenne reconnus sur-le-champ ; ils feraient merveille dans un cours de clinique, parce qu'ils seraient facilement compris ; ils auraient le même succès près d'une commission d'académie. Les faits suivants, plus compliqués, exigeant plusieurs séances pour être approfondis, pourraient bien lasser l'attention, faculté que l'on exerce si peu pour le bien-être des autres !

52e *obs.* — *Dysécie que l'on croyait héréditaire.* — En 1826 ou 1827, le Dr Duval m'adressa une dame irlandaise, âgée de trente-huit ans environ. Elle était affectée de cophose. Cette infirmité datait de sa jeunesse. Une seule visite me suffit pour m'enlever tout espoir de guérison. Cette dame venait d'accoucher. En novembre 1833, le bon et habile M. Humbert de Morley m'adressa l'enfant, alors âgée de six ans ; c'était une fille, devenue très-sourde depuis dix-huit mois à deux ans. Son affection était-elle héréditaire ? Qu'importe ! pourvu que la cause prochaine fût accessible aux agents thérapeutiques..... Miss Wills était d'une maigreur générale ; son ventre était gros, souvent elle avait la peau brûlante et sèche ; ses digestions difficiles la portaient au sommeil ; elle éprouvait de la constipation ; sa langue, rouge à la pointe, présentait le centre et la base piquetés et sales ; les pommettes, souvent rouges, démontraient que le sang se portait très-souvent vers la tête ; les céphalalgies fréquentes rendaient cette enfant taciturne. Le fond de la gorge était très-tuméfié et rouge , les amygdales participaient à cette turgescence , sans cependant être extrêmement grosses ; l'ouïe, très-affaiblie , devenait quelquefois moins obtuse par les beaux jours d'été , quand la santé semblait meilleure plusieurs jours de suite. En peu de jours je devins l'ami de miss Wils ; elle se laissa sonder , ou du moins faire les premières tentatives, car malgré sa docilité , la sonde ne put pénétrer. Ce fut un signe du resserrement du pavillon de la trompe. Il fallut recourir à un régime alimentaire adoucissant, aux bains, aux petites saignées. En quelques semaines la santé s'améliora, la tuméfaction de l'isthme du gosier surtout disparut en grande partie , ce qui me permit de reprendre mon examen au moyen de la sonde ; elle pénétra à quelques lignes ; l'injection d'air n'eut aucun succès. Enfin du repos , de nouvelles tentatives faites avec prudence me permirent de porter l'air dans la caisse. L'ouïe s'améliora malgré le bruit muqueux qui se fit entendre dans cette partie de l'oreille. Dès lors je conçus l'espoir de guérir cette enfant. Le diagnostic fut établi comme il suit : *Resserrement du pavillon de la trompe, parce que l'algalie ne peut le franchir ; rétrécissement de la moitié interne de la trompe , parce que le même instrument ne pénètre qu'après des tentatives réitérées ; engouement de la partie externe du même conduit et de la caisse du tambour , indiqué par le gargouillement produit par la douche d'air ; et enfin confirmation de ce diagnostic par une grande amélioration de l'ouïe obtenue malgré la mauvaise santé de l'enfant et la rigueur de la saison.*

Je dois revoir cette jeune fille si intéressante à son

prochain retour à Paris. Elle est maintenant en Irlande.

53e obs. — Cas semblable au précédent. — L'observation suivante va nous offrir un cas semblable de maladie des trompes, compliquée de l'induration des amygdales et de l'inflammation des membranes du tympan.

Nanine Bonnabel, du département des Hautes-Alpes, devint sourde à l'âge de quatre ans. On me la présenta en septembre 1834 ; elle était alors âgée de huit ans et demi. Pendant les premières années, elle a, comme la jeune Wills, éprouvé des accidents graves du côté du ventre, tels que la dyssenterie et une lienterie ; son nez était souvent embarrassé pendant les hivers de 1833 et 1834 ; sa respiration était parfois difficile. La température froide et humide augmentait toujours la dysécie ; c'était dans ces instants qu'elle entendait, disait l'enfant, des bourdonnements semblables à ceux que font les abeilles.

On avait combattu sans succès cette affection par un cautère au bras, des douches de vapeurs et des vésicatoires appliqués derrière les oreilles, qui ont suppuré pendant trois mois.

Je ne doute pas que les médecins, qui avaient été consultés avant moi, aient reconnu la nature de la maladie ; les glandes amygdales étaient aussi trop prononcées pour leur laisser ignorer leur action sur les trompes d'Eustachi ; mais ce qu'ils n'ont pas su, et ce qu'ils ne pouvaient connaître sans le secours du cathétérisme et les douches d'air, c'était l'état de la caisse du tambour. Était-elle engouée ou non ? Dans le premier cas, l'engouement tenait-il à une phlegmasie de sa muqueuse ou simplement à une rétention d'humeur par rétrécissement des trompes ? On sent toute l'importance qu'il y avait à résoudre ces questions par un diagnostic certain. A l'entrée d'une mauvaise saison, on ne pouvait se permettre l'emploi d'un traitement assez actif pour enlever une affection de toute l'oreille moyenne chez un enfant souffrant des intestins. Du moins, moi j'avoue que je ne l'aurais pas essayé.

Après avoir enlevé les amygdales, la sonde et les douches d'air élargirent les trompes, et ce fut alors que les parents et moi nous eûmes la satisfaction de reconnaître que les caisses engouées et la rougeur des membranes du tympan n'étaient malades qu'à la suite de la compression exercée par les mucosités accumulées.

Dans l'espace de deux mois l'ouïe fut parfaite. Le 3 décembre son père m'écrivit : « Je viens vous rendre compte de l'état de ma fille Nanine Bonnabel, dont vous avez eu la bonté de traiter la surdité pendant tout le mois de septembre. Elle entend bien depuis que nous avons quitté Paris, et les temps de brouillards et de pluies qui ont régné ici pendant quelque temps, et durant lesquels la surdité n'a point reparu, n'ont fait que me confirmer le succès du traitement, etc. »

Les maladies essentielles de la caisse ne guérissent jamais aussi promptement. La douche d'air les fait reconnaître aussitôt qu'elle peut traverser les trompes; mais loin de diminuer la surdité, elle l'augmente, parce que la muqueuse malade ne peut plus supporter le contact de ce fluide.

Voici un exemple de ces vérités pratiques qui se sont fréquemment offertes à mon observation.

54ᵉ *obs.* — *Phlegmasie semi-aiguë des caisses du tambour.* — A l'âge de quatre ans, Mathilde Dutournel devint sourde; elle habitait alors une contrée fort humide. Depuis cette époque elle fut sujette à des gonflements considérables des amygdales, à des aphtes, et à une toux rauque, effrayante. Elle mouchait beaucoup et dormait la bouche ouverte. « On a mis à cette enfant plusieurs vésicatoires, d'abord aux oreilles et ensuite aux deux bras. Quelques mois après on s'est décidé à les supprimer, parce qu'ils causaient une grande irritation et ne produisaient plus aucun effet. »

Le 1ᵉʳ juillet 1831, je fis de vains efforts pour sonder cette enfant, alors âgée de sept ans. Les tousilles s'opposaient à l'introduction de la sonde. Ces glandes furent enlevées. Quinze jours après, mes tentatives furent plus heureuses pour opérer le cathétérisme, mais la douche d'air éveilla une otalgie assez intense; ce fut pour moi la preuve que la caisse était affectée de phlegmasie. En effet, M. Dutournel, son père, se rappela qu'une année ou deux avant de me présenter sa fille elle avait souffert plusieurs fois de douleurs d'oreille, suivies d'un écoulement purulent dans le conduit auditif.

Ce diagnostic fut confirmé par la longueur du traitement et par des rechutes assez fréquentes.

55ᵉ *obs.* — *Engouement complet de l'oreille moyenne.* — Après deux ans de grandes souffrances, produites par une gastro-entérite chronique, Mᵐᵉ D..., âgée de trente-huit ans, vit ses paupières se prendre d'une rougeur vive; quelques dartres se déclarèrent à la nuque, puis enfin elles envahirent les conduits auditifs, les pavillons auriculaires et tous les côtés de la tête ; un écoulement séreux se manifestait après de grandes démangeaisons ; déjà l'oreille droite, pendant l'affection du ventre, avait perdu de sa sensibilité ; elle devint totalement sourde à l'époque de l'éruption dartreuse ; la gauche aussi s'affaiblit au point qu'en avril 1833 Mme D... n'entendait plus le battement d'une forte montre, éloignée à quatre pouces de l'oreille. Elle vint consulter à Paris M. Biett, qui ordonna un traitement, et me l'adressa pour établir le diagnostic de la dysécie. Les conduits auditifs furent injectés et assez élargis pour permettre l'introduction des ondes sonores. Il n'en résulta aucun changement dans l'audition. La douche d'air, à la pression d'une demi-atmosphère, fit entendre le bruit muqueux des trompes et des caisses, et donna sur-le-champ la faculté d'entendre la montre à neuf pouces. Les dartres guéries, on traita rationnellement cette lésion de l'oreille, provenant de l'irritation dartreuse qui s'est communiquée à la muqueuse tapissant l'oreille moyenne. Je souhaite que la même irritation ne fasse pas irruption dans le labyrinthe, comme j'en ai eu tant d'exemples chez des personnes qui veulent toujours temporiser quand il s'agit de suivre un traitement.

Nous allons terminer cette série d'observations par un cas de perforation des membranes tympaniques, de végétations charnues dans les conduits auditifs, et d'obstructions des trompes d'Eustachi. Nous passerons ensuite à des faits bien plus intéressants que ceux qui précèdent, parce que nous y joindrons des consultations qui démontreront que les lésions de l'oreille moyenne ne seront jamais ni bien reconnues, ni bien traitées sans les sondes de gomme et les douches d'air. Au besoin, nous joindrons à ces observations les noms de nos honorables confrères, afin de donner à mes paroles toute l'autorité que nous désirons qu'on y attache.

56° *obs.* — *Maladies des oreilles moyennes et externes.* — Affecté de la fièvre scarlatine, il y a douze ans, M. Gardanne, élève en droit, de Marseille, fut pris en même temps d'une suppuration d'oreille ou otorrhée aiguë, concomitante d'un développement morbide considérable des glandes lymphatiques du cou. L'affection d'oreille, passant à l'état chronique, fut la cause d'une surdité grave, subit toutes les variations auxquelles sont assujetties ces sortes de maladies, et occasiona toute sorte d'incommodités. Depuis l'année 1822 jusqu'à la fin de 1834, les bains sulfureux, les fumigations aromatiques, les sirops anti-scorbutiques et les tisanes amères, n'avaient pu entraver la marche de cette maladie.

Consulté le 14 juin de la dernière année que je viens de citer, je reconnus d'abord à la vue, aidée des rayons solaires, des végétations charnues qui couvraient les membranes du tympan; elles étaient assez nombreuses pour m'empêcher de constater si ce diaphragme était perforé; l'expérience, qui consiste, la bouche et le nez étant fermés, à expirer fortement, afin de forcer l'air de pénétrer dans les caisses, ne donna non plus aucun résultat. Le jeune Gardanne fut sondé avec difficulté. La douche d'air, le premier jour, ne put arriver dans la caisse. Le lendemain il pénétra assez de ce fluide pour faire entendre distinctement le bruit que je nomme *sifflement.* L'otorrhée est aujourd'hui guérie, et l'ouïe, sans être fine, est très-bonne, comparativement à ce qu'elle était depuis douze ans, malgré les perforations des membranes tympaniques. Les trois dernières observations qui terminent ce chapitre offrent plus d'intérêt que les précédentes, parce qu'elles sont accompagnées des consultations de plusieurs médecins célèbres, qui ont cru reconnaître l'état des lésions auriculaires sans le secours du cathétérisme de la trompe d'Eustachi. Les lecteurs pourront apprécier la validité de leurs diagnostics.

57ᵉ *obs.* — *Otorrhée et otalgies fréquentes.* — De Benoist, âgé de treize ans, né d'une mère forte et bien portante, fille de M. Baudet-Lafarge, me fut présenté le 11 juin 1830. Sa sœur, plus âgée que lui de quelques années, avait éprouvé une surdité légère vers l'âge de sept ou huit ans; tous deux avaient été élevés près de Clermont, en Auvergne, dans une vallée un peu humide. Sa mère me remit les consultations suivantes : la première est datée du 16 octobre 1829. « La surdité qui affecte le jeune Louis de Benoist se complique d'une otorrhée qui flue (1) par intervalles, tantôt d'un côté, tantôt de l'autre, et remonte, d'après les renseignements fournis par Mᵐᵉ de Benoist, *aux premières années de la vie, si même elle n'est pas congéniale.* L'ancienneté de la maladie, *une disposition héréditaire*, la faible constitution du consultant, *laissent peu d'espoir de guérison*, et en cherchant à l'obtenir par un traitement rationnel on n'y est déter-

____

(1) Je pense qu'il fallait *une otorrhée qui reparaissait*, etc. Je ne puis comprendre ce que c'est qu'une otorrhée qui ne flue pas.

miné que par ces trois motifs : 1° la guérison spontanée d'une semblable maladie chez une sœur du jeune Louis ; 2° l'espoir d'améliorer la constitution et par suite l'audition par les moyens raisonnablement indiqués ; 3° la probabilité de prévenir au moins par ces mêmes moyens les progrès de la maladie. C'est d'après ces considérations que nous conseillons le traitement suivant :

« Appliquer un cautère profondément sous la peau, dans le creux de la nuque.

« Prendre alternativement, pendant un mois, le matin à jeun, de demi-heure en demi-heure, trois verres d'eau de goudron et deux verres de bière sapinette.

« Faire usage des pastilles d'ipécacuanha jusqu'à dose vomitive exclusivement (depuis huit jusqu'à douze), prises par deux, d'heure en heure, entre le déjeûner et le dîner.

« Depuis le mois de mars jusqu'au mois de mai , sucs de cresson, de cerfeuil et de cochléaria, à parties égales, pris le matin à la place de l'eau de goudron, ou de la bière sapinette.

« Pendant les mois de juillet et d'août, bains et boissons d'eau de mer, et en cas d'impossibilité, bains d'eau de Barèges artificielle ; injecter les conduits auditifs avec de l'eau de chaux mêlée d'abord de deux tiers de lait, et insensiblement pure, c'est-à-dire au bout de deux mois de traitement, et pourvu qu'il n'y ait pas de douleurs dans le conduit.

« Vêtements immédiats de laine sur toute la peau.

« Parmi les aliments , choisir de préférence les viandes faites, grillées ou rôties, s'abstenir surtout

des farineux non fermentés , des fruits verts , crus ;
se prémunir soigneusement contre l'action du froid et
de l'humidité.

« Paris, ce 16 octobre 1829. »

Deux autres médecins non moins célèbres écrivirent
cette seconde consultation quelques jours après cette
première.

« MM.... ne pensent pas que Louis de Benoit
soit atteint de scrophules. Ils le regardent comme
ayant une grande faiblesse de laquelle participent tous
les organes. Cet état, si le jeune homme habitait un
lieu humide et malsain et qu'il fît usage d'une mauvaise nourriture, pourrait avoir des suites fâcheuses,
en ce qu'il surviendrait peut-être des désordres tels
qu'il en résulte dans les scrophules ; mais étant dans
une position où il peut se soustraire à tous ces résultats, il ne deviendra pas scrophuleux.

« Le traitement ne peut être que long, puisqu'il faut
fortifier toute l'économie.

« L'habitation ne doit pas être humide; nous croyons
celle de Versailles très-convenable.

« Le régime, tel qu'il est indiqué par MM..., et
les préparations toniques conviennent, n'importent
celles auxquelles on donnera la préférence, en évitant
toutefois d'irriter. Nous ne pensons pas qu'il puisse
user des préparations d'ipécacuanha sans être excité.

« Nous donnons la préférence au houblon pour
boisson.

« Les bains de savon ou sulfureux nous paraissent
ceux qui conviennent.

« Quant à l'otorrhée dont il est atteint, nous pensons que les injections mucilagineuses sont celles qu'il

faut employer lorsqu'il y a douleur ; et lorsque la douleur aura cessé, des injections toniques. »

Les honorables médecins qui ont délivré ces consultations se sont préférablement attachés à la constitution du jeune homme, sans rechercher la cause locale de l'otorrhée périodique et de la surdité. Sans doute il semblait rationnel de commencer le traitement par des moyens généraux, mais cette marche, qu'ils ont cru devoir suivre, ne devait pas empêcher de se rendre un compte exact de l'état pathologique de l'organe auditif. Si tel n'a pas été leur avis, est-ce parce qu'ils n'ont pu établir leur diagnostic faute de moyens directs d'investigation, ou bien n'en voyaient-ils pas la nécessité, ayant porté un pronostic sur la terminaison de la maladie qui devait, selon eux, être funeste ? Dans ce dernier cas ils se sont trompés, car de Benoist est complètement guéri. Leur erreur ne fut pas moins grande relativement au tempérament et à la constitution de ce jeune homme. Il n'était point scrophuleux ; sous le poids d'une gastro-entérite chronique, toutes les fonctions étaient entravées ; le trouble des digestions, les congestions sanguines vers la tête, les perspirations difficiles de la peau, une fièvre sans cesse renaissante, et d'autres accidents ne firent qu'augmenter par l'effet du régime et du traitement ordonnés dans ces consultations, observées religieusement pendant huit mois. Il en fut de même de l'otorrhée et des rechutes de surdité.

Mme D... eut assez de confiance en moi pour me charger de remédier à tant de maux. Elle me confia son fils, qui fut de suite mis au régime alimentaire adoucissant et assujetti à des saignées locales. Pour connaître la maladie d'oreille, Louis fut sondé ; cette opération développa une otalgie, quoique l'instrument ne pénétra dans la trompe que de quelques lignes. La douche n'arriva pas dans la caisse. A ces signes, il me fut facile de reconnaître une inflammation semi-aiguë avec absence de mucosités dans la trompe. Je nomme ce genre de lésions *phlegmasies sèches de l'oreille moyenne* (cette expression est peu médicale peut-être ; qu'importe, pourvu qu'elle exprime bien ma pensée). Nous verrons au chapitre du traitement que leur marche est tout-à-fait dissemblable de celle que suivent les phlegmasies avec sécrétion abondante. Dans l'observation suivante, nous allons retrouver un second fait à peu près analogue à celui qui précède ; les douches d'air rempliront un rôle non moins important pour le diagnostic et pour le pronostic; les contradictions dans les opinions des médecins n'y seront pas non plus étrangères ; je les transcrirai afin de démontrer, jusqu'à satiété, qu'il est impossible de traiter l'organe de l'ouïe sans opérer, comme je le fais, avec les algalies flexibles et l'air atmosphérique.

58e *obs. — Phlegmasie semi-aiguë de toute l'oreille moyenne.*—Ernest B..., âgé de neuf ans, demeurant au Puy, fut atteint de surdité dès l'âge de quatre à cinq ans. Il fut souvent malade dans le cours de ses premières années, quoique doué d'énergie, à en juger par sa parole brève, son œil vif et ses mouvements prompts ; il a la peau et les yeux bruns, les cheveux noirs. Il prit assez souvent du quinquina. On prétend qu'il a été affecté d'obstruction de la rate. Par les temps humides, sujet aux rhumes, aux coryzas et à la tuméfaction des glandes lymphatiques cervicales, il entendait moins que par la sécheresse. Les glandes amygdales étaient toujours tuméfiées et rouges, jamais les conduits auditifs n'avaient été le siége de suppuration, les membranes du tympan étaient blanches et d'une épaisseur naturelle. Deux médecins ne méconnurent pas la nature de la cause prochaine de la surdité, mais il ne purent en préciser le siége, ni par conséquent porter un pronostic sur l'issue de la maladie à la suite des traitements qu'ils ordonnèrent, et que nous transcrirons à la fin de l'observation. Leur insuccès provint de ce qu'ils méconnurent que la phlegmasïe de la gorge se propageait dans toute l'oreille moyenne. Le traitement ne fut pas assez localisé. Les moyens convenables pour élargir les trompes et vider les caisses des mucosités qu'elles contenaient furent aussi négligés. Une maladie aussi grave exige toujours l'emploi d'abondantes saignées locales, comme nous le verrons dans le chapitre du traitement. B... était très-sanguin, malgré sa maigreur qui en avait imposé aux honorables confrères qui m'avaient précédé. Le système digestif était encore plus irrité que chez le jeune de Benoist, circonstance qui m'a fait prescrire un régime antiphlogistique très-prolongé. La gorge étant en grande partie dégagée par la résection des amygdales, je fis les premiers essais de cathétérisme; ils furent d'abord infructueux pour me donner la connaissance de l'état des caisses, parce que l'air n'arrivait tout au plus qu'au centre des trompes fortement resserrées. On comprend très-bien toute la gravité de telles lésions, et on est bien convaincu qu'elles ne pouvaient être combattues efficacement, qu'en étudiant au moyen de la sonde les progrès qu'elles faisaient vers la guérison. Sans ces signes diagnostics,

comment se rendre compte de l'effet des agents thérapeutiques et comment deviner le terme de leur emploi? Ces incertitudes n'amènent jamais des résultats
avantageux malgré toute l'activité des traitements
semblables aux suivants.

« La dureté d'ouïe dépend chez ce petit garçon
d'un état d'engouement catarrhal de la muqueuse,
qui tapisse tout le haut du pharynx et l'ouverture des
trompes d'Eustachi. Pour y remédier, je conseille :

« 1° L'établissement d'un séton à la nuque, qu'on
entretiendra long-temps ;

« 2° L'usage prolongé, le matin à jeun, du mélange
suivant : sirop de salsepareille et sirop anti-scorbuti-
que, parties égales, mêlez ; commencez par une, puis
par deux cuillerées à bouche ;

« 3° Usage également prolongé d'une tisane composée de carottes jaunes, de squine et de racines de ré-
glisse ;

« 4° Purgation de mois en mois, soit avec la tisane
royale, soit avec la poudre suivante :

Calomélas. . . . . 6 grains.
Jalap. . . . . 12 —
Rhubarbe. . . . . 6 —

« Prendre le matin à jeun, dans une tasse de bouillon

« Il faut laisser croître les cheveux, les laisser toujours fort longs, tenir en outre la tête couverte d'une
casquette.

« Il faut aussi entretenir la température des pieds
par des chaussons de flanelle.

« Le 15 juillet 1831. »

Deuxième consultation.

« Faire prendre à l'enfant, le matin à jeun et le soir une heure avant de manger, quatre onces d'eau minérale iodurée n° j. Continuer l'usage de ce remède pendant quelques semaines, le suspendre pendant quelques jours au bout de ce temps, pour le reprendre ensuite.

« Ouvrir un cautère au bras de l'enfant, lui laisser cet exutoire jusqu'à ce qu'il ait atteint l'âge de dix-huit ans.

« Faire usage tous les ans des eaux de Bagnoles, soit en bains, soit en douches.

« Porter habituellement de la flanelle sur la peau.

« Faire sur tout le corps des frictions avec une brosse douce.

« Suivre un régime tonique et fortifiant.

« Ce 8 octobre 1832. »

59ᵉ *obs.* — *Otorrhée et cophose incurables.* — En 1828, on me présenta Dubois, âgé de huit ans, et on me remit la consultation suivante, datée du 11 mars 1827.

« L'enfant pour lequel on me fait l'honneur de me consulter est âgé de sept ans, fort et très-grand pour son âge. La maladie dont il est atteint est une otorrhée avec surdité affectant l'une et l'autre oreille, et qui s'est déclarée peu de jours après sa naissance, à la suite d'une fièvre scarlatine qui attaqua gravement deux de ses sœurs en même temps. Chez l'une, les accidents furent les mêmes que chez le garçon, mais la surdité s'est dissipée spontanément et insensiblement au bout de quelques années, sans disparition néanmoins de l'écoulement. L'autre sœur resta affectée de maux de tête qui se terminèrent d'une manière fâcheuse. L'enfant dont il est question plus particulièrement dans cette consultation, a perdu peu à peu et presque complètement l'audition, au point qu'il entend à peine les paroles qu'on articule de la voix la plus élevée, surtout lorsqu'il ne s'aide point de l'office des yeux. Les deux membranes tympaniques sont perforées, et l'écoulement qui est resté abondant est souvent teint et même mêlé de sang pur. Il se plaint souvent de céphalalgie, particulièrement le soir, à la partie antérieure de la tête. La parole est devenue confuse, mal articulée et menace de se perdre complètement. L'oreille est le siége d'une douleur constante que la pression réveille fortement.

« La cause de cette surdité peut dépendre, ou d'une destruction des parties essentielles et profondes de l'organe par la carie, ou d'un simple engouement permanent des cavités que doit traverser le son, etc. »

Voici comment je procédai pour juger qu'elle était celle de ces deux causes qui produisait la cophose.

Les conduits auditifs furent débarrassés de toutes les humeurs qu'ils contenaient. En faisant une forte expiration, la bouche et le nez étant fermés, l'air ne passa pas à travers les membranes tympaniques perforées ; il y avait donc engouement ou obstruction des trompes, en supposant que Dubois fît bien l'expérience ; pour m'en assurer, il fut sondé ; l'instrument pénétra assez profondément dans les trompes, mais la douche d'air ne traversa tout l'organe qu'après de longs efforts et plusieurs opérations réitérées de jour en jour.

On sent que dans un tel désordre organique, quand on doutait de l'existence d'une carie, il n'eût pas été prudent d'injecter de l'eau avec force dans le centre de l'oreille ; une ouverture fistuleuse eût pu la conduire jusqu'au cerveau.

Une mère tua de la sorte un de ses enfants, en injectant le liquide par le conduit auditif ; il mourut subitement. Le temporal, chez Dubois, était sain ; le labyrinthe est sûrement engoué comme l'était toute l'oreille moyenne. (Voy. le complément de son observation dans l'*Introduction*, ouvrage cité).

CHAPITRE VII.

DU PRONOSTIC DES MALADIES DE L'OREILLE MOYENNE.

C'est peut-être à l'art de prédire les suites des traitéments que je fais subir aux personnes qui me donnent leur confiance, que je dois une partie de ma clientelle. Beaucoup de consultants me sont envoyés par des personnes sourdes incurables que j'ai jugées telles, et qui ne mettent pas moins d'empressement à m'adresser des clients que celles que j'ai délivrées de leur infirmité. Il ne faut pas en être surpris ; en effet, il est aussi utile à l'humanité de pronostiquer l'impossibilité de guérir certains cas de surdité, et de ne pas soumettre à un traitement les nombreux incurables, que de guérir ceux qui peuvent l'être. Conçoit-on combien de plaies, de saignées, d'opérations encore plus douloureuses, on pratiquerait si l'on mettait indistinctement en traitement cette immense quantité d'individus qui s'adressent toute leur vie à toutes les notabilités médico-chirurgicales, et à tous les inventeurs de nouveaux arcanes ! La dysécie, la cophose ne font pas mourir, et le malade a tout le loisir de consulter chaque année. Je connais des vieillards de près de quatre-vingts ans, qui veulent encore qu'on les guérisse. On ne proclame pas une huile, pas une essence qu'ils ne l'essaient ; ils ont aussi grande confiance dans l'électricité ; n'ayant en général pas éprouvé de douleurs, la plupart en concluent que leur difficulté d'entendre est due à un affaiblissement nerveux. Le magnétisme, le somnambulisme, ont aussi leurs partisans. Et à ce sujet, je puis citer deux anecdotes qui ont fait du bruit par le monde, elles sont même relatées dans des thèses soutenues à l'École de Médecine, il y a peu de temps ; elles se trouveront à leur place dans ce chapitre où il s'agit de pronostic.

Voici la première. Une demoiselle âgée de vingt-quatre à vingt-six ans vint, en 1830, de la Bourgogne à Paris, pour consulter un médecin magnétiseur ; elle souffrait depuis quelques années *d'une maladie nerveuse*, et était incommodée d'une surdité pour laquelle elle s'adressa à moi, après la guérison de ses vomissements et de ses maux de nerfs. Cette demoiselle s'endormait sous l'influence du magnétisme, et se prescrivait elle-même ses remèdes.

Je reconnus que la surdité tenait à un engorgement chronique des amygdales, et je pronostiquai la guérison par un traitement approprié. La malade dit qu'elle s'y soumettrait, mais qu'elle voulait auparavant faire une dernière tentative au moyen d'un remède qu'elle s'était ordonné dans son dernier sommeil ; il s'agissait de boire une tisane faite avec une plante qui se trouvait dans son village. Elle partit de Paris où elle avait séjourné quelques mois. *La gastro-entérite* (cause de la maladie dite nerveuse) étant guérie, on comprend très-bien comment la surdité a pu disparaître. Les fonctions de la peau , suite du changement apporté dans les digestions , dissipèrent la tuméfaction des glandes tousillaires, et les orifices des trompes d'Eustachi s'ouvrirent. Il s'est rencontré cependant des médecins qui ont attribué ces changements au magnétisme !!!

La seconde cure est plus surprenante encore. M. C..., consul , portait depuis plusieurs années un écoulement purulent dans le conduit auditif gauche. Il vint me consulter en 1827. Pendant le cours du traitement, qui dura plusieurs années , il me dit qu'il voulait se faire magnétiser ; je n'y vis aucun inconvénient. Des chairs fongueuses remplissaient le conduit auditif : elles furent arrachées et cautérisées ; je reconnus alors que le pus provenait d'une ouverture fistuleuse située à la partie moyenne et supérieure des parois de ce conduit. A l'aide d'un stilet, je sentis la dénudation d'une portion d'os. M. le professeur Dupuytren conseilla d'agrandir la fistule avec le bistouri ; je suivis son conseil et j'entretins des mèches dans la plaie ; quelques mois après l'os nécrosé sortit et la suppuration fut guérie *par le magnétisme!* M. C... qui lui-même, en Russie, *avait fait des cures*, proclama les bons effets de cette pratique.

Je convins avec ces deux malades que mon art avait été en défaut pour pronostiquer leur guérison par l'imposition des mains , et je m'avouai vaincu par mon confrère le magnétiseur. Il n'a pas dépendu de moi de lui envoyer les deux personnes dont je vais parler, pour essayer encore la souveraineté du magnétisme et du somnambulisme.

60ᵉ obs. — *Cophose dite nerveuse, jugée incurable par l'exploration de l'oreille moyenne.* — On donne pour symptôme d'une surdité nerveuse des tintements qui se sont déclarés un peu avant la dysécie ; une diminution progressive de la faculté d'entendre d'abord la parole à voix basse, puis à voix ordinaire, sans qu'on observe aucun retour vers l'amélioration de l'ouïe. Le matin, le soir, on n'entend pas mieux. On prétend que les excitants déposés dans l'estomac, les vins pétillants, le café, produisent un changement en mieux. On croit aussi que la diminution de la sécrétion du cérumen est un signe constant de l'atonie de la portion molle de la septième paire de nerfs.

Telle fut à peu près l'histoire que me rapporta M. Preuts, grand-maître des cérémonies de S. M. le roi de Saxe, en s'adressant à moi, en 1832. Jamais il n'avait éprouvé d'infirmités graves ; il ne put assigner aucune cause déterminante connue à son infirmité, qui était arrivée à son plus haut période. Pour qu'il comprit quelques mots, il fallait lui parler sur le pavillon auriculaire.

Une algalie d'une ligne et demie de diamètre pénétra facilement de neuf lignes dans les conduits gutturaux ; elle ne causa qu'une légère sensation désagréable. Toute la caisse fut frappée, sur tous les points de sa surface, par un faible jet d'air partant du soufflet que j'ai décrit. La sensibilité organique ne fut nullement excitée, la sensibilité auditive n'éprouva non plus aucun changement. Voilà bien des preuves de l'état sain de l'oreille moyenne, mais les symptômes que j'ai décrits précédemment démontrent-ils que ce sont les nerfs qui sont malades? Nullement ; on peut avec tout autant de fondement supposer que c'est le labyrinthe qui est engorgé.

D'ailleurs, pour moi, aussitôt que je me suis assuré que les trompes et la caisse étaient saines et que la cophose datait de plusieurs années, j'ai proclamé l'impuissance de mes moyens de traitements et de tous ceux que l'on mettrait en usage. Ce pronostic, si fâcheux pour M. Preuts, m'a cependant attiré sa reconnaissance et a fixé l'attention de son souverain. J'ai reçu de ce roi une médaille d'or, à laquelle j'attache d'autant plus de prix que je ne l'ai en aucune manière sollicitée.

Malgré toute sa confiance en moi, M. Preuts s'est fait électriser pendant long-temps. Il a exïgé aussi qu'on lui pratiquât la perforation de la membrane du tympan gauche. Mon pronostic n'a pas été démenti.

61ᵉ obs. — *Obstruction complète des trompes d'Eustachi jugée incurable.* — M. Brébam, de Caen, âgé de quarante ans, doué d'un tempérament sanguin, très-sobre, n'ayant jamais été malade, était atteint de surdité depuis l'âge de seize ou dix-huit ans. L'ouïe du côté gauche était totalement éteinte. L'oreille droite ne percevait plus le battement d'une montre qu'à un pouce de distance du pavillon. L'expérience qui consiste à faire une forte expiration, la bouche et le nez étant fermés, ne produisait aucun effet sur les membranes du tympan. M. Preuts, qui fait le sujet de l'observation précédente, m'avait fait la même réponse ; de sorte que dans ces deux cas je ne pus déterminer, ni par l'historique, ni par les symptômes autres que la cophose, la nature et encore bien moins le siége de ces deux lésions de l'organe de l'ouïe.

Ici comme dans le premier cas cité, j'eus recours au cathétérisme. La trompe gauche était tellement rétrécie, sûrement dans toute sa longueur, qu'il me fut impossible de franchir même le pavillon ; la sonde retomba toujours dans le pharynx après l'extraction du mandrin. Je voulus essayer une sonde d'argent, afin d'avoir plus de force pour vaincre la résistance que j'éprouvais ; je ne fus pas plus heureux : l'algalie s'introduisit de quelques lignes seulement dans la trompe droite et elle se maintint en place, mais la douche d'air n'eut aucun résultat ; tous mes efforts pour faire pénétrer ce fluide dans la caisse du tambour demeurèrent impuissants.

Ces essais furent suffisants pour me faire juger de l'impossibilité qu'il y avait à vaincre ces rétrécissements organiques. Je me suis abstenu de substituer l'eau à l'air, parce que je redoutais de faire perdre à M. Brebam le peu d'ouïe qui lui restait. Je pouvais tenter la perforation de la membrane du tympan gauche ; cette opération était même indiquée.

62ᵉ obs.—*Resserrement complet de la trompe d'Eustachi ; traitement insuffisant pour rendre la guérison solide.* — Le jeune Dammem, âgé de douze ans, m'offrit un rétrécissement de la trompe droite aussi complet que celui dont nous venons de lire l'histoire ; mais soit l'âge, soit le peu d'ancienneté de l'affection à laquelle les parents de ce jeune homme ne purent assigner aucune cause déterminante, ma sonde, après plusieurs jours d'essais, pénétra de quelques lignes dans la trompe, puis finit par arriver jusqu'à la partie osseuse. La douche d'air eut ensuite tout le succès que j'en attendais ; la caisse n'étant engouée que parce qu'elle ne pouvait se vider dans le pharynx, se débarrassa, et l'ouïe se développa en quinze jours. Le malade entendit le battement d'une montre à la distance de toute la longueur de son bras.

Avant l'entrée de l'air dans la caisse, ce sens était totalement éteint, mais le traitement ne fut suivi que peu de jours et dans une mauvaise saison, c'était dans le mois de novembre 1832. Je prédis une rechute ; je crois qu'elle a eu lieu quelques mois après la cessation de l'opération, qui n'a été secondée par aucun remède employé consécutivement.

Ces trois cas de cophose offrent beaucoup d'analogie, sinon sous le rapport des causes prochaines, du moins d'après les difficultés d'établir leurs pronostics. Si j'avais été privé des sondes de gomme et des douches d'air, aucun signe commémoratif, aucun symptôme n'indiquait, dans un cas, l'absence de lésion de l'oreille moyenne, et dans les deux autres, l'obstruction par rétrécissement des trompes d'Eustachi. En l'absence du cathétérisme, aurais-je prescrit des traitements à ces trois consultants ! Il est inutile de dire quels en eussent été les résultats.

63e obs. — Catarrhe insensible de l'oreille moyenne sans autres signes que la surdité ; terminaison funeste de la maladie prédite à l'aide de la douche d'air. — Fortuné Ducler, âgé de treize ans, me fut présenté le 24 août 1829 ; il était d'une constitution délicate, doué d'un tempérament très-nerveux, irritable au moral comme au physique. En septembre 1824, il avait été atteint d'une fièvre scarlatine qui n'était que le prélude d'accidents beaucoup plus graves. On crut reconnaître le croup trois jours après l'invasion de la maladie, et bientôt les fonctions du cerveau se troublèrent, soit par sympathie, soit par lésion de son tissu ou de ses enveloppes. L'œil gauche s'enflamma et le globe se vida complètement dans l'espace de deux jours ; l'oreille droite se prit aussi ; une suppuration abondante entraîna, dit-on, un osselet de la chaîne. Ducler supporta tous ces accidents graves. Sa convalescence fut bien longue, et ce ne fut que quelques années après que l'œil et l'oreille cessèrent de suppurer. Il lui resta un œil très-bon, mais l'oreille gauche avait aussi été atteinte, et l'ouïe ne s'y exerça qu'incomplètement ; qu'on juge de l'affreuse position de ce jeune homme ! il a lutté contre la cécité complète et la surdité absolue ! Son état m'intéressa vivement. Lorsque je l'examinai, il n'entendait plus le battement d'une montre qu'à quatre pouces du pavillon ; il avait pris l'habitude de porter sa main à son oreille pour mieux entendre quand on lui adressait la parole.

Je voulus le sonder à droite, la fosse nasale du même côté y mit obstacle (le nez est fortement déjeté à gauche); il fallut introduire l'instrument par la fosse nasale gauche. L'air arriva dans toutes les parties de la caisse du tambour, *sans développer de douleur*, (indice de la phlegmasie), et sans rien changer à la cophose. Ces signes firent connaître l'incurabilité de cette oreille.

L'algalie pénétra à gauche. La douche d'air donnée en présence de M. Savart, membre de l'Institut, affaiblit l'audition et fut un peu douloureuse à supporter. Je nomme ces phénomènes *signes de l'inflamma-tion semi-aiguë de la caisse du tambour ;* ils indiquent que le traitement doit avoir du succès s'il est bien dirigé, et suivi avec une persévérante exactitude. On verra que cette dernière condition n'a pas été remplie.

Les saignées locales réitérées, les applications chaudes sur tout le côté de la tête, les dérivatifs furent employés les premiers quinze jours. Je revins ensuite aux douches d'air qui développèrent l'ouïe. Le battement d'une montre put être entendu à trois pieds du pavillon. Les parents de ce jeune homme crurent que la cure était complète ; ils négligèrent d'appliquer un exutoire comme je l'avais ordonné ; je prédis une rechute, elle eut lieu dans le mois d'octobre 1833, à la suite de plusieurs semaines d'un temps humide et pluvieux. Cette rechute consista dans le renouvellement de la phlegmasie, non-seulement de la caisse du tambour, mais aussi de la membrane du tympan (je ne parle que de l'oreille gauche) et de la partie la plus intérieure du conduit auditif. Ce ne fut qu'après un mois ou deux passés dans la douleur, et sûrement après l'emploi de quelque traitement insignifiant, qu'on me représenta Ducler.

Outre les phénomènes inflammatoires que je viens d'indiquer, je vis un polype, ou si l'on veut une forte excroissance charnue, qui prenait naissance sur la face externe de la membrane tympanique. On pense bien qu'au milieu d'un tel désordre organique, il ne restait que peu d'ouïe. J'avais, à l'époque de la phlegmasie latente de la caisse, pronostiqué, non pas la naissance d'un polype, mais le retour de l'inflammation et l'engouement de toute l'oreille moyenne, parce

que la douche d'air produisait encore à la fin du premier traitement une légère exaltation morbide de la
sensibilité organique.

Les parents et le malade furent plus persévérants
dans l'emploi des derniers remèdes que je prescrivis,
et qui, non-seulement, préservèrent l'organe d'une
destruction complète, mais rendirent en grande partie
la faculté d'entendre.

64ᵉ obs. — *Pronostic favorable dans un cas de surdité dite héréditaire ou de famille.* — Mᵐᵉ Maitrot a l'o-
reille mauvaise depuis son enfance ; elle a trois enfants qui sont devenus sourds à l'âge de douze à quatorze ans. Je n'en connais qu'un, M. F. Maitrot, élève
ingénieur des ponts-et-chaussées. Il vint me consulter
en mars 1834, à sa sortie de l'école Polytechnique.
Ce jeune homme est âgé de vingt-deux ans ; sa surdité
s'est annoncée, dans le cours de sa quatorzième année,
par un affaiblissement d'ouïe qui a augmenté petit à petit, sans être accompagné ni de douleurs ni de bourdonnements. Il a toujours cru entendre moins bien le
matin que le soir ; le 23 mars 1834, il n'entendait
le battement d'une montre qu'à six pouces de l'oreille
gauche, et à dix de la droite. Il disait sentir très-peu,
de ce dernier côté, la pression de l'air contre la face
interne de la membrane du tympan en soufflant, la
bouche et le nez étant fermés ; il se trompait, car la
sonde et la douche d'air pénétrèrent plus facilement
dans toute l'oreille moyenne droite que dans la gauche. A l'aide de ces opérations, il me fut facile de découvrir un rétrécissement des trompes et un engouement des caisses, entretenus par une inflammation catarrhale. Ce diagnostic, malgré l'hérédité de cette ma-

ladie et l'emploi sans résultat de beaucoup de remèdes, me laissa l'espoir d'une terminaison heureuse. Ce
pronostic fut en effet confirmé ; des saignées locales,
des exutoires et des douches d'air rendirent l'ouïe assez fine pour entendre la montre à plusieurs pieds, et
comprendre la parole dans les spectacles. Cette observation n'est intéressante que sous le rapport de l'hérédité présumée de la surdité. Elle acquerrait un grand
intérêt si un jour je pouvais explorer l'oreille moyenne
chez les frères et chez les sœurs de M. Maitrot. Les médecins qui habitent la même ville que cette famille, ont
toujours classé ces dysécies parmi les lésions nerveuses. Je puis assurer qu'ils se sont trompés, quant au fils
aîné qui m'a accordé sa confiance ; ce n'est pas un re-
proche que je leur adresse : ne possédant aucun signe
extérieur pour apprécier l'état pathologique de l'organe auditif, et ne pouvant surtout explorer le centre
de cet appareil, ils ont fondé leur pronostic sur des signes anamnestiques, qui seuls étaient en leur pouvoir.

65e obs. — *Surdité jugée curable par les douches
d'air chez un adolescent, et devenue incurable six ans
plus tard.* — Le jeune Champault a été sujet à quelques otalgies, vers l'âge de cinq ans. De six à neuf ans,
il fut affecté de plusieurs fièvres intermittentes, occa-
sionées par la situation de l'habitation de son père, dans
une vallée où les brouillards se concentrent une grande
partie de l'année. A neuf ans, une dysécie se déclara
sans cause connue autre que celle que je viens d'indiquer. Champault fut mis en pension, où il subit un
premier traitement, dont les bains généraux, les vésicatoires, l'application des sangsues et un séton, faisaient la base ; il n'eut aucun résultat. Les bourdonne-

ments, les bruits de pluie continuèrent à se faire entendre, et l'ouïe resta insensible aux battements d'une montre placée à cinq ou sept pouces de l'oreille. Des maux de gorge et une migraine qui semblait périodique, aggravaient encore la position fâcheuse de ce jeune homme. Je fus consulté pour la première fois, le 4 avril 1826. Privé de signes commémoratifs et de symptômes bien dessinés, je sondai les trompes et j'injectai les caisses. En deux séances, l'ouïe s'améliora tellement, que la montre put être entendue à dix et douze pouces. Je portai un pronostic très-favorable. Les parents de ce jeune homme furent comme moi convaincus de la possibilité de la guérison de l'organe auditif et de la disparition de la surdité, mais ils ne voulurent pas le laisser à Paris. On verra ci-après les conséquences d'une telle faute. Je donnai une consultation dans laquelle je m'empressai de faire observer que la surdité du jeune Champault ne devait pas seule fixer l'attention, les maux de tête continuels réclamant aussi un traitement suivi, parce qu'ils prédisposaient à des congestions vers l'organe encéphalique, disposition qui pourrait avoir des suites extrêmement fâcheuses.

Je conseillai de ne pas fatiguer ce jeune homme par un travail trop assidu ; de le distraire, au contraire, par des promenades au grand air et des récréations qui n'occupassent pas trop la pensée.

Je prescrivis des boissons mucilagineuses et adoucissantes ; j'ordonnai qu'on appliquât tous les deux jours entre les épaules une ventouse scarifiée, par laquelle on extrairait une demi-once de sang ; qu'ensuite on fît prendre un bain de jambe d'un quart

d'heure, et que ces moyens fussent renouvelés jusqu'à la cessation complète des maux de tête.

Le régime alimentaire le plus doux fut également
indiqué, ainsi que l'usage des bains et des laxatifs,
répétés tous les quatre jours.

Je complétai le traitement par la prescription d'un
cautère à la nuque.

Dans le courant du mois de novembre 1832 on me
représenta Champault, alors âgé de dix-sept ans six
mois. Les parents me dirent qu'il était dans le même
état qu'à l'âge de treize ans. Je le crus moi-même,
parce qu'aucun symptôme extérieur ne put m'indiquer
les progrès que la lésion de l'oreille avait faits. La
sonde me détrompa ; en une ou deux séances elle ne
put pénétrer à plus de trois lignes ; l'air poussé avec
force ne parvint pas dans les caisses. De nouveaux
efforts, répétés chaque jour, ne furent pas plus heureux. Je plaçai un séton à la nuque ; quinze jours
de suppuration secondée de saignées aux lobes des
oreilles, favorisèrent enfin l'entrée de l'algalie et de
la douche d'air ; de jour en jour j'élargis les trompes ;
mais, hélas ! ce fut en vain ; l'ouïe ne varia pas,
comme à l'époque de ma première consultation. Jugez
de mon pronostic ! il fut bien triste pour les parents ;
tous les traitements ne purent rien changer à l'état
de l'ouïe. Depuis 1832 je revois quelquefois Champault : les trompes ne se referment pas ; il est pré-
sumable que la phlegmasie chronique, après avoir
épaissi les muqueuses, a agi de même sur les membranes des ouvertures cochléenne et vestibulaire ; peut-
être même s'est-elle propagée dans les canaux labyrinthiques.

Cette observation démontre seule combien on peut compter sur les renseignements que fournissent la sonde et les douches pour reconnaître la curabilité ou l'incurabilité des maladies de l'oreille moyenne.

66ᵉ *obs. — Du pronostic dans un cas d'engouement des caisses, suite du rétrécissement des trompes, compliqué d'une phlegmasie de l'oreille externe.*

M. Brahault, officier supérieur, employé au ministère de la guerre, a toujours mené une vie fort active et très-fatigante, non-seulement dans les campagnes qu'il a faites, mais encore par ses travaux assidus de cabinet, continués pendant vingt ans, avec une rare persévérance.

A différentes époques il fut atteint de fièvres intermittentes, de maux de nerfs, de violentes douleurs de tête, et de rhumatismes, etc. Dans son enfance, il eut des maux de gorge, qui se renouvelèrent en septembre et octobre de l'année 1814 ; ils se compliquèrent alors d'ophthalmies, auxquelles succéda une douleur dans l'oreille gauche et des tintements fort incommodes.

Voici à cet égard ce qu'il écrivait :

« Au commencement de 1829, je fus de nouveau atteint d'un violent mal de gorge ; mes bourdonnements d'oreille augmentèrent ; des douleurs aiguës vers l'occiput et sur les tempes, et mes rhumatismes à l'épaule droite, vinrent ajouter à mes souffrances. Je perdis complètement l'oreille gauche ; M. le docteur Laënneck y reconnut un embarras. Je ne m'en inquiétais pas ; j'entendais bien de la droite, malgré le bourdonnement et un suintement de sérosité qui avait lieu de temps en temps derrière les deux pavillons : enfin,

le 4 juin (1827) je fus complètement sourd, à la
suite d'une vive émotion. M. le docteur Itard, que
je vis, reconnut une inflammation grave, avec un
épaississement du tympan; l'oreille gauche fut trouvée
plus malade. Le docteur Deleau jeune, auquel je fus
adressé par l'amitié, et auquel je me confiai par conséquent avec plus de sécurité, m'y administra des
douches d'air. Aujourd'hui, neuvième jour du traitement, j'entends bien, seulement je suis encore obligé
de prêter attention, et j'éprouve encore un peu d'embarras dans les oreilles. »

Le 20 juillet, M. Brahault entendait aussi bien de
l'oreille gauche que de la droite. Certes, dans ce cas,
les bons effets de la douche d'air, malgré la gravité
de l'affection, sont bien constatés, et il est difficile
de ne pas reconnaître le service que l'on retire de ce
mode d'opération, pour juger des suites que doivent
avoir les traitements.

M. Champault est jeune, vigoureux; il n'a pas subi
les fatigues de la guerre; sa surdité n'est pas accompagnée d'inflammation, de suppuration externe, et
cependant la douche d'air indique que le traitement
n'aura aucun succès. Chez M. Brahault, au contraire,
elle assure une réussite complète, malgré les nombreux
accidents concomitants de la lésion de l'organe de
l'ouïe et les antécédents suivants, dont je ne puis me
dispenser de citer un extrait écrit par le malade lui-
même;

« En 1820, je commençai à ressentir la fatigue
d'un travail opiniâtre; mes cheveux tombaient en
assez grande quantité; les bourdonnements d'oreille
augmentèrent; des douleurs aiguës sur l'occiput et sur-

les tempes et un rhumatisme à l'épaule droite vinrent ajouter à mes souffrances. Je passai l'année 1821 dans cet état, éprouvant, en outre, presque tous les jours, des maux d'estomac, et ayant assez fréquemment des faiblesses. (Probablement des spasmes nerveux.)

« L'année 1822 fut encore plus mauvaise pour moi. Mes occupations devinrent plus multipliées et plus difficiles, et les incommodités dont je m'étais plaint en 1820 et 1821 se firent sentir avec plus d'intensité; j'éprouvai de plus quelque chose dont il m'est bien difficile de rendre compte. Mes idées se brouillaient; je cherchais, malgré moi, à me rappeler de choses qui avaient frappé mon imagination dans des temps qui, selon ce que j'éprouvais, étaient antérieurs à mon existence. J'étais enlevé complètement aux choses du moment et plongé dans ces rêveries pendant près d'une demi-heure. A la suite de cette aberration (je ne sais comment l'appeler) je ressentais une très-grande faiblesse dans toute l'habitude du corps et dans mes facultés intellectuelles. Ces indispositions furent assez fréquentes en 1822; les bourdonnements d'oreille étaient plus forts; je perdais plus de cheveux qu'antérieurement.

« En 1823, lorsque nous partîmes pour Bayonne, j'étais dans l'état de souffrance que je viens de décrire; le voyage me fit beaucoup de bien; ce bien-être ne dura pas long-temps. Au mois d'août, nouveau mal de gorge, plus violent que ceux que j'avais eus précédemment, véritable esquinancie, à laquelle je faillis succomber. La douleur portait sur les deux amygdales, mais particulièrement sur la gauche, où elle fut opiniâtre. A la suite de cette esquinancie, il me resta une grande faiblesse , j'éprouvai de nouveau les douleurs aiguës dont j'ai déjà parlé (sur l'occiput et sur les tempes) ; j'étais si mal enfin , que l'on me donna , presque d'autorité , un congé d'un mois , au bout duquel je revins bien portant , sauf mon rhumatisme à l'épaule droite et mes bourdonnements d'oreille ! ! ! »

67ᵉ obs. — *Du pronostic dans un cas de cophose , suite du rétrécissement complet des trompes d'Eustachi, de l'induration des amygdales, et d'une phlegmasic chronique des membranes du tympan , avec complication d'un catarrhe pulmonaire chronique habituel.*

Le fils de lord F. Egerton me fut recommandé, en novembre 1833, par le docteur Chremside. Il était alors âgé de onze ans, et affecté d'une surdité intense depuis l'âge d'un an, à la suite d'une congestion sanguine qui se fit vers la tête. Depuis cette époque, cet enfant fut sujet aux migraines et à un catarrhe bronchique des plus intenses, reparaissant à l'occasion des changements de température. Il ne se guérissait même jamais complètement. L'estomac souffrait par suite des violentes quintes de toux, toujours accompagnées de vomissements et d'une abondante excrétion de mucosités , d'abord écumeuses et filantes, puis compactes et d'un aspect purulent. On avait vainement combattu, en Angleterre, ces accidents, qui laissaient des craintes pour la vie d'un fils aîné.

A Londres, le docteur M... avait été appelé ; il fit l'extraction d'une grande quantité de cérumen amassé dans le fond des conduits auditifs. Loin d'en obtenir du bien-être, le jeune Egerton fut en proie à de vives douleurs et atteint d'une cophose qui ne diminua d'intensité qu'à la suite d'applications de sangsues, de vésicatoires, et de l'emploi des bains de vapeur. Plus tard, on toucha les glandes amygdales, qui étaient très-grosses et presque toujours enflammées, avec une poudre astringente qui resta sans effets. Le sujet étant soumis à mon investigation, je reconnus qu'il était né avec une constitution parfaite, détériorée par l'inflammation chronique des muqueuses pulmonaires et gastriques, par un régime tonique, et enfin peut-être par l'usage des bains froids pris en toute saison. Après avoir débarrassé les conduits auditifs d'une abondante quantité de cérumen, je vis la cause des douleurs survenues à la suite d'une première extraction faite sans précaution ; c'était une phlegmasie semi-aiguë des deux membranes du tympan. Le peu de bien-être qui survint dans l'audition, après l'extraction de cette humeur concrète, mêlée de débris de membranes de formation morbide, me fit juger que toute l'oreille moyenne était malade ; en effet, ayant tenté le cathétérisme, il me fut impossible de faire pénétrer l'algalie le moins du monde, ce ne fut qu'après un traitement antiphlogistique préliminaire que je parvins d'abord à l'entrée des trompes, puis j'avançai vers le centre ; enfin, après bien des essais, l'air injecté parvint dans les caisses. Les mucosités qui les remplissaient ayant été déplacées momentanément, l'ouïe devint sur-le-champ aussi sensible que chez une autre personne ; mais cet éclair d'audition fut de courte durée ; il n'en servit pas moins à établir un pronostic certain sur le siége, sur la nature de la maladie, et surtout sur les effets d'un traitement bien ordonné. On juge bien que dans un cas de maladie de l'oreille moyenne aussi compliqué,

non-seulement par des lésions des parties organiques,
telles que les membranes tympaniques, la partie interne des conduits auditifs, les parois du pharynx et
les glandes tousillaires, mais aussi par des phlegmasies
chroniques des membranes muqueuses bronchiques et
gastriques, on juge bien, dis-je, qu'un traitement
général devait précéder les soins que je me proposais
de donner à l'organe de l'ouïe. C'est ce que je fis ;
les saignées, secondées d'un régime alimentaire végétal, apportèrent un mieux sensible dans l'ensemble
des fonctions digestives et respiratoires. Les selles
devinrent plus régulières, la peau, de sèche et brûlante qu'elle était, prit de la souplesse et devint ha-
litueuse. Mais la mauvaise saison dans laquelle nous
étions, l'habitation surtout dans le centre de Paris,
les variations de température pendant le cours d'un
hiver pluvieux, occasionèrent de fréquentes rechutes.
J'obtins, mais seulement bien tard, l'autorisation
d'exciser les amygdales, et plus tard encore il me fut
permis de placer un cautère au bras gauche, qui fut
supprimé en Angleterre. J'avais conseillé un voyage
en Italie ; il n'a pu encore être entrepris : c'est, je
crois, le seul moyen de combattre efficacement cet état
morbide des organes respiratoires pour procéder ensuite au dégorgement de toute l'oreille moyenne.
C'est un espoir qui se réalisera dans peu de temps ;
du moins c'est ce que les parents du jeune Egerton
assurent. Ils sont bien convaincus par mes expériences,
faites au moyen de la sonde et des douches d'air,
que le labyrinthe et les nerfs auditifs ne sont pas
atteints, car si ces parties eussent souffert, comment
la circulation de l'air établie momentanément dans les

caisses aurait-elle rendu l'ouïe (dans une cophose aussi intense) au point d'entendre le battement d'une montre éloignée à plusieurs pieds de l'oreille. Je vais rapprocher de ce fait deux cas de cophoses due à des causes prochaines aussi graves et aussi anciennes. Les guérisons qui ont suivi mes traitements confirmeront la vérité de mes pronostics.

68ᵉ obs. — Cophose reconnaissant pour causés prochaines des lésions semblables à celles que j'ai décrites dans l'observation précédente.

M. Désaubliaux, demeurant rue Martel, à Paris, âgé de dix-sept ans, paraissait d'une santé languissante depuis sa plus tendre enfance. On l'avait déclaré scrophuleux. En conséquence, il avait toujours fait usage de viandes rôties, de vin, de tisanes amères et de sirop possédant les mêmes qualités. On l'avait privé de lait et d'aliments farineux. Il entra dès le bas âge dans la pension Massin, située dans un quartier où l'air pur et sain aurait dû améliorer sa santé. Il n'en fut rien, car quand on me le présenta (le 26 septembre 1830), je lui trouvai le teint plombé, l'œil abattu, les lèvres épaisses, les joues peu fermes, la langue épaisse, rouge sur les bords, piquetée au centre. Les digestions étaient difficiles ; souvent il éprouvait de la constipation. Les amygdales, tuméfiées et très-rouges, gênaient la respiration par le nez, et forçaient Désaubliaux de dormir la bouche ouverte. La toux était continuelle. De temps à autres l'irritation se propageait dans les bronches et déterminait des catharres graves. La peau était presque toujours sèche et brûlante. Ayant examiné l'état des organes auditifs avec l'attention la plus scrupuleuse, je découvris que

les membranes du tympan et le quart interne des
conduits auditifs étaient le siége d'une inflammation
avec suppuration. Il y avait perforation de la membrane tympanique gauche, et aux environs de l'ouverture on apercevait des végétations charnues ; je trouvai, à l'aide de la sonde, les deux trompes d'Eustachi tellement rétrécies, qu'il me fut impossible de
sonder avant l'excision des tousilles. La douche d'air,
après cette opération, fit entendre dans la caisse le
gargouillement le plus intense. Tantôt la douche rendait l'ouïe meilleure, tantôt elle semblait l'affaiblir.
Ces variations tenaient à l'état inflàmmatoire de la
muqueuse, variable selon la température et les dispositions du sujet. Les douches d'air me firent aussi
découvrir que l'oreille droite serait un jour la meilleure, -
quoique affectée plus anciennement de surdité et étant
encore celle qui percevait le moins les bruits et la
parole. Désaubliaux n'entendait plus le battement d'une
montre qu'à un et deux pouces de l'oreille : cet état
durait depuis 1825.

Plusieurs médecins avaient été consultés et plusieurs
traitements employés sans résultat aucun. Le mien
commença par la résection des amygdales, les saignées,
les délayants, les aliments végétaux, le lait et le poisson.
On voit qu'il était entièrement opposé à ceux que j'ai
indiqués plus haut ; les résultats le furent aussi, car
dans l'espace d'un mois il s'opéra un changement notable dans les fonctions digestives, dans les forces
physiques et dans l'état de la peau. Ces changements
ne s'opéraient pas sans modifier l'otite interne chronique d'une manière favorable à la dilatation des trompes. Il me fut facile alors d'augurer la terminaison

heureuse de cette grave affection. En effet, Désaubliaux fut débarrassé complètement de la surdité de
l'oreille droite. Quant à l'ouïe du côté gauche, elle
n'a pu reprendre ses fonctions comme dans son état
physiologique complet, puisqu'il y a perforation de la
membrane tympanique. Cette fonction est cependant
tellement améliorée que le battement d'une montre
est entendu à plusieurs pieds.

La seule différence qu'il y avait dans l'état de ce
jeune homme comparé à celui du jeune Egerton s'observait dans les organes respiratoires. La phlegmasie
catarrhale chez celui-ci n'a pas cédé aux agents thérapeutiques. Il est vrai de dire aussi que le régime diété-
tique et le choix des aliments ont été mieux observés
chez celui-là.

69e *obs.* — M. Dupras, âgé de vingt-cinq ans, était
affecté d'une maladie d'oreilles avec surdité, qui avait
à peu près suivi la même marche que celles dés jeunes
gens précédemment nommés. Le degré de dureté d'ouïe
était aussi le même. Pendant plus de six mois, M. Dupras se contenta de venir se faire sonder ; il en résultait toujours une grande amélioration dans l'ouïe. Voici
comment il décrivit les progrès de son infirmité :

« Depuis peut-être trois ou quatre ans j'avais dans
l'oreille gauche une espèce d'humeur qui coulait très-
peu le jour, mais assez la nuit ; seulement lorsque je
mettais le cure-oreille, je le retirais toujours plein
d'une matière jaunâtre et un peu liquide, et même
quelquefois, à force de fouiller dans mon oreille, je
finissais par en ramener de l'eau. Cette incommodité
était si peu de chose, à mon idée, que quoique l'on
m'ait souvent conseillé de mettre un vésicatoire der-

rière l'oreille, je n'en ai jamais rien fait, donnant pour raison que j'entendais d'autant mieux que mon oreille se débarrassait davantage.

« Mon oreille droite, au contraire, ne donnait aucun écoulement, et cependant, je ne sais à quoi l'attribuer, elle était devenue, sans que je m'en aperçusse, assez mauvaise, et au point que quand on me parlait bas je présentais toujours l'oreille gauche, de laquelle j'entendais. Un jour j'eus un bourdonnement continuel dans la tête, qui me gênait beaucoup, et mon oreille gauche se fermait presque entièrement, en sorte qu'il ne me restait plus que la droite, qui, comme je viens de le dire, n'était guère bonne, et qui devint alors de beaucoup meilleure que la gauche. Enfin, au bout d'une huitaine de jours, voyant que le mal ne cessait pas, je m'adressai au docteur Loyer-Villermay, qui est le médecin de notre maison; il me conseilla d'aller voir le docteur Deleau, et depuis environ un mois qu'il me traite, mon oreille droite est redevenue fort bonne, mais la gauche, quoique bien meilleure qu'elle était, n'est pas encore ce qu'elle doit être. »

L'état de la gorge, les variations d'ouïe produites à volonté par les douches d'air, le tempérament de M. Dupras, me firent pronostiquer une guérison complète. C'est en effet ce qui eut lieu. Mais le traitement général ayant été suspendu et le régime mal suivi, il est à craindre qu'un jour les phlegmasies gutturales et auriculaires ne reparaissent. Cela dépend entièrement de M. Dupras, aujourd'hui principal du collége de Gisors. Il devrait d'autant mieux comprendre toute la prudence qu'il y a dans ces conseils, qu'il a pour exemple d'une terminaison fâcheuse de ces sortes d'affections madame sa mère, qui est complètement sourde, et dont j'ai jugé l'état incurable il y a près de dix ans.

CHAPITRE VIII.

DU DÉVELOPPEMENT DE L'OUIE ET DU TRAITEMENT DES MALADIES DE L'OREILLE MOYENNE PAR LE CATHÉTÉRISME DE LA TROMPE D'EUSTACHI ET LES DOUCHES D'AIR.

Avant de me livrer à l'étude des maladies de l'oreille, je croyais, comme presque tous les médecins, que l'on rencontrait dans la pratique beaucoup d'obstructions simples des trompes d'Eustachi. Les ouvrages les plus accrédités sur cette matière contribuaient à entretenir cette erreur, autant par l'insuffisance des recherches pratiques de leurs auteurs que par l'inconcevable routine qui présidait à l'emploi des instruments et à la manière de s'en servir. M. le docteur Itard lui-même n'a pas peu contribué, dans un rapport adressé à l'administration des sourds-muets, à limiter autant que possible l'emploi de cette opération, en écrivant qu'elle était très-simple, puisqu'elle ne consiste, dit-il, *qu'à introduire dans la trompe une algalie, et de pousser ensuite de l'eau à la manière des garde-malades pour certaine autre opération.* D'après cette déclaration, quel est le médecin, étranger à ce procédé opératoire, qui ne croirait, comme je viens de le dire, qu'il suffit simplement d'injecter l'oreille moyenne pour la désobstruer mécaniquement ? Ne penserait-il pas aussi que toutes les lésions de la trompe d'Eustachi doivent céder à cette manœuvre ? Eh bien ! il n'en est point ainsi : ces cas de simple embarras du con-

duit guttural sont très-rares, comparativement aux
lésions plus compliquées que j'ai déjà indiquées et que
je décrirai plus longuement dans ce chapitre. Je ferai
voir, je l'espère, qu'il faut plus que de la dextérité
et une simple routine d'injection pour traiter les maladies de l'oreille. Et moi aussi j'ai cru dans un temps
que l'art de l'auriculiste était insuffisant pour occuper
la vie active d'un médecin, et j'avoue, à ma honte,
que j'aurais abandonné cette branche de l'art de guérir
si l'état du sourd-muet n'avait captivé mon attention,
et si l'art de guérir n'avait pas éloigné de son sanc-
tuaire ces infortunés, dont le plus grand nombre vit
et meurt comme le crétin, l'idiot, étranger à toutes
nos connaissances acquises. Je le répète, grâce à ces
malheureux, j'ai apporté toute la constance qu'il m'a
été possible dans mes travaux, et j'ai dédaigné les
attaques de ces hommes qui portent la vanité jusqu'à
se croire capables d'embrasser toutes les connaissances
et regardent comme bien loin d'eux celui qui trouve
que tous ses instants ne sont pas même suffisants pour
se livrer à l'étude d'un organe. Enfin, je suis récompensé de ma persévérance. En quittant, non sans
regret, ma clientelle fort étendue, j'avais cru abandonner la médecine considérée en général et n'embrasser, comme on le dit, qu'une *spécialité*. Quelle
erreur était la mienne ! j'ai retrouvé dans *le petit
organe* de l'audition toutes les maladies qui affectent
le corps humain. En effet, n'observe-t-on pas dans
le temporal les lésions idiopathiques, physiques et
vitales ; les ulcérations, les caries, les nécroses, les
inflammations sous toutes leurs formes ? Les trans-
formations de tissus lui sont-elles étrangères ? L'ouïe

s'y opère comme tout autre fonction départie aux organes en général, par l'intermède des nerfs ; il faut donc étudier les affections de ces cordons qui président à la sensibilité générale et à la sensibilité des organes des sens. Et les relations sympathiques sont-elles à négliger ? Faut-il rechercher pourquoi la gastrite chronique détermine des bourdonnements d'oreille et une surdité presque toujours incurable ? Les crises des maladies qui attaquent de grands organes se font souvent sur l'oreille ; c'est ainsi que j'ai vu la mort retardée chez des phthisiques par la fonte, pour ainsi dire, de toutes les parties contenues dans les cavités tympanique et labyrinthique. Par les seuls efforts de la nature, on voit s'établir des suppurations d'oreille destinées à prévenir les effets funestes des stases sanguines dans les vaisseaux encéphaliques. Ce n'est pas encore là tout ce qu'il faut savoir pour traiter les affections de l'organe de l'ouïe ; aidez-moi, médecins qui embrassez toutes les sciences avec un succès égal, et débrouillons le chaos. Enseignons les rapports qui lient le sens de l'ouïe aux facultés instinctives ; faisons connaître toute son influence dans le développement des facultés intellectuelles ; rendons compte de toute son activité dans cet art perfectionné que l'on nomme la parole ; et enfin, après avoir passé en revue les actions réciproques de tous les organes qui exécutent ces actes physiologiques, recherchons les modifications qu'ils subissent dans leurs divers états pathologiques, ce qui nous conduit à l'étude de la surdité et de la surdi-mutité.

Voilà un simple énoncé des matières qui entrent dans le domaine de l'auriculiste. Certes, personne ne soutiendra que toutes les questions qui s'y rattachent aient été traitées à fond, et qu'il ne reste plus rien à découvrir dans la physiologie et la thérapeutique de l'organe de l'ouïe. La médecine opératoire, qui a trait au même organe, réclame surtout de nouvelles recherches. Les histoires que je rapporterai du jeune Gauthier et de la demoiselle Labadye, dans le dernier chapitre de cet ouvrage, en sont des preuves péremptoires.

Dans l'étude de l'histoire naturelle on peut s'astreindre à suivre avec exactitude les systèmes, les méthodes indiquées par les auteurs. On peut soi-même s'en créer de moins parfaites, s'y asservir, pour ainsi dire, et en faire la base de ses méditations ; et plus tard, quand on a vraiment acquis des connaissances de détails bien précis et bien déterminés, on s'aperçoit que ces méthodes, ces systèmes, ces divisions n'ont eu en général que peu d'influence sur la marche des études. Qu'importe qu'un insecte soit placé dans tel ou tel cadre, pourvu que le naturaliste connaisse sa forme, ses mœurs, ses habitudes, etc. ; il suffit que sa mémoire lui soit fidèle pour rendre ces détails ? Il en est à peu près de même pour les nosologistes ; ne s'occupant que des caractères distinctifs des maladies, ils peuvent se créer des classifications plus ou moins arbitraires ; mais en général, elles sont peu utiles aux médecins praticiens, qui ont besoin de grouper les agents thérapeutiques convenables à telle ou telle lésion. Le souvenir de leur mode d'administration et de leur action doit sans cesse occuper leurs pensées. C'est d'après ces vues que j'ai adopté la nouvelle classification que l'on trouvera dans ce chapitre ; elle ne ressemble en rien à celle qui a été mise en tableau dans les pages entièrement consacrées au diagnostic. Ici ce sont des classes de lésions organiques ; là ce sont des classes de médications, de changements opérés dans la fonction auditive , provoqués avant , pendant ou après telle ou telle opération.

La première classe aura pour objet l'étude du développement de l'ouïe par l'action exclusive du cathétérisme de la trompe d'Eustachi.

Dans la seconde, j'étudierai la dilatation des trompes au moyen de cette même opération et des douches d'air.

Les traitements palliatifs fixeront mon attention dans la troisième.

La quatrième sera consacrée aux traitements généraux préliminaires au cathétérisme , indiqués par les causes prédisposantes et déterminantes des maladies de l'oreille moyenne.

Je passerai ensuite aux traitements des lésions locales de l'organe de l'ouïe , traitements qui doivent précéder le cathétérisme.

La sixième classe sera réservée aux traitements simultanés à cette opération.

Enfin , dans la septième et dernière classe , je décrirai les traitements consécutifs au cathétérisme et aux douches d'air.

Du développement de l'ouïe par l'action exclusive du cathétérisme de la trompe d'Eustachi.

Dans les chapitres II , III et VI , j'ai fait connaître des guérisons subites obtenues par le cathétérisme. La surdité , qui avait résisté pendant des années entières aux traitements les plus énergiques, a disparu pour toujours sous l'influence de quelques douches d'air. Les observations que je vais rapporter ici ne sont pas moins intéressantes ; les personnes qui en font le sujet n'ont éprouvé aucune rechute, malgré le peu de temps qu'elles sont restées soumises à mes soins.

70ᵉ *obs.* — Le 1ᵉʳ septembre 1833, M. Blatin, médecin, me présenta le jeune Benoist, de Reims, âgé de onze ans. Cet enfant avait fait une chute sur la tête à l'âge de huit ans. Il en résulta une perte de connaissance momentanée, des bourdonnements d'oreille, et une surdité de l'oreille droite. Il fut saigné ; l'infirmité resta la même. Les injections aqueuses externes et les exutoires furent aussi employés sans succès. On voulait en venir au séton appliqué à la nuque quelques jours avant d'avoir reçu mon avis. Mon premier soin fut d'explorer l'oreille moyenne. En voici le résultat, rapporté par le père de l'enfant : « Après un premier essai de cathétérisme de la trompe d'Eustachi, le malade a de suite entendu à la distance de deux pieds les battements de la montre, qu'il n'entendait qu'en contact avec le pavillon de l'oreille; l'ouïe s'est maintenue durant un jour d'intervalle qu'on a laissé entre cette première opération et la seconde. Nul bourdonnement n'a paru depuis. Troisième jour du cathétérisme : l'audition s'améliore. Quatrième jour, l'ouïe est parfaite. Entre chaque opération un ou deux jours s'écoulent, et l'audition ne reperd rien de ce qu'elle a gagné ; il n'y a ni bourdonnement ni tintement. Le patient entend très-bien les sons articulés et répond très-juste aux questions faites à voix basse, l'oreille saine étant fermée. »

71ᵉ *obs.* — Depuis deux mois, Joséphine Canette, âgée de vingt ans, à la suite d'un rhume violent qui affecta les muqueuses nasales et pharyngiennes, éprouvait dans les deux oreilles des bruits qu'elle comparait tantôt aux vagues de la mer, tantôt à des sons d'instruments de musique. Elle me fut envoyée, le 9 octobre 1832, par M. Legris, vétérinaire, rue de Hanovre, n° 19. Elle n'entendait le battement d'une montre qu'à un pouce ou deux des pavillons auriculaires. L'oreille droite retrouva sa finesse sur-le-champ par l'emploi de la sonde et d'une douche d'air. Je ne fus pas si prompt pour rendre l'ouïe à gauche ; je fus forcé de tâtonner pendant trois jours pour traverser la fosse nasale, dont les cornets étaient tellement rapprochés de la cloison, qu'il fallut choisir des sondes d'un petit calibre et leur donner peu de courbure. Je parvins cependant dans la trompe une seule fois après plusieurs essais ; l'ouïe en fut la conséquence.

72ᵉ *obs.* — Depuis plus de dix ans, Angélique Poire éprouvait des accès de surdité, qui subsistaient quelques semaines. Ils se prolongeaient des mois entiers dans les saisons humides et froides. Son séjour à Paris avait beaucoup augmenté ces retours à la surdité ; elle s'adressa à moi pour être sondée, le 14 janvier 1832. La première opération, qui rétablit subitement l'ouïe, fut pratiquée en présence du docteur David Patrick, de Glasgow, qui suivit ma clinique privée pendant quelques mois.

Ces observations n'ont besoin d'aucun commentaire.

Du développement de l'ouïe par suite de la dilatation des trompes
d'Eustachi, au moyen des sondes flexibles et des douches d'air.

Le traitement des rétrécissements des conduits gutturaux est loin d'être aussi simple que celui qui a pour objet la désobstruction du même canal. Les premiers essais pour opérer, lorsque le rétrécissement est ancien, sont un peu douloureux ; souvent la sonde ne trouve pas de suite l'ouverture du pavillon ; d'autres fois le tiers interne rétréci ne cède que difficilement aux efforts de dilatation. Lorsqu'on éprouve trop de résistance, il ne faut pas insister pour pénétrer les premiers jours au-delà du lieu malade ; il faut savoir temporiser pour éviter les inflammations de la muqueuse ou son excoriation, accidents que je décrirai dans le chapitre X. Le premier ou le second effort de dilatation développe quelquefois l'ouïe comme dans les cas d'obstructions simples, mais cette fonction se reperd le jour même ou le lendemain de l'opération. Souvent on est obligé de recourir à des sondes à ventre (*fig.* 4), que l'on laisse en place une heure, deux heures, et plus si le patient veut bien s'y soumettre. J'ai traité une dame qui a gardé quinze jours une de ces sondes, sans vouloir que j'en fisse l'extraction pour la replacer ensuite. Elle mangeait et dormait sans s'apercevoir de sa présence ; la seule gêne qu'elle en éprouvât était pour se moucher.

73ᵉ *obs.* — *Rétrécissement de l'orifice interne de la trompe ; la surdité disparaît par l'introduction seule de la sonde.* — Mᵐᵉ Morvan, demeurant quai de Béthune, n° 2, âgée de trente-un ans, a perdu l'ouïe de l'oreille droite il y a huit ans, sans en connaître la cause. Elle dit entendre dans cette oreille des bruits semblables à une pluie d'orage qui tombe pendant le silence de la nuit. A plusieurs reprises elle appliqua des sangsues derrière le pavillon de l'oreille ; elles ne produisirent aucun effet. Je sondai la trompe droite le 9 janvier 1835, avec une algalie d'un petit calibre. Aussitôt après l'extraction du mandrin, l'ouïe se développa et devint si fine, que la patiente fut étourdie par le bruit. Tous les sons, même ceux de sa voix, formaient écho dans son oreille. L'injection d'air ne rendit pas ce sens plus délicat ; la sonde avait opéré seule ce bien-être, qui se reperdit le soir même. Les jours suivants, les résultats et les rechutes furent semblables, excepté vers la septième ou huitième opération. A la fin de janvier l'audition ne se reperdait plus ; elle est maintenant parfaite.

74ᵉ *obs.* — *Surdité par rétrécissement des trompes, avec engouement passif des caisses du tambour, et otalgies fréquentes par distension de la membrane du tympan.* — Le 16 août 1834, on me présenta Eugène Alliot, âgé de douze ans, demeurant rue du Bon-Puits, n° 10. Il était affecté de surdité depuis sa plus tendre enfance. Il avait aussi éprouvé, à plusieurs reprises, des maux d'yeux, qui n'avaient cessé entièrement qu'après avoir habité la ville de Sens pendant trois ans. Ce changement d'air n'eut aucun effet sur l'ouïe. Cet enfant parlait à voix basse et s'exprimait fort mal. Les bourdonnements et les sifflements qu'il entendait continuellement l'empêchaient de parler haut, du moins il le prétendait.

La première opération fut un peu douloureuse ; cependant la sonde pénétra à plus d'un pouce de profondeur. La douche développa les bruits muqueux des trompes et des caisses au plus haut degré. Quelle fut ma surprise quand je vis, à la quatrième séance, tous les phénomènes maladifs disparaître comme par enchantement. Les trompes restèrent ouvertes, les caisses se vidèrent complètement, les bruits muqueux, la surdité et les otalgies, tout se dissipa sans l'emploi d'aucun autre moyen thérapeutique.

75ᵉ obs.—*Rétrécissement complet de la trompe d'Eustachi dans toute sa moitié interne.* — M. Martyn, âgé de vingt-un ans, Irlandais, sujet aux migraines, élevé sur le bord d'un lac, dans un climat très-humide, ne se souvient pas d'avoir entendu de l'oreille gauche; il restait dans cet état, mais une suppuration s'étant établie dans le conduit auditif droit, il présuma bien alors qu'il était urgent d'avoir recours aux médecins. Il vint me consulter le 1ᵉʳ septembre 1830, accompagné de M. de Coulange, son ami. Il n'entendait pas le battement d'une montre appliquée sur le pavillon. Après quelques efforts pour parvenir dans le conduit guttural du tympan, l'algalie put vaincre le rétrécissement et aider à porter l'air dans la caisse. Aussitôt M. Martyn entendit le battement de la montre à quatre pouces du pavillon; les jours suivants l'ouïe se développa en raison de la dilatation de la trompe; la guérison fut complète.

Lorsque le praticien juge, principalement par le tact, que l'instrument se trouve comprimé par les parois du canal rétréci, il doit prendre beaucoup de précautions pour faire l'injection. S'il la pratiquait trop brusquement, la colonne d'air ne rencontrant aucun engouement dans la caisse, et ne pouvant revenir sur elle-même pour s'échapper dans le pharynx, romprait inévitablement la membrane du tympan. On n'a pas à craindre cet accident lorsque c'est la moitié interne de la trompe qui est engouée, et surtout s'il y a complication par maladie de la caisse.

76° obs. — *Rétrécissement complet de la trompe d'Eustachi gauche, sans engouement de la caisse du tambour.* — Les rétrécissements qui ne peuvent être atteints par la sonde parce qu'ils s'étendent dans la partie la plus étroite du conduit guttural, résistent quelquefois à l'action de la douche d'air; il ne faut cependant pas se rebuter après quelques essais. Mme de Lavallée, affectée de surdité qui avait pour cause prochaine cette lésion de l'oreille, s'est trouvée complètement guérie par la persévérance qu'elle mit à se faire opérer. Depuis son enfance elle avait remarqué qu'elle n'entendait pas aussi bien de l'oreille gauche que de la droite. A-vingt-six ans, cet organe avait entièrement cessé de remplir ses fonctions, à la suite d'un rhume accompagné de crachements de sang, pour lequel on ordonna plusieurs applications de sangsues, un vésicatoire, le sirop de Lamouroux et les bouillons de mou de veau. « La poitrine, dit Mme de Lavallée, se trouva bien de l'emploi de ces remèdes, mais la dysécie persista. Elle fut toujours accompagnée, dit la malade, d'une espèce de frottement dans la tête et le cou, lorsque je fais quelque mouvement, et parfois des élancements aigus de peu de durée. Je ressens aussi dans le conduit de l'oreille une gêne qui semble produite par l'introduction d'un corps étranger, tel qu'un gros pois. On voulut combattre ce malaise par les huiles de vers, de camomille, de lis et d'amandes. »

En quelques jours de traitement, la sonde s'introduisit bien à la profondeur d'un pouce et quelques lignes, mais la douche d'air ne put vaincre l'obstacle situé dans la partie osseuse du canal qu'après dix ou douze séances. Une fois la sonde parvenue dans la caisse, l'ouïe se rétablit sur-le-champ, preuve que cette partie de l'oreille moyenne n'était pas affectée.

77ᵉ obs.—Rétrécissement de toute la trompe compliqué d'engouement de la caisse du tambour. — M. Gaumel, demeurant rue de la |Ferme, âgé de vingt-neuf ans, vint me consulter le 16 mai 1831. Depuis dix-huit mois environ il était sourd au point de ne pouvoir, qu'avec peine, continuer son état d'entrepreneur de serrurerie. Il en attribuait la cause à de fréquents coryzas et à des fluxions sanguines sur les yeux, qui se renouvelèrent par la présence de la sonde dans les fosses nasales ; je fus obligé de les combattre par des saignées pratiquées à la nuque, au moyen des ventouses. Les trompes furent ensuite sondées sans résultat, parce que le bec de l'algalie refusa de s'introduire. Ce ne fut que par une dilatation progressive que je parvins dans la caisse, où la colonne d'air fit entendre le bruit muqueux le plus intense ; en quelques semaines le dégorgement eut lieu, et M. Gaumel fut guéri.

'Des traitements palliatifs des causes prochaines de surdité par le cathétérisme et les douches d'air.

Les opérations que je préconise ne sont pas toujours infaillibles, elles ont, comme tous les agents thérapeutiques, leurs demi-succès. Ces résultats, que je vais faire connaître dans cette section des traitements par le cathétérisme , serviront de leçons aux malades qui négligent de se faire traiter aussitôt qu'ils ressentent les premières atteintes de surdité. Ils ne seront pas moins utiles aux vieillards en leur prouvant que dans bien des cas de cophose , ils peuvent, sinon guérir, rendre au moins leur infirmité plus supportable.

78ᵉ *obs. — Resserrement des trompes d'Eustachi par suite de coryzas habituels.* — Le 17 juin 1831 , François Biger, âgé de trente-six ans , garçon limonadier, rue Vivienne, n° 25, vint me consulter pour une surdité qui datait de plusieurs années. Il n'entendait plus la parole que lorsqu'on conversait avec lui à voix haute et à un pied de distance. A ce symptôme de lésion de l'organe de l'ouïe, se joignait un bourdonnement intense, comparable , disait-il, au roulement des voitures. On ne le conservait dans sa place que par égard à son ancienneté , mais il sentait que bientôt il serait contraint à quitter son état. Les conduits auditifs et la gorge étaient sains. Il fut sondé avec difficulté , et ce ne fut qu'à la troisième douche qu'il sentit l'air arriver dans la caisse , et dès lors l'ouïe s'améliora de jour en jour. Il abandonna son traitement lorsqu'il entendit le battement d'une montre à deux pieds de son oreille. Ce bien être dura jusqu'au printemps de 1834 ; il revint me trouver , et en deux jours il me quitta pour venir sûrement me revoir encore. Il préfère ce traitement palliatif à tout autre.

79ᵉ *obs. — Obstruction complète des trompes d'Eustachi par resserrement de ses parois.* — « Mᵐᵉ de Borie (c'est elle qui parle), demeurant rue Cassette, n° 20, a toujours été d'un bon tempérament et aurait constamment joui d'une bonne santé, si de violents chagrins ne l'eussent quelquefois altérée notablement. Entre autres maladies, elle éprouva, il y a environ vingt-cinq ans, étant grosse, un affaiblissement tel dans la partie inférieure du corps, qu'elle fut cinq mois sans pouvoir se soutenir sur ses jambes.

« Cet accident provoqua l'accouchement à sept mois, et l'enfant ne vécut pas.

« Quarante bains et douches de Barèges, prises à Tivoli, prévinrent le retour de cette espèce de paralysie ; elle eut depuis d'autres enfants bien constitués.

« L'âge critique s'est passé, il y a quelques années, sans perte ni accidents.

« Il y a plus de deux ans, qu'après un léger rhume de cerveau, elle s'aperçut qu'elle entendait moins bien, surtout de l'oreille gauche ; elle se proposait de consulter M. Deleau à son retour de la campagne, lorsqu'elle fut obligée de faire d'autres absences qui se prolongèrent ; le mal augmenta peu ou n'augmenta point pendant ce temps.

« Mais à la fin du mois de mars dernier, elle fut prise d'un rhume catarrhal qui affecta à la fois la poitrine et le *cerveau*. Cette indisposition augmenta promptement la surdité, et en peu de jours elle devint telle, que Mme de Borie n'entendait la montre du côté gauche qu'appuyée sur l'oreille. Son médecin ordonna les sangsues ; quelques heures après leur application, elle cessa entièrement d'entendre la montre fortement appliquée sur l'oreille.

« Le 7 mai, le rhume de cerveau étant un peu diminué, elle consulta M. Deleau, et fut sondée ; les quatre ou cinq premières douches d'air améliorèrent un peu l'oreille droite et ne purent rien sur la gauche.

Elle essaya, par le conseil de M. Deleau, de souffler, la bouche et les narines étant fermées ; mais n'ayant éprouvé aucun effet de ce moyen, elle y renonça pendant quinze jours.

« Enfin, le 27 mai, après la neuvième douche d'air, elle essaya de nouveau de faire entrer l'air dans la caisse en bouchant le nez et la bouche ; bientôt elle sentit un mouvement, entendit un léger bruit dans l'oreille, puis un plus fort, et ayant pris la montre elle l'entendit aisément même à plusieurs pouces de l'oreille. Depuis ce moment, l'ouïe s'est encore améliorée des deux côtés ; elle est aujourd'hui à sa douzième douche, et constamment elle peut faire entrer l'air en soufflant.

« Paris, 2 juin 1831. »

Cet exposé, écrit par la malade, donne bien à penser que je n'arrivai dans la caisse, sans provoquer de légers accidents vers la gorge, qu'en prenant toutes sortes de ménagements. J'ai rarement rencontré des rétrécissements aussi difficiles à vaincre, sans avoir excité une inflammation locale qui force de suspendre tous les essais de cathétérisme.

Mme de Borie ne revint me voir qu'en janvier 1825 ; elle était retombée dans la surdité qu'elle avait éprouvée il y avait quatre ans. Huit jours de douches suffirent pour rendre son ouïe assez bonne pour la conversation ordinaire. Ce traitement n'est que palliatif à cause du peu de persévérance que Mme de Borie y apporte, et surtout parce qu'elle choisit toujours pour me faire ses visites la plus mauvaise saison de l'année.

80° *obs.* — *Rétrécissement de la moitié interne des trompes d'Eustachi, compliqué d'engouement très-pro-*

noncé de toute l'oreille moyenne. — M. Laudour, âgé
de soixante-quinze ans, notaire à Verneuil, est affecté
de surdité depuis vingt-un ans ; à l'âge de dix-sept ans,
déjà il avait ressenti la première atteinte de cette infirmité ; quoique doué d'un tempérament sanguin, il
éprouve toutes les incommodités d'une personne éminemment lymphatique. Il mouche beaucoup, il est
presque toujours enroué, sa poitrine s'embarrasse
tous les hivers, au point d'entretenir une sécrétion
glaireuse très-abondante, qui ne le force cependant
pas de suspendre ses habitudes de travail et d'alimen-
tation. Ce monsieur prétend qu'il entend mieux par les
temps humides que par les temps secs ; c'est en général le contraire qui arrive à toutes les personnes affectées de surdité dite catarrhale. Cette exception s'explique par l'augmentation du catarrhe pulmonaire chronique qui agit comme révulsif de la lésion de l'oreille.
Depuis plusieurs années, M. Laudour n'entendait plus
le battement d'une montre appliquée sur l'oreille gauche, et ne l'entendait que fortement pressée sur la
droite.

Les fumigations d'ambre et l'application d'un cautère n'avaient rien changé à cet état de l'ouïe.

Le 15 avril 1833, ce malade fut sondé. L'algalie,
après avoir hésité long-temps pour franchir le pavillon,
s'introduisit ensuite assez facilement dans la partie
large de la trompe. La douche d'air fit entendre les
bruits muqueux les plus intenses de la caisse et de la
trompe ; l'ouïe s'améliora et resta non pas fine, mais
assez délicate pour s'exercer au spectacle et percevoir
la conversation. Cet état dura tout le temps que
M. Laudour resta à Paris ; il venait se faire sonder tous

les cinq ou six jours. Mais étant retourné chez lui , son infirmité revint sans qu'il pût remplacer les effets de la douche d'air par l'expiration , la bouche et le nez étant fermés. Il m'écrivit : « Je ne puis concevoir pourquoi, lorsque je sors de vos mains, j'entends très-bien, et pourquoi mon oreille perd autant quand je ne suis plus sondé... .. Je vous remercie de vos tentatives. Si mes affaires m'appellent à Paris, je vous prierai de me sonder de temps à autre. (Les affaires avant la santé!) Je serais bien malheureux si j'étais condamné à rester sourd après avoir joui pendant quelque temps du bonheur d'entendre assez bien. »

M. Laudour est revenu à Paris, et il a retrouvé l'ouïe. Il reviendra sûrement encore, si son âge n'amène pas une infirmité plus grave que sa surdité.

81e *obs.* — *Embarras muqueux de la caisse tympanique gauche et épaississement présumé de toutes les membranes de l'oreille moyenne.* — M. C.-A. de C..., âgé de quarante ans, doué d'un tempérament lymphatique, fut affecté dès son bas âge des scrophules au plus haut degré. Il se forma des abcès froids dans les articulations au-dessous des mâchoires , et il s'établit, jusqu'à l'âge de seize ans, un écoulement purulent dans l'oreille droite. Cette suppuration étant guérie, le sens de l'ouïe resta éteint pour toujours de ce côté.

En 1818, il portait une dartre sur le nez; elle s'étendit dans la narine. Il prit, sans aucun effet avantageux, les sirops de pensée sauvage et de Bellet ; les élixirs amers, le suc d'herbes, les pastilles soufrées, les bains de Barrèges, etc. M. le professeur Alibert employa la pierre infernale ; la guérison arriva en peu de temps.

M. de C... avait alors vingt-sept ans ; un séton placé à la nuque rendit la faculté d'entendre. Trois ans plus tard une nouvelle surdité se déclara ; elle fut de nouveau combattue avantageusement par un second séton, les applications de sangsues et les purgatifs ; la guérison s'opéra encore. Enfin, la troisième rechute eut lieu le 1er avril 1831.

« M. le docteur P.., écrit le malade, me fit appliquer les sangsues, et me purgea ; et me mit par deux fois, et à deux places différentes, de la pommade de Gondret ; enfin il me fit prendre, durant deux mois et demi, quinze gouttes de teinture d'iode. Voyant que ce régime m'avait un peu amélioré l'ouïe, il ne jugea pas nécessaire d'employer d'autres remèdes. Il fut d'avis de me faire continuer l'eau d'iode et la tisane de bardane pendant deux mois ; ce laps de temps m'effraya ; je fus consulter M. Deleau, le 15 juin 1831. Il y a huit jours qu'il me traite, je suis sur le point d'être guéri. »

M. de C... n'entendait plus le battement d'une montre pressée sur le pavillon de l'oreille, il ne percevait plus que quelques mots prononcés en élevant fortement la voix. Le profond chagrin de se voir dans un tel état augmentait encore sa cophose. Je découvris, au moyen du cathétérisme, un rétrécissement complet de la trompe que je ne pus surmonter en partie qu'après cinq ou six essais. L'inflammation, s'il en restait encore, ne se manifesta pas pendant le cours de ces opérations. Quinze jours ou trois semaines suffirent pour donner à M. de C... la faculté d'entendre le battement de la montre à deux pouces du pavillon. Il me surprit beaucoup en me disant qu'il était guéri. Depuis l'âge de vingt-sept ans il n'avait jamais mieux entendu. Je voulus développer l'ouïe à un degré plus marqué ; tous mes efforts furent inutiles, je ne pus même introduire dans le conduit guttural qu'une sonde d'un calibre moyen.

82ᵉ obs. — *Engouement de toute l'oreille moyenne, compliqué de perforation des membranes du tympan et d'une sécrétion purulente externe.* — M. Collet, âgé de vingt-deux à vingt-trois ans, me consulta le 15 mai 1829. Il éprouvait depuis quelques jours de grandes douleurs d'oreilles provenant de la suppression d'un cautère qu'il portait au bras gauche. Les conduits auditifs, entièrement fermés par la tuméfaction inflammatoire, laissaient écouler au-dehors une sécrétion purulente très-abondante ; les douleurs étaient très-vives. Ce malade se ressouvenait avoir souffert très-souvent de la sorte depuis sa plus tendre enfance, et surtout à l'époque de sa dentition. On avait conseillé de ne pas guérir cette otorrhée qui existait dans les deux oreilles. En grandissant, ces écoulements furent souvent interrompus par l'application de vésicatoires ou de cautères. Mais lorsqu'ils reparaissaient tous les mois ou tous les deux mois, ils étaient précédés d'otalgies violentes qui n'existaient pas lorsque l'écoulement était continuel. Le froid des pieds, le moindre écart dans le régime, et surtout un léger excès les provoquait.

Après avoir traité activement la dernière otite, dont le siége principal était dans la caisse, j'aperçus les membranes du tympan perforées à leur partie inférieure. Ces lésions n'étaient pas nouvelles, le malade

se rappelait que depuis son enfance il lui arrivait souvent de faire passer l'air par les oreilles, soit en se
mouchant, soit en éternuant. Le cautère fut rétabli,
mais il n'empêcha pas le retour des mêmes douleurs,
un mois ou six semaines après son application. Ces accidents ne cessèrent entièrement qu'à la suite de plusieurs opérations de cathétérisme qui rétablirent les
trompes d'Eustachi dans leur état naturel. Cette observation n'est pas la seule qui m'a prouvé que les phlegmasies chroniques de la caisse, entretenues par une
perforation peu étendue des cloisons tympaniques,
passent à l'état aigu toutes les fois que les conduits
gutturaux de l'oreille moyenne sont trop étroits pour
vider dans le pharynx les excès de sécrétion qui
s'opèrent dans cet organe. La compression par rétention qui a lieu dans les caisses est semblable à celle
que la vessie éprouve toutes les fois qu'un rétrécissement de l'urètre passe à l'état inflammatoire aigu et
apporte un obstacle insurmontable au cours des
urines.

C'est donc en tenant ouverts les conduits gutturaux
de l'oreille, qu'on parvient à diminuer la récidive de
beaucoup d'otites internes qui, comme on le sait, ne
sont pas sans danger.

83ᵉ *obs.* — Claro, âgé de soixante-dix-huit ans,
ignore la cause d'une cophose dont il est atteint depuis plusieurs années. En 1829, sa surdité était déjà
si intense, qu'il fut menacé d'être mis à la retraite
d'une place qu'il occupe à l'une des barrières de
Paris. Il vint me trouver et se plaignit d'une surdité,
de tintements et de bourdonnements qui répondent
au front. «Le soir, disait-il, ils sont entremêlés de

sons semblables à ceux d'une sonnette entendue dans le lointain. » Tels furent les seuls symptômes qui devaient me guider dans mes prescriptions, si je n'avais eu recours à l'exploration de l'oreille moyenne, par la sonde et par la douche.

Je reconnus un rétrécissement complet des trompes d'Eustachi ; je vais laisser parler ce vieillard, on verra que, même à son âge, il ne se contenta pas d'un traitement palliatif. Il fut cependant bien forcé d'y avoir recours quelques années plus tard. « Il y a cinq ans, le célèbre docteur D... (1) m'a traité, j'entendais assez bien ; il m'ordonna pour la suite un vésicatoire au col, que j'ai encore, et des sangsues de temps à autre derrière les oreilles ; j'ai négligé de les employer : peu à peu la surdité est revenue. N'ayant pu me procurer l'adresse du docteur Deleau, qui avait changé de domicile, mes amis me conseillèrent *les injections acoustiques du docteur Maurice, l'électricité du docteur Palaprat, les fumigations du docteur Debourg, les injections d'eau de bourgeons de frêne, distillée par le pharmacien Blondeau.* Tous ces traitements ne firent aucun effet ; j'en suis revenu à la grande expérience de mon premier médecin. Quoique n'ayant encore eu que trois séances, et dans la saison la plus mauvaise de l'année pour ces opérations, j'entends mieux et j'espère que ce mieux augmentera. »

______

(1) C'est comme à l'époque du choléra ; nous étions tous célèbres.

Des traitements généraux préliminaires du cathétérisme, indiqués par les causes prédisposantes et déterminantes des maladies de l'oreille moyenne.

On entend tous les jours répéter que les médecins qui exercent *des spécialités* doivent avoir des connaissances générales en médecine ; certes, il faut convenir qu'il est peu de personnes qui nient cette vérité ; quant à moi, j'ajouterai qu'il faut aussi avoir exercé avec succès l'art de guérir, car à l'époque où nous sommes, il faut tous les jours s'attendre à lutter avec les confrères peu satisfaits de cette grande division qui s'opère dans la pratique. Pour prévenir leur critique, il faut au moins leur prouver, par une égalité du tact, qu'on ne reste pas plus qu'eux dans l'embarras près du lit d'un malade affecté d'une maladie quelconque. D'ailleurs, si les médecins à spécialités ont bien voulu diriger toutes leurs facultés vers un seul but, ce ne sont pas eux qui ont pris l'initiative ; il en est beaucoup, et tout le monde peut les désigner, qui ne veulent pas être classés parmi les thérapeutes à spécialités, et qui consentent cependant de bonne grâce à en retirer les avantages. Les médecins des hôpitaux de dartreux, d'aliénés, d'accouchements, de vénériens, ne sont-ils pas des spécialités en exercice depuis long-temps et bien avant les lithotriteurs, les orthopédistes, les auristes, etc. ? Ces confrères cumulent. Il en est d'autres qui prennent une voie contraire, ils marchent de la spécialité à la pratique générale. Ce ne sont pas les plus maladroits. J'en connais qui ont fait leur chemin d'une manière curieuse ; ils adoptent momentanément un recueil périodique qui, entre leurs mains, est une spécialité dont ils se défont une fois parvenus à leurs fins. Leur tactique, depuis trente ans surtout, a fort bien réussi. Il est encore d'autres spécialités que nous pourrions faire entrer dans cette nomenclature abrégée, mais nous en avons assez dit pour démontrer que les médecins qui s'adonnent à une branche de l'art de guérir, ne diffèrent de leurs confrères que parce qu'ils s'avouent plus expérimentés dans leur spécialité que dans toutes les autres branches de la médecine réunies, et qu'ils ne craignent pas de se montrer au grand jour, parce qu'ils tiennent à honneur de mourir à leur poste.

Voilà bien des mots pour prouver que les docteurs à spécialités traitent toutes les affections morbides, et que les médecins en général s'emparent à leur tour des spécialités pour augmenter le nombre de leurs clients. Il est temps de m'occuper d'une manière plus directe des traitements généraux qui doivent précéder le cathétérisme.

Lorsqu'une personne vient réclamer des soins pour une surdité concomitante d'une affection générale du système lymphatique, du système sanguin, ou enfin d'un dérangement dans les fonctions digestives, il faut rechercher si ces états maladifs ne sont pas les causes prédisposantes, et quelquefois déterminantes, de la lésion de l'oreille. Dans ce cas, il est indispensable de commencer le traitement par les moyens généraux indiqués en pareils cas. Que pourraient produire, en effet, le cathétérisme et les douches d'air sur un organe toujours disposé à prendre sa part d'une diathèse morbide répandue dans tout l'organisme ? Je suppose

que l'oreille moyenne soit le siége de l'épanchement
d'un pus semblable à celui que l'on rencontrerait
dans divers foyers existants sur plusieurs parties du
corps, cherchera-t-on à éteindre cette affection avant
d'avoir guéri les autres collections purulentes? Non,
sans doute. Un individu d'un tempérament sanguin
est dans un état pléthorique; il est sujet à des inflammations qui déjà ont parcouru divers organes, il en
survient une dans l'oreille moyenne, on néglige de
la traiter pendant plusieurs années; pourrait-on espérer de guérir cette dernière par un traitement local
et entrepris immédiatement? Ce serait à coup sûr dé-
créditer l'art et faire preuve de peu de sagacité. C'est
surtout en de telles occurrences qu'il faut déployer
son talent médical, si l'on veut conserver aux yeux
de ses confrères l'estime et la considération que tout
médecin ne doit cesser d'envier pendant toute sa vie.

Je possède beaucoup de faits pratiques semblables
à ceux que je vais rapporter. Je me bornerai à en
citer quelques-uns, choisis parmi les scrophuleux, les
personnes prises d'un excès de pléthore, et parmi les
sujets exposés aux congestions vers la tête, par suite
de surexcitations des organes digestifs.

84ᵉ *obs.* — *Tempérament lymphatique ; tumeurs
scrophuleuses et suppuration des conduits auditifs.* —
Jules Degeans, âgé de dix ans, a été très-souffrant
pendant qu'il était en nourrice. « Il fut affecté, dit
son père, d'une maladie vermineuse que l'on a combattue par les potages gras, les viandes rôties, les
oignons et l'ail. La coqueluche, la scarlatine, les
migraines, les maux de nerfs, ne l'ont pas épargné. »
Lorsqu'on me le présenta, le 12 octobre 1829, il était

maigre et pâle ; les ailes du nez et les lèvres étaient tuméfiées ; on suivait à la vue et au toucher toutes les glandes lymphatiques du cou, disposées en chapelet ; les oreilles laissaient fluer, non pas du pus, mais des mucosités séreuses ; la langue était rouge, large, piquetée et blanche vers sa base ; les amygdales touchaient la luette ; elles gênaient beaucoup la respiration, surtout pendant le sommeil. Cet enfant n'avait ni force physique, ni énergie morale ; en un mot, il était atteint d'*humeurs froides* et d'une surdité très-intense. Les membranes du tympan n'étaient pas perforées, malgré l'ancienneté de l'otorrhée. Il prenait, par ordonnance du médecin de la famille, une tisane de pensée sauvage avec du sirop antiscorbutique.

Mes premiers soins consistèrent dans l'emploi journalier de bains sulfureux de deux heures, dans l'exercice de tout le corps pendant la chaleur du jour, et dans un régime alimentaire ordinaire. J'ai eu soin d'y joindre les injections auriculaires chlorurées. Je voulus aussi pratiquer la résection des amygdales ; je ne pus en obtenir la permission. Pour suppléer autant que possible aux résultats que j'attendais de cette opération, je plaçai un cautère au bras. Après avoir suivi ce traitement pendant deux mois, je vis avec satisfaction la suppuration de l'oreille externe s'arrêter, et les amygdales pâlir et diminuer de grosseur. La surdité diminua aussi d'intensité, puis elle disparut sous l'influence des douches d'air réitérées pendant trois semaines. La guérison de cette infirmité ne s'est pas démentie depuis six ans.

85° *obs*. — J'ai vu rarement un état aussi grave que

celui que m'a offert M. Ferté, cultivateur à Ducy, guérir aussi promptement et sans retour.

Agé de trente ans, célibataire, doué d'un tempérament très-sanguin, M. Ferté n'avait jamais éprouvé d'autres incommodités que des maux de tête, des battements dans les oreilles et quelques éblouissements, qui se dissipaient par de fortes hémorrhagies nasales. Dans le courant de l'année 1831, ces bénéfices de nature ne parurent pas. En janvier 1832, des tintements et des bourdonnements d'oreille précédèrent de quelques jours de grandes douleurs, qui se terminèrent par une surdité presque complète, et un écoulement purulent par les conduits auditifs. La gorge était très-enflammée.

Le médecin ordinaire du malade eut recours à une saignée du pied, aux applications de sangsues, aux vésicatoires placés vers la tête, aux bains de pieds, etc., mais il oublia de prescrire un régime alimentaire sévère, et ne recommanda pas de ne rien serrer entre les dents, précaution que l'on doit toujours prendre quand la caisse du tambour est enflammée et douloureuse.

Ce fut en juillet 1832 que M. Ferté vint me voir. Je reconnus, à ma grande satisfaction, que les membranes du tympan n'étaient qu'enflammées et épaissies, mais non pas perforées. Le même traitement que celui que je viens d'indiquer fut renouvelé sous ma direction pendant quinze jours. J'y joignis, comme on le pense bien, un régime sévère, et j'obtins le succès que je désirais, c'est-à-dire que l'otite aiguë passa à l'état d'inflammation lente, l'otorrhée se dissipa, ainsi que les maux de tête et les étourdissements ; quant à l'ouïe, elle restait excessivement mauvaise; j'en reconnus la cause au moyen de la sonde : c'était un engouement de toute l'oreille moyenne. La sécrétion purulente, qui avait lieu sur la face externe de la membrane tympanique, s'était sûrement répétée sur la face interne, et cette humeur s'était amassée dans la caisse faute de pouvoir s'écouler dans le pharynx ; les trompes étaient aussi engorgées.

L'ouïe est devenue très-fine sans qu'il fût nécessaire de recourir à aucun traitement consécutif. M. Ferté n'a éprouvé aucune rechute.

86ᵉ *obs.* — *Cas à peu près semblable au précédent ; l'affection est plus ancienne.* — Dès l'âge de quatre ans, Alfred Feigneux fut sujet à des accès d'otalgie qui se changèrent, quelques années plus tard, en véritables otites caractérisées pour les personnes peu habituées au diagnostic des maladies de l'oreille, par une suppuration de quelques semaines. Dès l'âge de sept, douze ou quatorze ans, il survint des épistaxis qui modérèrent la fréquence de ces indispositions; mais ces-écoulements de sang ayant cessé, il se déclara une surdité qui fit de rapides progrès ; elle était accompagnée de maux de tête fréquents, de battements ressentis dans les côtés de la tête, et d'étourdissements momentanés ; malgré ces signes de pléthore et le tempérament musculaire de ce jeune homme, on ne modéra pas la quantité d'aliments, pris surtout parmi les viandes très-nourrissantes.

Le 14 septembre 1829, il me fut présenté par le docteur Vavasseur; il venait d'atteindre sa dix-septième année. Les parois du pharynx étaient d'une couleur rouge foncé, et les membranes du tympan rosées ; les conduits auditifs laissaient couler une humeur séro-purulente qui n'avait aucune odeur désagréable ; l'oreille n'était sensible au battement d'une montre que lorsque cet instrument touchait le pavillon. Certes, dans un tel état, c'eût été commettre une grande faute que de sonder ce jeune homme. La sensibilité des membranes muqueuses et les congestions sanguines, si faciles à provoquer vers la tête, contre-indiquaient cette opération employée même dans l'unique but de reconnaître l'état des trompes d'Eustachi et des caisses. Feigneux fut saigné abondamment ; il fut assujetti à un régime végétal ; et quand la déplétion sanguine fut suffisante, quand les phlegmasies auriculaires et pharyngiennes furent combattues par de légers purgatifs, les douches d'air furent alors employées pour élargir les trompes depuis long-temps rétrécies. La sonde éprouva beaucoup de difficultés pour arriver dans les trompes à un pouce de profondeur. Je fus forcé de modérer mes tentatives pour éviter des rechutes de surdité, car elles n'eussent pas manqué de se déclarer au moindre réveil de l'inflammation semi-aiguë qui avait subsisté si long-temps dans les membranes auriculaires.

Quelques mois après son retour à Clermont où il habite, ce jeune homme m'écrivit qu'il n'avait éprouvé aucune rechute ; son ouïe était toujours parfaite.

87ᵉ obs. — *Disposition aux dartres; pléthore provoquée par un travail sédentaire à la suite des fatigues de la guerre ; sécrétion abondante des muqueuses.* —M. Legras, ancien militaire, employé à l'administration des bureaux de la guerre, âgé de soixante-trois ans, doué d'un tempérament sanguin, n'entendait plus le battement d'une montre appliquée sur l'oreille droite, et ne l'entendait qu'à un pouce de la gauche.

Il me consulta le 14 septembre 1832 ; il me dit que, depuis quelques années, il s'était manifesté quelques dartrès aux jambes et à l'épaule gauche. Ce fut en 1829 que la dureté d'ouïe commença à prendre le nom de surdité ; cette exaspération s'accompagna de tintements, de bruits sourds entendus dans les oreilles, et d'un sentiment de pression rapporté près de l'articulation temporo-maxillaire. La gorge était souvent enflammée; c'était pendant la gêne et la toux produites par cette indisposition que le sang se portait vers la tête. Ces petites congestions ne pouvaient être indifférentes aux yeux d'un médecin observateur; il n'ignore pas qu'elles sont presque toujours les avant-coureurs des attaques d'apoplexie chez les personnes très-sanguines, replètes, faisant bonne chère, et surtout tenant la plume depuis sept heures du matin jusqu'au soir, après la vie active des camps. On pense bien que les saignées et le régime furent les premiers remèdes employés : ils ne produisirent aucun changement dans l'ouïe. M. Legras m'en avait prévenu ; il fondait son assertion sur les essais qu'il avait faits en 1829, 1830 et 1831. « Pendant le cours de ces années, dit-il, j'ai employé inutilement les fumigations, les injections, les sangsues, les pédiluves synapisés, les saignées, les vésicatoires et les cautères. »

Les médecins qui avaient prescrit l'emploi de tous ces remèdes ne furent pas peu surpris de leur impuissance; croyant n'avoir à traiter qu'une surdité, dite sanguine, sans lésion organique locale, ils pensaient qu'une déplétion sanguine relèverait l'audition, comme cela arrive pour les forces musculaires quand il y a, comme on le dit, *oppressio virium*. Cette médication qui, d'ailleurs, était parfaitement rationnelle, ne fit seulement pas cesser un sentiment de plénitude ressenti dans les côtés de la tête ; il ne disparut que sous l'influence du cathétérisme et des douches d'air qui enlevèrent le rétrécissement des trompes d'Eustachi ; elles favorisèrent aussi le dégorgement des caisses du tambour remplies de mucosités, dont la présence a été facilement reconnue à l'aide *du bruit de gargouillement*.

Le 28 janvier, malgré la mauvaise saison, M. Legras éloignait une montre à plus de trois pieds des pavillons et en percevait le battement. L'infirmité n'a pas reparu depuis trois ans qu'elle a été dissipée d'une manière si simple et si prompte.

88ᵉ *obs.* — *Surexitation permanente des organes digestifs ; irritabilité nerveuse générale ; otorrhée et surdité.* — Mˡˡᵉ Estelle V., âgée de onze ans, me fut adressée par le docteur Velpeau le 11 octobre 1832. La vivacité de cette jeune personne contrastait avec toute l'apparence, comme on le dit, d'une diathèse humorale ; sa peau était couverte de boutons ; une légère piqûre se transformait en petit abcès ; il se formait sur le cuir chevelu de légers écoulements séreux, qui réclamaient beaucoup de propreté. La langue était toujours sale, recouverte d'un enduit jaunâtre ; les digestions étaient souvent troublées par des vomituritions, etc. ; les membranes du tympan et la partie la plus reculée des conduits auditifs étaient le siége d'une inflammation chronique avec suppuration, qui,

quoique ancienne, n'était pas heureusement accompagnée d'ulcération. Le battement d'une montre n'était
entendu qu'à quelques pouces du pavillon. Les deux
premiers mois de traitement furent consacrés à l'emploi des aliments rafraîchissants, des bains généraux
sulfureux, des injections auriculaires détersives, puis
chlorurées, et à des exercices gymnastiques. L'otorrhée n'avait pas entièrement cessé après ce laps de
temps si bien employé. Impatient de connaître l'état
de l'oreille moyenne, je sondai les trompes ; l'ouïe
aussitôt se développa d'une manière remarquable et ne
se reperdit plus, malgré la continuation de l'écoulement externe, qui dura encore quelques semaines.
J'ordonnai, comme traitement consécutif, d'entretenir
un large cautère au bras gauche. Cinq ou six mois après
sa guérison, Mlle V... fut prise de violents maux de
tête, accompagnés d'une fièvre continue. Elle en fut
délivrée par les soins habiles du docteur Velpeau.

89e *obs.* — (*Même cas que le précédent.*) A l'âge de
deux ans, Eugène Duliège, demeurant rue du Marché
des Jacobins, avait la tête couverte de croûtes dites
laiteuses (gourmes), que l'on essaya de guérir par
l'application de vésicatoires aux oreilles et au bras ;
il en résulta de fortes douleurs de tête et une fièvre,
qui forcèrent de les supprimer.

A huit ans, il fut pris de la coqueluche et d'une
fièvre catarrhale, qui durèrent deux mois. Pendant ce
temps le cuir chevelu se nettoya parfaitement. A ces
maladies succédèrent un embarras dans les fosses nasales
et un mal de gorge continuel. La surdité ne tarda pas
à paraître et à s'aggraver jusqu'à quinze ans. Ce fut à
cet âge que le docteur Fiévée m'adressa ce jeune hom-

me. Voici quel était son état. Il avait acquis beaucoup de force musculaire depuis qu'il était employé à faire des courses chez un de ses parents, marchand d'estampes ; sa figure était rouge et animée ; il était assujetti à des embarras gastriques et à des céphalalgies de quelques jours. Les amygdales tuméfiées touchaient la luette par leurs parties supérieures. Ce n'était qu'en abaissant fortement la base de la langue que le premier acte de la déglutition pouvait s'opérer. Ces glandes étaient accompagnées d'une turgescence sanguine, qui s'étendait à toutes les parties membraneuses avoisinantes. Les conduits auditifs laissaient écouler une humeur séro-purulente, qui acquérait une odeur repoussante par son séjour dans ces parties de l'oreille. Celle-ci n'était sensible aux battements d'une montre qu'à deux pouces de son pavillon. Un bruit de cloche s'y faisait entendre continuellement.

Un grand cautère, placé au bras gauche depuis l'âge de dix ans, n'avait rien changé à cet état maladif, qui conduisait ce jeune homme à un avenir bien déplorable. Un vieux père et une mère infirme plaçaient en lui tout leur espoir pour subvenir à leurs besoins ou à leur existence.

Toutes les parties environnantes de l'oreille moyenne étant malades, elles ne me permirent pas d'explorer celle-ci au moyen du cathétérisme. On pense bien même que l'idée ne m'en vint pas. Mes prescriptions se bornèrent, le premier mois, à quelques saignées révulsives et déplétives ; je pratiquai ensuite l'excision des amygdales. Ces opérations ne suffirent pas pour débarrasser la gorge ; j'eus recours aux purgatifs répétés et aux scarifications des piliers du voile du palais, non-seulement pour dégorger la membrane muqueuse par l'écoulement du sang, mais aussi pour rompre momentanément le cours de ce fluide dans les vaisseaux capillaires sanguins.

Ces traitements durèrent long-temps faute de pouvoir apporter tout l'ensemble désirable à mes prescriptions, dont l'exécution était sans cesse contrariée par les occupations de mon malade. J'obtins enfin la guérison de l'arrière-bouche et de l'oreille externe, mais sans qu'il en résultât aucune amélioration bien marquée pour l'ouïe.

C'était une preuve que l'oreille moyenne était malade ; et en effet, la sonde et l'injection d'air me firent découvrir un rétrécissement presque complet des trompes et un engouement des caisses. Ce dernier traitement dura encore un mois ou deux, mais enfin il fut suivi d'une guérison complète, que parfois Duliège ne regarde pas comme un grand bonheur ; il n'a pas passé sa vingtième année ; il redoute avec raison l'état de soldat, cependant sa reconnaissance envers moi n'en souffre pas : il acquitte en remercîments sa dette, que d'autres personnes pensent grandement payer en argent.

Des traitements locaux des maladies de l'organe de l'ouïe, qui doivent précéder le cathétérisme de la trompe d'Eustachi.

Il existe beaucoup de cas de surdité dus à des maladies de l'oreille moyenne, compliquées d'affections des tissus environnants, dont on ne doit établir le diagnostic au moyen du cathétérisme qu'après la guérison de ces dernières affections. Il serait peu utile de savoir que la trompe d'Eustachi est rétrécie dans sa moitié interne ou dans sa partie osseuse avant d'avoir enlevé des amygdales très-développées et enflammées, ou avant d'avoir opéré, par arrachement ou par cautérisation, un polype assez volumineux pour remplir la moitié du conduit auditif. Dans les maladies des organes doués de beaucoup de sensibilité, il faut savoir temporiser ; c'est le plus sûr moyen d'atteindre à son but. Trop de précipitation et trop d'enthousiasme discréditent en général les meilleurs agents thérapeutiques et enlèvent la confiance des malades. Certes, il ne faudrait pas chercher longuement pour citer des exemples. N'a-t-on pas vu le sort de la lithotritie compromis un instant par des mains inhabiles ? Il a fallu, pour la conduire à ses fins, pour lui donner le rang qu'elle occupe en chirurgie, toute l'habileté de ses premiers inventeurs, et surtout le concours éclairé des honorables membres de l'Académie des Sciences. Qui oserait maintenant, après l'inconcevable usage qu'on en a fait, s'avouer partisan de la galvano-puncture, opération qui cependant doit avoir des résultats avantageux dans certains cas pathologiques ? On a vu des chirurgiens enfoncer tous les jours des centaines d'aiguilles dans les membres rhumatisants, dans des viscères obstrués ; ils ont poussé les excès jusqu'à piquer des cœurs palpitants. En agissant de la sorte c'était faire preuve de peu de discernement dans la pratique de l'art de guérir.

Je ne crains pas qu'on m'accuse de pareils excès. J'ai déjà démontré dans le chapitre précédent que les douches d'air n'étaient pas convenables à toutes les affections d'oreille, à tous les cas de surdité ; j'ai même di*t* qu'il serait absurde de les mettre en usage lorsqu'une affection générale est toûjours prête à renouveler des inflammations, des ulcérations ou des suppurations des organes de l'audition.

Dans ce chapitre je démontrerai que certaines affections locales, dont on veut détruire les effets nuisibles sur le sens de l'ouïe, n'ont besoin, pour être guéries, du concours du cathétérisme et des douches d'air que consécutivement. Cés affections sont principalement : 1° les tuméfactions et les indurations des tonsilles, compliquées d'une vive inflammation ; 2° les otorrhées sans perforation du tympan, avec ou sans excroissances charnues ; 3° la perforation des membranes tympaniques, avec suppuration ; 4° les ulcérations qui avoisinent les pavillons des conduits gutturaux.

90° obs. — Tuméfaction et vive inflammation des tonsilles. Mlle Louise Verdot, âgée de onze ans, demeurant passage Saint-Pierre, n° 2, en pension dans une maison saine placée dans un quartier aéré, me fut présenté le 8 mars 1831. A l'âge de six mois, elle fut affectée d'une paralysie du bras et de la jambe gauche. On fut obligé de soutenir le tibia, qui se courbait. Deux années plus tard, le nez s'engorgea et la parole acquit un timbre particulier ; les dents se gâtèrent et les gencives devinrent saignantes. Bientôt une surdité se déclara. Variable d'abord selon les saisons, elle acquit bientôt une fixité qui inquiéta les parents de cette jeune personne. Il s'y joignit un bruit intense, semblable au roulement des voitures ; parfois il se transformait en sifflement. Toutes sortes d'huiles furent employées, ainsi que les vésicatoires placés à la nuque et aux bras.

Mon premier examen me fit reconnaître une forte tuméfaction des amygdales ; ces glandes et les parties environnantes étaient gorgées de sang ; leur résection donna lieu à un abondant écoulement de sang, qui eut les effets les plus avantageux pour la muqueuse buccale. Quinze jours plus tard, je découvris, au moyen de la sonde et des douches d'air, un engouement des trompes et des caisses, qui fut combattu avantageusement par la dilatation des conduits gutturaux. Six semaines de traitement suffirent pour opérer une guérison complète.

91ᵉ *obs.* — *Même cas que le précédent.* — La jeune de Beaurepaire, âgée de six ans, me fut amenée par M. le docteur Blatin, de Clermont-Ferrand. Depuis son enfance elle était affectée d'une surdité que l'air de Paris n'avait fait qu'empirer. Cette infirmité était le résultat, disait-on, d'une humeur qui n'avait pas paru sur le cuir chevelu. Le 2 octobre 1833, la résection des tonsilles fut pratiquée par moi, en présence de son médecin, qui assista aussi, quinze jours après, à l'opération du cathétérisme. Cette opération eut pour effet de faire entendre le battement d'une montre, tenue le bras tendu.

Le dégorgement de l'oreille s'opéra comme chez la jeune Verdot ; mais la santé n'étant pas très-bonne, il y eut dans le cours de l'année dernière une rechute à laquelle je fis peu d'attention. Le cathétérisme rendit encore une fois l'ouïe.

92ᵉ *obs.* — *Glandes amygdales et membranes muqueuses de l'arrière-bouche tuméfiées et ulcérées.* — Le 5 juin 1834, Mᵐᵉ Chantal, âgée de trente-six ans, demeurant rue Férou, nº 28, me dit qu'étant enfant elle fut attaquée d'une éruption croûteuse , qui envahit tout le cuir chevelu ; on la traita par les purgatifs souvent réitérés. Les yeux furent ensuite affectés , puis enfin les oreilles. Il en résulta une surdité complète. Mme Chantal avait alors cinq ans. Plusieurs exutoires placés à la nuque et aux bras produisirent un bon effet sur l'oreille gauche, qui retrouva la faculté d'entendre. L'ouïe resta éteinte à droite.

Il y a dix ans , à la suite de chagrins et de longs voyages , une entérite chronique de longue durée occasiona une maigreur extrême et fut accompagnée d'un mal de gorge continuel. La surdité revint , et subsista jusqu'à ce jour sans interruption ; seulement elle variait d'intensité selon la température de l'atmosphère et les climats qu'habitait cette dame. Les bords de la mer lui étaient surtout funestes. A l'époque où je la vis, l'oreille droite n'était plus sensible aux battements d'une montre ; la gauche pouvait les percevoir à quelques pouces du pavillon.

Ayant examiné l'arrière-bouche, j'aperçus les glandes tonsillaires extrêmement développées, arrondies, dures et blanches ; leur surface était parsemée d'ulcérations; on voyait aussi de ces petites plaies sous le voile du palais et sur la paroi postérieure du pharynx. Mon premier soin fut d'enlever complètement ces glandes indurées. Les fonctions de l'oreille n'en éprouvèrent aucun bien-être , sûrement à cause de l'ancienneté de la maladie, et peut-être bien aussi parce qu'il s'écoulât peu de sang à la suite de l'opération. Les ulcérations guérirent sous l'influence d'un gargarisme détersif, contenant une petite partie de sulfate acide d'alumine. Le pharynx et l'isthme du gosier étant débarrassés et des glandes et des petites plaies, je sondai une seule fois la trompe d'Eustachi gauche ; l'ouïe se développa comme par enchantement. J'ai vu rarement une surdité aussi ancienne et des lésions locales aussi graves céder à un traitement simple et de peu de durée.

93e *obs.* — *Privation d'une partie de la membrane du tympan par ulcération ; inflammation vive de la portion restante et de la caisse ; obstruction complète de la trompe.* — A l'âge d'un an, Alphonse Michel, de Beauvais, fut atteint d'une otite interne très-aiguë, qui se termina par la rupture de la membrane tympanique. A sept ans le même accident se renouvela. Une otorrhée chronique en fut la conséquence ; elle ne préserva pas l'oreille d'une nouvelle inflammation : elle eut lieu en 1832 et fut d'une violence extrême. Les vésicatoires placés à la nuque, les sirops et les tisanes antiscorbutiques, ne purent tarir l'écoulement de l'oreille ; il reprit son cours accoutumé après la cessation de l'état aigu de l'otite.

Le 26 mai 1834, ce malade, âgé de onze ans, me fut confié par le docteur Perdreau. Je trouvai le fond de la caisse, visible à travers l'ouverture de la membrane du tympan, rouge et saignant ; il était lubréfié par un pus verdâtre et extrêmement fétide. Ayant aussi trouvé la trompe entièrement obstruée, il me fut facile de deviner d'où provenait le retour si fréquent des otites internes. Le pus ne pouvant suivre le canal naturel qui sert d'émonctoire à la caisse, s'amassait dans ce petit espace, et lorsqu'il ne parvenait pas à franchir l'ouverture faite à la membrane du tympan, il pressait en tout sens, provoquant de la douleur bientôt suivie d'une nouvelle quantité de pus.

Cet enfant était très-sanguin ; je le saignai abondamment ; les purgatifs ne furent pas négligés. Ma sévérité fut grande pour le régime alimentaire. En moins de deux mois j'arrêtai la suppuration ; mais, pensant que si une nouvelle accumulation se faisait dans la caisse, les otites reparaîtraient, je rétablis la trompe d'Eustachi dans son état naturel, au moyen des sondes et des douches d'air seulement. Alphonse n'a pas éprouvé de rechute.

94ᵉ *obs.* — *Suppuration des membranes du tympan; rétrécissement complet des trompes d'Eustachi ; impossibilité de pénétrer dans la gauche.* — Le 20 mars 1831, Gibory, âgé de seize ans, demeurant rue de Chabrol, n° 24, me présenta la note suivante :

« La surdité paraît dépendre de l'obstruction de la trompe d'Eustachi du côté gauche. Je pense qu'il faut appliquer des ventouses, et ensuite d'autres dérivatifs derrière l'oreille, et qu'il faudra désobstruer la trompe d'Eustachi.

« J'engage monsieur Gibory à consulter le docteur Deleau jeune.

« MARJOLIN.

« 18 mars 1831. »

Ce jeune homme, doué d'un tempérament lymphatique, fut affecté, à l'âge de quatre ans, d'une fièvre cérébrale à la suite d'un coup qu'il avait reçu à la tête; c'est de cette époque que date sa surdité. Il passa son enfance dans un état continuel de souffrance ; il ne se nourrissait que de fromage ; les autres aliments ne pouvaient être digérés. Au renouvellement de la saison , le cuir chevelu devenait le siége d'une éruption qui se répandait sur toute la face.

L'oreille gauche était insensible aux battements d'une montre et aux sons de voix les plus élevés ; la droite seule saisissait la parole à voix élevée , mais seulement à une distance rapprochée; on apercevait, à l'aide des rayons solaires , les membranes du tympan entourées d'une auréole d'un rouge vif qui sécrétait un cérumen purulent; tous les matins il salissait l'oreiller du malade.

Les tonsilles indurées gênaient la respiration , et donnaient aux sons de la voix un timbre nasal très-désagréable.

Les vésicatoires et un cautère , précédés et suivis de plusieurs applications de sangsues, n'avaient pu arrêter les progrès de cette maladie d'oreille et de la gorge.

Mon premier soin fut d'enlever une grande partie des amygdales ; je fis suivre cette opération de l'application de ventouses scarifiées et de l'administration de plusieurs purgatifs. Aussitôt que l'arrière bouche me parut en bon état, je procédai au cathétérisme ; l'obstacle que je rencontrai à l'entrée de la trompe gauche ne put être vaincu malgré toute ma persévérance et la bonne volonté du malade. Il n'en fut pas de même à droite. Je parvins, dans l'espace d'un mois , à élargir la trompe , à débarrasser la caisse, et enfin, à rendre l'ouïe. Cette cure ne s'est pas démentie dans ses résultats.

95ᵉ *obs.* — *Glandes amygdales tuméfiées; inflammation des trompes et des caisses ; surfaces externes des membranes du tympan couvertes de végétations charnues.* — Auguste Boucher , âgé de onze ans , de Verneuil , habitant une maison exposée aux vents du nord , fut affecté, à l'âge de deux ou trois ans , de plusieurs gastrites qui furent combattues par le régime alimentaire et les saignées locales. A six ans , à la suite d'une fièvre éruptive , on s'aperçut qu'il devenait sourd ; bientôt il se déclara une suppuration dans les deux conduits auditifs; la voix s'altéra et devint faible.

Le 25 juillet 1833 , on me présenta cet enfant, auquel on aurait à peine donné neuf ans, tant il était maigre et peu développé au physique ; son teint exprimait l'état de souffrance des organes digestifs ; ils ne remplissaient leurs fonctions qu'avec lenteur, et en provoquant souvent des congestions vers la tête. La surdité était intense , quelquefois complète , et par instant elle semblait disparaître. Parfois l'otorrhée se compliquait d'un état douloureux des caisses, ordinairement précédé d'une surexcitation dans la gorge.

L'examen des organes auditifs et des parties qui les avoisinent me fit découvrir, sur la surface extérieure des membranes du tympan, une multitude de végétations granuleuses en pleine suppuration ; une induration et une vive inflammation des amygdales ; des aphthes dans toute la cavité du pharynx , et enfin une excitation générale des muqueuses. Les végétations furent détruites par arrachement et par cautérisation. (Dans le volume intitulé des *Lésions des tissus* , je donnerai tous les détails que comportent ces opérations.)

Je procédai ensuite à la résection des amygdales ;

les résultats de ces opérations furent heureux ; je prévins tout accident par l'usage d'une nourriture prise dans le règne végétal. Je préférai les légumes , les fruits cuits au lait , aux œufs, à cause de la couleur du sang que rendait cet enfant , soit par le nez , soit par les piqûres du scarificateur ; j'ai rarement observé un sang aussi foncé en couleur.

L'arrière-bouche étant guérie, je sondai les trompes; six semaines étaient écoulées depuis le premier jour de traitement ; je crus pouvoir les dilater ; par la douleur que développait la sonde et par une légère augmentation de bourdonnement et de surdité , je sentis que le moment n'était pas encore opportun : l'oreille moyenne était donc restée malade malgré la guérison des tissus qui l'avoisinent.

Un mois de régime (applications chaudes sur la peau et légères saignées pratiquées à la nuque) s'écoula encore avant de répéter mes tentatives de cathétérisme.

Le jeune Boucher entend maintenant le battement d'une montre éloignée à une toise de l'oreille ; autrefois il ne le percevait qu'à quelques pouces du pavillon.

Des traitements simultanés au cathétérisme et aux douches d'air de l'oreille moyenne.

J'ai déjà démontré dans l'exposé de mes recherches pratiques intitulé : *Introduction aux maladies de l'oreille*, toute l'innocuité du cathétérisme. Lorsqu'il est exécuté par une main exercée, s'il n'existe qu'une inflammation peu intense, accompagnée ou non d'un

rétrécissement ou de toute autre lésion organique ,
on peut injecter l'oreille moyenne , non pour arriver de suite à une guérison , mais pour reconnaître
la possibilité de développer l'ouïe aussitôt la disparition des lésions auriculaires. Ne sonde-t-on pas tous
les jours le canal de l'urètre légèrement enflammé ?
Ne porte-t-on pas des instruments lithotriteurs dans
la vessie affectée de catarrhe chronique ? L'estomac ,
les intestins surexcités , ne se laissent-ils pas dilater
par les aliments? Pourquoi donc l'oreille moyenne
ferait-elle exception aux autres parties du corps , lorsqu'on a soin de ne mettre en contact avec sa membrane délicate que l'air atmosphérique si bien approprié à sa sensibilité, et un corps mou, souple, enduit
de mucilage assez épais pour lui former une sorte de
gaîne muqueuse ?

L'expérience est en faveur de ces prévisions physiologiques, et si l'on croit posséder des faits qui semblent les infirmer, on peut répondre avec certitude
que les instruments dont on s'est servi étaient trop
durs , ou étaient conduits par une main peu propre
aux opérations pratiquées sur les organes des sens.

Cependant, j'avoue que lorsqu'il s'agit de combi-
ner la dilatation des trompes d'Eustachi avec tout
autre traitement antiphlogistique ou dérivatif, il vaut
mieux n'y procéder qu'après s'être assuré de la sensibilité de l'individu ; et surtout après avoir reconnu le
peu d'acuité de la maladie..

Quand on a soin de se conformer à ces préceptes
pour l'emploi de la sonde , on a la satisfaction de voir
de jour en jour l'audition se développer conjointement

avec la cessation des accidents inflammatoires combattus par les agents thérapeutiques ordinaires.

Le développement de la sensibilité auditive n'est pas la seule conséquence de cette conduite prudente et éclairée; elle est propre aussi à entretenir la confiance des malades, toujours prête, en général, à nous échapper, dans les traitements de longue durée.

96ᵉ *obs.* — *Légère difformité des membranes du tympan; amygdales très-grosses, mais peu enflammées.* — Eugène Legendre, âgé de quatorze ans, demeurant rue Saint-Dominique, me fut adressé, le 9 mars 1833, par M. de la Bonnardière, administrateur des hôpitaux. Dans son enfance, il avait été affecté de la rougeole, de la variole, et jusqu'à neuf ans, d'une éruption sur tout le cuir chevelu. Il ignore si, pendant ces maladies, il fut atteint de surdité; je lui adressai cette question après avoir examiné les membranes du tympan, qui, quoique blanches, portaient les traces d'une ancienne suppuration.

Les parents de ce jeune homme me dirent qu'il n'était sourd que depuis six mois, et ajoutèrent qu'ils ne firent attention à cette infirmité qu'à l'époque où elle put prendre le nom de cophose. Les glandes amygdales, d'une grosseur énorme, n'étaient plus enflammées; elles n'avaient jamais été un obstacle à la déglutition ni à la prononciation, preuve qu'elles avaient grossi d'une manière lente et progressive.

Plusieurs applications de sangsues, des vésicatoires apposés aux bras, et plusieurs purgatifs administrés de mois en mois, n'avaient procuré aucun bien-être.

Malgré la présence des amygdales, je sondai la trompe. La douche d'air développa l'ouïe à l'instant ; ce fut pour moi la preuve que la trompe seule était malade. Le lendemain, je pratiquai la résection des tonsilles ; je revins à la sonde dix jours après, et, en quatre séances, la guérison fut complète. Cette réussite m'a été très-agréable : j'ai répondu en peu de temps à la confiance de M. de la Bonnardière qui m'écrivait : « La femme Legendre, bien malheureuse par l'état de ses yeux qui ne lui permettent pas de travailler, a de plus la douleur de voir son fils menacé de perdre l'ouïe complètement. Elle sollicite de moi une recommandation auprès de monsieur Deleau, etc. »

97ᵉ *obs.* — *Glandes amygdales très-développées ; rétrécissement des trompes d'Eustachi.* — Le jeune Thoumas, de Charleville, âgé de treize ans, me fut présenté dans le mois d'octobre 1833. Dès l'âge de sept ans, on s'était aperçu d'un commencement de dysécie qui succéda à plusieurs affections dont ce jeune homme fut atteint, telles que la coqueluche, la rougeole, et plusieurs fièvres dites bilieuses.

En peu d'années, cette infirmité s'aggrava ; elle fut accompagnée de bourdonnements continuels et de tintements lorsque le corps était dans une position horizontale. S'il devait survenir une indisposition grave de l'estomac ou des intestins, elle était toujours annoncée par une augmentation de surdité.

Quoique décidé à pratiquer la résection des amygdales, je voulus m'assurer de l'état des trompes d'Eustachi ; elles furent sondées avec peine. Ce ne fut qu'à la seconde tentative que l'air parvint dans les caisses ; l'audition se développa et devint très-bonne en peu de jours, malgré la présence des tonsilles indurées ; elles furent enlevées pour assurer la cure.

J'ordonnai, comme traitement consécutif, un régime végétal, et quelques saignées révulsives pour modérer l'afflux du sang qui se faisait vers la tête.

98ᵉ obs. — *Pharynx phlogosé ; sécrétion abondante de mucosités ; glandes amygdales tuméfiées ; engouement complet de toute l'oreille moyenne ; surdité très-intense.* — Le titre de cette observation ne répond pas à la consultation suivante :

« Surdité humorale ; nulle lésion matérielle appréciable.

« Appliquer un vésicatoire à chaque bras et provoquer leur suppuration par le taffetas de Mauvage.

« Purger deux fois par semaine avec deux onces de manne et trois gros de séné, dans trois onces de petit-lait.

« Fumer chaque matin dans une pipe un mélange de fleurs d'arnica sèches et de feuilles de tabac, et diriger la fumée, retenue de temps en temps dans la bouche, vers les trompes d'Eustachi, selon le procédé indiqué.

« Faire usage de tabac à priser.

« ITARD.

« Paris, le 8 mai 1832. »

Je fus entièrement d'un avis contraire à celui qui est rapporté dans cette consultation. La sonde de gomme m'indiqua une lésion matérielle bien appréciable ; ce fut un rétrécissement presque complet des pavillons des trompes d'Eustachi : une douche d'air fit connaître l'engouement. Voilà les résultats positifs des connaissances que j'ai exposées sur l'art de traiter les maladies de l'oreille ; c'est en comparant ainsi les moyens de diagnostic qu'on peut s'assurer de toute la supériorité de mon investigation. M. Lasalle, qui lui-même a pu les apprécier, quoique n'étant pas médecin, m'a donné sa confiance, et sa guérison complète en a été le résultat.

Dans son enfance, il avait déjà ressenti les premières atteintes de surdité ; cette infirmité s'était dissipée d'elle-même momentanément pour revenir à un degré très-intense vers l'âge de vingt-deux ans ; l'oreille gauche surtout fut, dès l'origine, impuissante pour saisir la parole et les bruits éloignés.

Deux vésicatoires, des saignées, des purgatifs dont l'usage fut continué pendant trois mois, n'eurent absolument aucun résultat.

« *Depuis l'opération de la sonde l'oreille droite a recouvré toutes ses facultés.* »

L'oreille gauche fut plus lente pour reprendre toute sa sensibilité ; j'ai été obligé d'enlever une portion de l'amygdale, et de joindre à l'emploi des douches d'air l'usage de ventouses scarifiées appliquées à la nuque. M. Lasalle, secrétaire de M. le maréchal Gérard, est parfaitement guéri.

99ᵉ *obs.* — *Otorrhée de l'oreille droite sans perforation ; amygdales à l'état d'induration sans inflammation bien prononcée.*—Grouillir, âgé de seize ans, demeurant rue de Choiseul, n. 1, me fut présenté, d'après le conseil du docteur Dausse, le 13 septembre 1832 ; son infirmité se déclara en 1828 par de violentes douleurs de tête et des maux de gorge ; bientôt il survint un écoulement purulent dans les conduits auditifs ; les paupières devinrent aussi le siége d'une ophtalmie chronique ; la surdité s'aggrava ; elle résista à l'emploi des exutoires et des anti-scrophuleux : mais les paupières s'en trouvèrent bien. Malgré tous ces désordres je sondai les deux trompes le jour même de la consultation, certain que cette opération ne serait pas nuisible aux phlegmasies du pharynx et de l'oreille, à cause de leur peu d'acuité et du tempérament phlegmatique du consultant ; j'avais deviné juste, le mieux-être qu'elle procura fut entretenu par de nouvelles tentatives de dilatation jusqu'à la disparition de l'otorrhée, de l'engouement de l'oreille moyenne, et de la suppuration des plaies qui résultèrent de l'ablation des tonsilles.

Grouillir est parfaitement guéri.

Des traitements consécutifs aux douches d'air et au cathétérisme de l'oreille moyenne.

Toujours nous retrouvons les occasions d'appliquer les préceptes de la médecine en général aux maladies de l'organe de l'ouïe. Excepté les modifications que les traitements doivent nécessairement subir par le mode de sensibilité, par les fonctions et par la conformation de cet organe, quelles pourraient être, en effet, les circonstances qui indiqueraient notre nouvelle marche à suivre, soit dans le diagnostic, soit dans le pronostic, soit enfin dans les applications thérapeutiques de ses maladies ? Ne retrouvons-nous pas dans tout le corps humain la même loi primitive qui préside aux actes de la vie? N'est-ce pas dans ce petit appareil comme dans tout notre être un assemblage d'éléments organiques composant des tissus doués de sensibilité et de motilité? S'il en est ainsi, le médecin qui s'adonne à l'étude d'une *spécialité* doit, comme tous ses confrères, être assujetti aux mêmes erreurs et aux mêmes succès, suite forcée de la doctrine médicale qu'il aura adoptée.

Ces succès, lorsqu'il les obtient, ne peuvent, dans la *plupart* des cas, être assurés pour l'avenir qu'autant qu'on fait suivre à ses malades des traitements consécutifs, d'une durée en général basée sur la nature de la lésion qu'on a fait disparaître, et sur des prédispositions à une rechute.

Ainsi, un sujet scrophuleux réclame un traitement consécutif qui aura pour but de modifier cette exubérance de lymphe visible surtout dans les organes les plus extérieurs; un sujet pléthorique sera saigné au printemps; on empêchera une otorrhée ancienne d'avoir des suites fâcheuses par sa suppression, en établissant des exutoires, ou en administrant pendant quelques mois des purgatifs plus ou moins actifs.

Tous ces préceptes seulement énoncés vont recevoir leur application dans les observations que je vais rapporter.

100ᵉ obs. — *Surdité datant de la naissance; développement considérable des amygdales; engouement complet de toute l'oreille moyenne.* — M. Dubourq, âgé de dix-neuf ans, d'Amsterdam, vint à Paris me consulter le 15 juin 1831; il ne se souvenait pas d'avoir jamais bien entendu. A l'âge de dix ans, il fut affecté de fièvres intermittentes, accompagnées de fluxion vers la tête et de grandes douleurs d'oreille ; son ouïe lui semblait moins obtuse pendant les grands froids et les grandes chaleurs ; par les temps humides, il entendait un bruit semblable aux vagues de la mer ; ce bruit se changeait quelquefois en un tintement de sonnettes.

Jamais je n'avais observé de glandes amygdales si développées dans tous les sens, mais surtout de haut en bas ; elles remontaient au-dessus du voile du palais, et descendaient vers la base de la langue ; la luette était aussi très grosse ; on juge, d'après cet état de l'arrière-bouche, quel était le timbre de sa voix. Toutes tentatives pour explorer les trompes furent d'abord inutiles ; je ne pus trouver les embouchures qu'après avoir pratiqué la résection des tonsilles ; je m'y repris à deux fois pour chaque glande, et cela, dans l'intention d'obtenir une suppuration de quelques semaines de durée. Les douches d'air me firent enfin reconnaître l'engorgement de toute l'oreille moyenne et le rétrécissement des trompes ; un large cautère fut placé à la nuque, et gardé encore six mois, après le retour du malade à Amsterdam. Je reçois souvent de ses lettres ; c'est un de mes malades les plus reconnaissants.

101ᵉ *obs.* — *Même cas que le précédent, mais moins ancien.* — M. Berthon, officier, âgé de vingt-cinq ans, occupait à Lille, en 1832, une chambre humide, près d'un canal ; il perdit une partie de ses cheveux ; il en résulta une dysécie qui augmenta considérablement après s'être exposé à un courant d'air froid, pendant qu'il était en sueur.

Arrivé à Paris, M. Berthon y éprouva un surcroît d'infirmité ; son oreille devint très-irritable aux bruits intenses ; je vis que les membranes du tympan étaient rouges, ce qui m'expliqua ce dernier malaise.

Les tonsilles furent incisées à plusieurs reprises, et quelques saignées furent pratiquées.

La sonde rencontra de grands obstacles pour s'introduire et pour dilater les trompes, aussi le traitement dura plusieurs mois, et fut suivi de l'emploi des bains de vapeur, des saignées répétées, et enfin de l'application d'un exutoire à la nuque ; je crus ces précautions nécessaires pour prévenir une rechute.

102ᵉ *obs.* — *Surdité par resserrement des orifices des trompes d'Eustachi ; tuméfaction inflammatoire semi-aiguë des tonsilles et des parois du pharynx.* — Emmanuel Ricou, âgé de huit ans, né au Brésil, devint sourd il y a cinq ans, quelque temps après son arrivée en Europe ; il se plaignait souvent, lorsque le docteur Hollard me le présenta, de maux de gorge et d'otalgie ; il dormait la bouche ouverte ; les temps humides et froids augmentaient sa surdité, au point qu'il n'entendait plus les battements d'une montre.

Cet enfant avait subi plusieurs traitements qui avaient consisté principalement en des applications d'exutoires et l'administration de purgatifs. Le seul résultat qu'on en obtenait, était une légère amélioration d'ouïe qui se reperdait aussitôt que la température devenait humide.

Mon premier soin fut de pratiquer la résection des

amygdales ; je fis suivre cette opération de scarifications, faites tous les trois ou quatre jours, sur les piliers du voile du palais ; l'arrière-bouche ayant pris
toutes les apparences de l'état physiologique, je jugeai convenable alors de sonder les trompes ; l'ouïe
s'améliora avant l'emploi des injections d'air, preuve
évidente que l'entrée des trompes était seule rétrécie. Comme traitement consécutif, je conseillai
l'application de deux cautères aux bras. Ricou habite maintenant une pension rue Notre-Dame-des-
Champs ; il entend très-bien.

103° *obs.* — *Surdité par phlegmasie muqueuse des
trompes et des caisses ; l'arrière-bouche est aussi le
siége d'une inflammation.* — Léon L..., âgé de six
ans, me fut adressé, le 30 août 1832, par M. le professeur Duméril. Étant à Saint-Pétersbourg, au mois de
mars 1830, il fut affecté d'une scarlatine très-grave ;
quelques jours avant la convalescence, des accès d'o-
talgie se déclarèrent, et furent suivis d'une cophose,
accompagnée de rougeur des paupières, de coryzas,
et quelquefois d'une légère otorrhée.

Les temps chaud et sec apportèrent quelques améliorations dans ces accidents.

Cet enfant, doué d'un tempérament sanguin et
d'une force extraordinaire pour son âge, fut saigné
plusieurs fois derrière les oreilles et à la nuque, au
moyen des ventouses : il fut mis à un régime alimentaire, consistant en laitage et en fruits cuits. En suivant
ce traitement, l'otalgie ne revint pas. La gorge étant
en bon état, je sondai l'enfant, et je vis, à ma grande
satisfaction, que la surdité avait exclusivement son

siége dans l'oreille moyenne. Afin de maintenir le bien-être que la sonde et les douches d'air, secondées du régime, avaient apporté, je conseillai l'application d'un cautère à la nuque. J'ignore s'il survint une re- chute.

104e *obs. — Fréquentes amygdalites aiguës; surdité; congestions sanguines vers la tête, se répétant plusieurs fois par mois.* — Le 16 juillet 1833, je vis, pour la première fois, la jeune Nibelle ; elle me fut présentée par madame sa mère, qui redoutait pour sa fille les suites fâcheuses des douleurs d'oreille. Elle avait la preuve, par elle-même, qu'elles sont souvent suivies d'otorrhée. Cette enfant, d'une vivacité extrême, jouissait d'une intelligence très-précoce.

Elle était prise, plusieurs fois par mois, de congestions vers la tête, toujours précédées de douleurs de gorge, et suivies de cophose. Cette dernière incommodité diminuait un peu d'intensité quelques jours après, par les sangsues appliquées au cou, par des bains de pieds, et par des boissons rafraîchissantes.

Ayant examiné l'oreille externe, je la trouvai saine. Les amygdales, très-tuméfiées, étaient douloureuses au toucher et à l'action d'avaler.

A la suite de quelques saignées locales, l'état aigu étant dissipé, l'opération fut décidée. La jeune Nibelle, quoique âgée seulement de cinq ans, s'y prêta avec une résolution peu commune à un âge aussi tendre.

Quinze jours après, les trompes d'Eustachi furent sondées, parce que l'ouïe avait peu gagné. Les premières douches d'air développèrent cette fonction d'une manière remarquable.

Cependant je ne fus pas rassuré pour l'avenir. M. Nibelle, partant pour les départements de l'ouest, fit cesser beaucoup trop tôt le traitement que je faisais suivre à son enfant.

J'ai ordonné l'application de deux exutoires, de grands bains, et un régime antiphlogistique. J'ignore si mes prescriptions ont été bien exécutées.

105ᵉ *obs. Cophose... Sifflements et mugissements des vagues de la mer, continuellement entendus dans les oreilles ; cessation de ces bruits, à la suite des douches d'air.* — Il y a environ huit ans que M*** Hnollys, âgée de vingt-cinq ans, fut atteinte de violents maux de tête, de coryzas, et d'une gêne dans la respiration. Les glandes lymphatiques cervicales s'engorgèrent, et bientôt des bruits d'oreille et une dysécie se déclarèrent. Ces accidents commencèrent à se manifester à Londres ; l'air de Paris ne les modifia pas. C'est dans cette dernière ville, aux Champs-Élysées, que la surdité fit de grands progrès.

M. Itard fut consulté je ne sais à quelle époque, sa consultation et ses ordonnances, que j'ai sous les yeux, n'étant pas datées.

Voici quel fut son diagnostic :

« La surdité qui affecte M*** Hnollys me paraît dépendre d'un engouement *catarrhal* ou *muqueux* des cavités internes de l'oreille, et cette affection locale paraît être une dépendance de la prédominance du système lymphatique. Une amélioration a été produite par des injections dans l'oreille interne, mais cette amélioration n'a pu être que momentanée. Il est à craindre que les moyens employés actuellement et qu'on peut employer par la suite, en les supposant efficaces, ne soient également que temporaires, à moins qu'on ne parvienne à modifier avantageusement la constitution de mademoiselle.

« ITARD. »

Le 8 septembre 1832, je vis, pour la première fois, cette demoiselle. Je trouvai les deux trompes d'Eustachi rétrécies, surtout la gauche ; quant à l'embarras muqueux, s'il avait existé autrefois, il avait disparu. L'oreille droite était sensible aux battements d'une montre, rapprochée à un demi-pouce du pavillon ; la gauche ne percevait ce bruit qu'à trois lignes.

Les portions membraneuses de la moitié interne des trompes qui formaient le rétrécissement étaient encore enflammées, car la sonde fatigua l'ouïe avant l'emploi des saignées et de quelques dérivatifs.

Après un traitement d'un mois, les sondes commencèrent à pénétrer assez profondément ; l'ouïe s'améliora, mais très-peu. Lorsqu'elles furent tout-à-fait libres, les bruits cessèrent entièrement. Ce prompt soulagement causa un vif plaisir à cette demoiselle ; souvent elle ne dormait qu'après de grandes fatigues, tant elle en était importunée. Les maux de tête disparurent aussi. Ce fut après ce bien-être que la montre put être éloignée à trois et quatre pouces des pavillons.

Il est à présumer que la phlegmasie, qui datait de huit ans, avait épaissi quelques membranes contenues dans la caisse.

Je prescrivis des moxas sur les apophyses mastoïdes comme traitement consécutif. Mlle Hnollys est maintenant à Londres.

Observations d'obstructions récentes de la trompe ou de la caisse guéries sans le secours de la sonde.

La nature a donné à nos organes une force médicatrice qui n'a pas été méconnue des anciens, puisqu'ils ont créé la médecine expectante. L'oreille, comme les autres organes, possède cette tendance à retrouver les fonctions auxquelles elle est départie. Si elle y parvient rarement, il ne faut rien moins que l'action toujours renaissante d'agents contraires à la guérison de ses maladies ; à ces agents il faut joindre l'insouciance des personnes affectées de surdité, qui, en général, ne réclament des soins qu'à la dernière extrémité. Qu'on abandonne donc un poumon, un estomac enflammé pendant plusieurs années, on verra alors si les maladies de ces organes se guériront plus facilement qu'une surdité ancienne. Ne laissez pas invétérer le mal, et l'art viendra à votre secours. Lisez les preuves suivantes.

106e *obs.* —M. Puisseau, chanoine du chapitre royal de Saint-Denis, avait ressenti les premières atteintes d'une surdité à la suite de coryzas répétés et de quelques étourdissements. Cette infirmité augmenta au point qu'il ne pouvait plus remplir les devoirs de son état. Les conduits auditifs, les tympans étaient le siége d'une inflammation ; la trompe droite était obstruée depuis peu de temps, à ce que disait M. Puisseau ; il fondait

son assertion sur la sensation que l'on perçoit quelquefois dans la caisse pendant l'action de se moucher, et
qu'il disait avoir éprouvée quelques semaines avant de
me consulter. Les saignées, les exutoires améliorèrent
l'ouïe du côté gauche en peu de temps. Je pressai
M. Puisseau pour qu'il se laissât sonder la trompe
droite, parce que je savais qu'elle était obstruée, ce
qui était cause de l'opiniâtreté de la cophose. Mais il
voulut temporiser; il redoutait l'impression de la
sonde. Il se serait cependant soumis à l'opération, si je
ne lui eusse pas dit qu'en faisant des efforts réitérés
pour introduire l'air dans la caisse, il parviendrait
peut-être à développer l'ouïe : c'est en effet ce qui a
eu lieu.

107ᵉ *obs.* — *M. d'Hanteserve, âgé de trente-six ans.*
— « Vers le commencement de juin, j'ai été mouillé
en allant à la campagne en tilbury. Le lendemain, j'ai
éprouvé de la courbature. Il m'a été appliqué derrière
l'oreille droite d'abord sept, puis vingt sangsues à la
fois ; des cataplasmes de farine de graine de lin, des
fumigations d'eau de sureau, furent dirigés et appliqués sur le côté de la tête ; du coton imbibé d'huile de
lys et d'un baume acoustique composé d'un baume
tranquille et d'huile de jusquiame a été mis dans l'o-
reille ; enfin un large vésicatoire a été posé à la nuque.
Ces moyens, employés à différents intervalles, le vésicatoire pendant tout le mois de juillet, n'ont produit
que la cessation momentanée des douleurs de l'oreille;
elles ont repris avec une nouvelle intensité le 24 juillet,
à la suite d'un peu de fraîcheur éprouvée à la campagne.
La surdité allait toujours croissant avec les douleurs ;

un bourdonnement continuel, des battements semblables à ceux qu'on ressent quand on a fait un exercice
rapide et violent, un bruit semblable à celui que fait
un parchemin sec sur lequel on appuie le doigt et qu'on
fait plier, un *gargouillement* semblable à celui qu'on
éprouve quand l'oreille est pleine d'eau et qu'on la fait
vider en se penchant de côté, un tintement très-fré-
quent ; telles étaient les sensations que j'éprouvais. La
douleur a d'abord été fixée derrière l'oreille ; elle est
passée ensuite dans l'intérieur de cet organe. Tel était
mon état lorsque j'ai eu recours aux soins de M. le
docteur Deleau, le 24 juillet au soir.

« Le 25, au matin, application de ventouses, injection pour nettoyer l'oreille souillée par une légère suppuration qui s'était manifestée dans la nuit, et à la suite
de laquelle la douleur avait disparu. Le 26, ventouses
et injections. Cessation des douleurs ; suppression du
vésicatoire du cou. Le 27 et le 28, ventouses. Le 29,
voyage à la campagne. Le 30 et le 31, ventouses. Le
1er août, ventouses, et application d'un vésicatoire
derrière l'oreille : amélioration sensible de l'ouïe,
absence continuée de la douleur. Retour de l'appétit ;
état général plus satisfaisant.

« A partir du 24 juillet, il a été appliqué tous les
soirs un cataplasme. »

Le 20 août, M. d'Hanteserve entendit la montre le
bras tendu : il ne l'entendait qu'à un pouce ou deux.

Le jour qu'il m'a consulté pour la première fois,
l'air ne parvenait cependant pas encore dans la caisse ;
ce ne fut qu'après un mois d'efforts réitérés qu'il y
arriva.

Depuis cette époque, l'ouïe s'est conservée très-fine.

Je possède plusieurs observations semblables aux précédentes, qui prouvent la nécessité d'élargir les trompes d'Eustachi par l'emploi de l'air poussé dans la caisse, soit à l'aide de la sonde, soit par des efforts d'expiration ; mais je n'en ai jamais rencontré de plus remarquable que celle que m'a fournie M. Wanherk, âgé de soixante-un ans.

Il était sourd depuis vingt ans, au point de ne pas entendre une montre appliquée sur l'oreille. Après avoir soufflé pendant plusieurs jours, le nez et la bouche étant clos, l'ouïe devint bonne et s'est conservée pendant plusieurs années. On possédait de tels faits avant que j'aie parlé des douches d'air portées dans l'oreille moyenne ; comment se fait-il donc qu'ils n'avaient pas mis les praticiens sur la voie du traitement le plus convenable pour détruire la surdité due aux maladies de l'oreille moyenne ?

CHAPITRE IX.

DE L'EXPLORATION DE L'OREILLE MOYENNE ET DU TRAITEMENT DE SES MALADIES CHEZ LES SOURDS-MUETS DE NAISSANCE.

De l'exploration de l'oreille moyenne chez les sourds-muets de naissance.

On a vu, dans les chapitres précédents, tous les bons effets de la sonde et des douches d'air employées dans les maladies de l'oreille moyenne chez les personnes devenues infirmes à un âge plus ou moins avancé. Il

suffit d'admettre que les enfants en bas âge sont exposés aux mêmes causes prochaines de surdité pour avouer
qu'ils doivent retirer de pareils avantages du même
mode de traitement. C'est en effet ce qui a lieu, soit
que la surdité n'occasione, comme on le dit, qu'un
demi-mutisme, soit qu'elle détermine un mutisme
complet.

Voici des résultats de la plus haute importance qui
démontrent ces vérités et qui appuient toutes les assertions que j'ai avancées, et que je n'ai cessé de répéter dans toutes les brochures que j'ai publiées.

Il est donc enfin arrivé, ce jour qui voit définitivement la médecine rationnelle de l'organe de l'ouïe
triompher de l'aveugle empirisme qui avait dominé jusqu'à notre époque, et qui avait séduit quelques esprits
peu familiarisés avec la pathologie chirurgicale des organes des sens, bien différente dans les résultats de
celle qui s'exerce sur les parties du corps douées seulement de la sensibité générale ! En effet, y a-t-il pa-
rité entre les conséquences des lésions physiques de la
peau, des muscles, des canaux excréteurs des résidus
solides ou liquides de la digestion, et les suites de
l'exaltation de la sensibilité produite par des plaies
saignantes et des ulcérations de l'œil ou du sens auditif ? Non, sans doute ; car, outre le mode de sensibilité générale que doivent recouvrer ces derniers organes, il faut qu'ils reprennent cette autre sensibilité
spéciale, ou plutôt qu'ils retrouvent cet accord de
fonctions perceptibles qui les lient si intimement à
l'encéphale. Tiraillez, coupez, retranchez une portion
de tissu d'un organe même qui ne possède que le mode

de vie générale à tous les êtres animés ; en peu de temps, et par les seuls secours de la nature, il reprendra ses fonctions accoutumées. Les mêmes lésions, pratiquées sur les membranes de l'œil, de l'oreille, sur leurs canaux déliés, anéantissent pour toujours l'harmonie des facultés visuelles et auditives avec nos perceptions.

C'est l'aptitude de pressentir les conséquences fâcheuses des opérations sur ces organes, c'est le tact indispensable qu'il faut posséder pour mesurer la juste impression des agents thérapeutiques sur une sensibilité si vive, en corrélation intime avec l'organe de l'intelligence, c'est, dis-je, cette faculté, ce tact, qui feront toujours de la chirurgie des organes des sens une médecine opératoire différente de celle qui s'exerce sur toutes les autres parties du corps.

Ces considérations suffisent, je pense, pour détromper les médecins qui ont cru que l'ouïe pouvait se rétablir par l'action d'instruments grossièrement conformés, conduits sans expérience et par des mains souvent inhabiles. On a vu même des praticiens, après une injection d'eau portée avec force dans le centre le plus irritable, le plus délicat du corps de l'homme, expérimenter, chercher, non-seulement si la perception des bruits simples avait lieu, mais aussi exiger qu'en peu de temps l'organe fût impressionnable, et qu'il jouît de la faculté d'analyser les sons si confus de la parole.

De telles prétentions ne pouvaient séduire que des hommes sans nulle connaissance des lois, des rapports physiologiques des organes avec l'étude des arts transmis de siècle en siècle, et qui sont arrivés, par le fait même de leur perfectionnement, au point d'exiger un travail d'éducation organique que ne peuvent souvent exécuter nos facultés sensitive, perceptive et locomotrice, laissées trop en repos ou conduites par une volonté trop faible et trop peu persévérante.

Ces controversistes étaient peu à redouter ; le simple bon sens en physiologie suffisait pour anéantir leurs idées systématiques. Cependant, malgré le peu de fondement de leur opinion, ils avaient le droit d'exiger, pour s'avouer vaincus, que l'expérience militât contre eux.

C'est précisément ce que les considérations suivantes, corroborées par les cas de demi-surdi-mutités et de surdi-mutités, vont, je crois, démontrer d'une manière péremptoire.

En effet, s'il est des maladies dont les causes prochaines sont plus ou moins cachées, s'il en existe encore qui réclament un traitement préparatoire, explorateur du siége, de la nature, de l'intensité des lésions qui dérangent les fonctions, il faut, sans contredit, mettre au-premier rang les affections de naissance ou du bas âge qui occasionent la surdi-mutité.

Mais, avant de rechercher ces causes prochaines, il faut constater l'existence de cette surdité pendant les premiers mois qui suivent la naissance, ce qui n'est pas toujours aussi facile qu'on pourrait le croire.

La vivacité d'un jeune sourd-muet, âgé de quatre à huit mois, son extrême attention à observer des yeux ce qui se passe autour de lui, la prestesse de ses mouvements, ses réponses si bien écrites dans l'expression de ses traits, en imposent facilement aux personnes qui n'ont jamais observé des êtres dans la même position que lui. A neuf mois, ce qui est encore un nouveau sujet d'illusion, il commence même à articuler des sons ; il apprend sur les lèvres de sa mère nourrice le nom *papa*, il y joint quelquefois celui de *maman*, et il serait capable d'en imiter d'autres, si, moins empressé à l'instruire, on suivait une méthode analytique, et surtout si on évitait de lui adresser des phrases composées comme on le fait pour celui qui jouit de la faculté d'entendre. Quels sujets d'illusions pour une mère ! son élève est parfait, il possède tous ses sens ; pour elle, répéter deux mots, c'est parler, et ce seul indice lui enlève toute crainte de mutisme que n'indiquent cependant que trop un sommeil profond au milieu du bruit, et l'inattention aux sons vocaux proférés à une certaine distance derrière ce jeune sujet présumé sourd-muet.

Ces premiers mois d'incertitude sont très-préjudiciables à la recherche de la cause de la surdité et même au traitement qu'on devra lui opposer par la suite ; car ce laps de temps a fait oublier soit des accidents survenus pendant la grossesse, soit des maladies, des indispositions qui ont suivi la naissance, comme un rhume, une coqueluche, une fluxion légère, un coup à la tête, etc. ; si de telles causes déterminantes étaient connues dès leur origine, le médecin n'hésiterait pas de pronostiquer une guérison, parce qu'il pourrait souvent prévenir les altérations organiques qui succèdent presque toujours à ces phlegmasies latentes bornées à un tissu, à un organe de peu d'étendue, isolé par position et par sympathie.

Il est donc d'une grande importance de constater l'existence d'une surdité chez les enfants âgés de trois ou quatre mois. Les parents qui ont des sourds-muets dans leur famille y parviennent sans peine. Ce sont eux qui nous indiquent les signes les plus certains. Tourmentés par la crainte d'être affligés du même malheur, ils observent avec une attention scrupuleuse, non-seulement le peu d'empressement que l'enfant apporte à se tourner vers les lieux où l'on fait du bruit, à répondre à la voix de sa nourrice, à sourire aux sons mélodieux d'un instrument, mais ils guettent plutôt encore, et c'est là leur signe certain, le premier mouvement mimique qui lui échappera..... Doué d'une intelligence précoce, ce jeune infirme ne manquera pas de le faire vers le cinquième mois; si ce n'est en employant ses petites mains, c'est avec ses regards perçants tout brillants d'expression et de pensées.... Voilà les seuls renseignements que l'on peut espérer.

Il ne faut rien attendre de direct de sa part; son extrême jeunesse, son mutisme interdisent toute question. Il ne rendra aucun compte des expériences exploratrices auxquelles on voudra le soumettre.

Après avoir fait sentir l'urgence de constater l'existence de l'infirmité qui conduira infailliblement au mutisme, recherchons les signes qui nous feront connaître l'organe ou la portion d'organe malade, et tâchons de nous rendre compte du mode d'action de cet état maladif sur la sensibilité auditive.

On nous présente un enfant : quelle est la cause de sa surdi-mutité? Il a des parents sourds-muets, sa mère a éprouvé une frayeur pendant la gestation, ou un muet s'est offert à ses regards ; l'accouchement a été laborieux, le produit était faible et peu développé, il a bu du mauvais lait; sa figure, le cuir chevelu se sont couverts d'une éruption dite laiteuse ; il a éprouvé des convulsions, il a fait une chute, la dentition a été orageuse, etc.

Mais quel a été le mode d'action de ces dérangements de santé sur l'organe de l'ouïe ? Quelles traces y reste-t-il encore et comment les constater?

Des faits bien observés vont nous servir à démontrer comment on peut y parvenir. Je connais une famille du midi de la France dont chaque génération a donné naissance à un ou deux sourds-muets. Les plus jeunes appartiennent à Mme Griolet, qui habite Paris. Son fils aîné a été en pension chez moi ; son plus jeune est mort à la suite d'une maladie de ventre : j'en ai fait l'autopsie, il était privé des osselets nommés étriers. Voilà une cause héréditaire de surdi-mutité.

Mullener est admise dans l'hospice des Orphelins depuis sa plus tendre jeunesse ; on a toujours ignoré l'origine de sa surdi-mutité.

Dussault a apporté en naissant une éruption dartreuse et une cophose complète.

Eugène Lecomte fut le produit d'un accouchement laborieux ; je l'avais cru hydrocéphale, à l'âge de dix mois, il était sourd-muet.

La jeune de La P... avait perdu une oreille à la suite d'une chute, etc.

Ce nombre de surdi-mutités, dues à des causes variées, suffit pour nous exercer dans la recherche des lésions de l'organe de l'ouïe, et pour établir d'abord une comparaison entre mes moyens explorateurs et les conjectures des médecins qui se sont livrés avant moi à l'étude des maladies de l'oreille. C'est surtout sur ce dernier point que je désire fixer l'attention des personnes chargées de juger mes travaux (les membres de l'Académie des sciences). Voici d'abord les moyens étiologiques proposés par le docteur Itard dans son *Traité des maladies de l'oreille*. Afin de ne pas en altérer le texte, je cite ses propres paroles :

« Les causes de la surdi-mutité ne seront jamais que très-imparfaitement connues ; et cela, surtout, par les raisons mêmes qui m'ont fait confondre, sous ce nom, celle qui date de la naissance et celle qui survient dans le bas âge, c'est-à-dire l'impossibilité de savoir si l'enfant est né sourd ou s'il l'est devenu dans les deux premières années de sa vie ; mais lors même que toute incertitude est levée sur l'origine de la surdi-mutité, il reste à résoudre un problème non moins important et plus difficile encore, savoir si l'oreille est paralysée ou si ses fonctions sont seulement entravées par quelques lésions organiques ou par quelques obstacles matériels, etc. »

Après avoir prouvé que ces obstacles et ces lésions organiques sont les mêmes que celles que l'on observe chez l'adulte, M. Itard renvoie aux généralités, où il traite de l'étiologie de la surdité ; voici ce qu'on y lit :

« Fort souvent, malgré l'investigation dirigée par la plus rigoureuse analyse, on reste dans l'incertitude sur la cause matérielle de la cophose qu'il s'agit de combattre ; et c'est ici le lieu de tracer la marche expérimentale qu'il faut suivre dans ces cas embarrassants. Ainsi qu'on le pratique pour éclaircir le diagnostic de la plupart des maladies, on cherche à s'assurer si la lésion du sens auditif est circonscrite dans l'organe, ou si elle tient à quelque disposition morbide d'un des grands systèmes. Dans ce dernier cas,

on s'attache à combattre et à détruire cette cause générale, et l'on observe soigneusement ce que la cessation ou la diminution de la maladie primitive produit sur l'organe de l'ouïe. S'il n'en résulte aucun
avantage, on se rattache à la supposition de quelque
lésion locale; on la cherche dans le voisinage ou dans
les relations sympathiques de l'organe, comme dans
l'état des amygdales, le travail de la dentition, un
catarrhe chronique de la membrane pituitaire, et l'on
traite la surdité en ramenant ces parties à leur état
sain. Si ces causes n'existent point ou n'existent plus,
on est ramené à conclure que la cause de la surdité est
dans l'oreille ou dans le cerveau. Des maux de tête,
des vertiges, et souvent l'affaiblissement de la mémoire, annoncent que le siége de la lésion qui donne
lieu au dérangement de l'ouïe est dans la tête, et c'est
alors le cas des stimulants dérivatifs, indiqués dans
les congestions et les irritations de l'encéphale. Enfin,
lorsque rien n'annonce un état maladif du cerveau,
voyez si le conduit auditif est libre, si la membrane
du tympan est transparente, si la caisse ne renferme
aucune cause amovible de surdité, si les trompes
d'Eustachi ne sont point obstruées; et si toutes ces
parties sont dans l'ordre naturel, concluez que la
cause de la surdité est dans le labyrinthe. Il ne reste
plus alors qu'à attaquer cette cause par deux espèces
d'agents curatifs qui embrassent presque toutes les
médications possibles : les dérivatifs et les stimulants, etc. »

Rapprochons de ces préceptes généraux d'investigation les exemples de surdi-mutité que j'ai cités, et
voyons comment nous arriverons à connaître la cause

matérielle prochaine de la surdité; comment consta-
terons-nous son siége et son étendue? Des cinq individus mentionnés, Dussault est le seul qui offre une
affection concomitante de la surdité; mais, les dartres
guéries, il s'est trouvé aussitôt dans le cas de ses camarades d'infortune. Chez tous, on ne remarque aucun état maladif dans les organes qui avoisinent ceux
du sens auditif; les amygdales, la pituitaire sont dans
l'état naturel; aucun traitement n'est encore applicable, et nous restons toujours sans indication. Seulement, nous pouvons conclure, d'après les préceptes
donnés, que la cause de la surdité est dans l'oreille
ou dans le cerveau. La mémoire est bonne, point de
vertiges, point de maux de tête, etc.; arrêtons-nous à
l'oreille. Est-ce la trompe, ou la caisse, ou le labyrinthe qui est malade? Nous voilà enfin arrivés par
abstraction à la question importante, à celle qui va
décider le traitement à suivre. Si le labyrinthe renferme la cause matérielle de la surdité, l'incurabilité
est patente; si, au contraire, c'est l'oreille moyenne,
on peut espérer; il est donc urgent d'établir son
diagnostic avec précision. Pour y parvenir, M. Itard
et feu Saissy indiquent les injections d'eau portée
dans la caisse du tambour. Je ne ferai aucune réflexion sur les conséquences de cet essai : il faut lire
les expériences du premier de ces médecins et l'examen que j'en ai fait; il sera facile alors de préjuger
l'état dans lequel seraient tombés les organes auditifs
des enfants Dussault, Lecomte, Griolet, etc. (1).

(1) Voyez les réfutations des assertions de M. Itard, p. 121 ; l'*Introduction à des recherches pratiques*. Paris, 1832.

D'autres médecins (et beaucoup l'ont mis en pratique)
proposent de tenter des traitements explorateurs ,
d'employer des remèdes empiriques , qui indiqueront,
par les changements qu'ils apporteront dans l'ouïe , la
nouvelle marche que l'on aura à suivre. Mais si on
prend ce parti, on est obligé d'employer de suite des
moyens violents qui ne sont pas toujours sans danger ,
tels que le moxa , les sétons , les purgatifs drastiques.
Je dis violents , car que pourrait-on espérer d'une médication moins énergique, qui ne serait pas en rapport avec l'ancienneté , la gravité de l'affection ? Un
praticien instruit sait trop bien que l'appareil auditif
affecté depuis des années dans son centre , dans ses
canaux déliés , ne peut être débarrassé d'une maladie
invétérée par des dérivations simples qui toucheraient
à peine la partie qui les recevrait, comme, par exemple,
des vésicatoires volants, des frictions irritantes , des
vapeurs chaudes , une salivation , etc.

Voyez donc où nous conduiraient encore de tels essais faits sur nos cinq jeunes sourds : Griolet , qui
vraisemblablement est conformé comme son frère ,
n'a pas d'étrier, supporterait des douleurs atroces ; on
le verrait couvert de moxas ; et un jour , si on faisait
l'ouverture de son corps, en rencontrant un organe
auditif imparfait , que penserait-on de ces traitements
explorateurs ?

Voilà quel était l'état de l'étiologie de la surdi-mutité lorsque je me suis livré à l'étude des maladies du
sens de l'ouïe. En lisant mon traité sur l'emploi de
l'air atmosphérique dans les affections de l'oreille
moyenne , et sur lequel MM. Savart et Magendie ont
fait un rapport à l'Académie , on s'assurera que je pos-

sède les moyens d'obtenir les renseignements les plus exacts sur l'état sain ou maladif de cet organe.

Voici une application de ma théorie, qui a été faite sur les sujets précédemment nommés (1).

Ernest Griolet me fut présenté à l'âge de sept ans : sa santé avait toujours été parfaite ; l'extérieur de sa tête, sa gorge, la membrane pituitaire étaient dans un état sain. Cet enfant ne donnait et ne donne encore aucun signe d'audition. Il avait subi plusieurs traitements. Il fut sondé avec une grande facilité ; l'instrument parcourut la trompe d'Eustachi dans l'étendue d'un pouce. L'air, poussé dans la caisse, y produisit un bruit sec qui retentissait dans toute l'étendue de cette cavité. Ce premier essai me fit juger sur-le-champ de l'incurabilité de la surdité.

Mullener, âgée de dix-sept ans, douée d'une santé parfaite, se trouvait dans la même position que Griolet, quant à l'état de l'oreille externe, de l'arrière-bouche et des fosses nasales. Les premières tentatives faites avec la sonde furent sans résultat pour l'ouïe : à peine le bec de cet instrument pouvait-il pénétrer de trois lignes ; l'air poussé avec force n'avait pour résultat que de produire des vibrations de l'orifice de la trompe. Ce premier signe donna de l'espoir. Les jours suivants, on entendit le bruit se rapprocher de plus en plus de l'oreille externe ; un petit filet d'air s'échappa enfin dans la caisse, et l'ouïe commença à naître (2).

____

(1) Voyez dans cet ouvrage, chap. 6, intitulé : *L'air atmosphérique employé pour établir le diagnostic des maladies de l'oreille moyenne.*

(2) Voyez l'observation de cette jeune fille, ci-après, page 277.

Dussault était affecté, outre son éruption dartreuse, d'une phlegmasie chronique de toute l'arrière-bouche. La sonde pénétra sans que j'éprouvasse de grandes difficultés pour l'introduire. L'air fit entendre un bruit muqueux des plus intenses ; c'était un gargouillement qui avait lieu dans toute l'étendue de l'oreille moyenne. Le pronostic fut, comme on le pense bien, très-avantageux.

Eugène Lecomte avait été menacé d'hydrocéphale ; on pouvait donc croire que sa surdi-mutité provenait d'une affection du cerveau ou de ses annexes. L'opération du cathétérisme et l'introduction de l'air donnèrent à peu près les mêmes résultats que ceux que nous avons remarqués chez Mullener. Mon pronostic dut être le même ; l'ouïe n'est cependant pas, à beaucoup près, aussi bonne.

Mlle de La P*** avait reçu un coup à la tête étant encore enfant ; il en résulta une cophose de l'oreille droite qui fut guérie par l'emploi de la sonde et de l'air.

J'ai cité, à dessein, cinq observations de surdité, dont les causes éloignées sont entièrement différentes. J'ai aussi fait choix d'affections locales variées, afin de mieux faire connaître la bonté de mes moyens d'investigation. Dans le premier cas, nul obstacle ne se rencontre à l'introduction de la sonde. Elle glisse facilement le long du mandrin, l'air indique que la caisse est complètement libre. Ces expériences ne démontrent pas, il est vrai, que l'oreille est privée de l'étrier, comme on peut bien le présumer d'après l'examen du cadavre du frère de Griolet, mais elles prouvent (et cela suffit) que, dans tous les cas sem-

blables , c'est-à-dire quand l'air circule librement dans
toute l'oreille moyenne, on ne doit tenter aucun
moyen curatif, du moins tant que la science sera bornée aux connaissances acquises jusqu'à ce jour.

Mullener semblait être dans le même cas ; la sonde
seule a démontré le contraire : tout examen extérieur
n'e pouvait rien apprendre.

Un vice herpétique et une surdité concomitante
pouvaient , chez Dussault, faire croire qu'il y avait
liaison intime entre les deux maladies ; l'air et la sonde
ont prouvé que cette présomption était fondée ; sans
les agents explorateurs on serait resté dans le doute.

Chez Lecomte , quel est le médecin qui n'aurait
pas cru à l'existence d'une surdi-mutité par lésion de
l'encéphale.

Enfin ne pouvait-on pas présumer qu'il en était de
même chez Mlle de La P*** ? Le coup reçu à la tête
avait été si violent qu'il en était résulté un état co-
mateux qui s'est prolongé plusieurs jours.

Que l'on compare maintenant mes moyens d'établir
le diagnostic des maladies de l'oreille à ceux que
M. Itard et feu Saissy ont proposés ; j'engage surtout
à en faire l'expérience, mais seulement après un temps
d'étude suffisant et une pratique de quelques années.
Je passe maintenant au choix des sujets.

Du choix des sujets qui doivent être mis en traitement (1).

Dans le choix des sourds-muets qu'on se propose de
mettre en traitement, il faut avoir égard :

1° Au temps que l'on pourra employer pour traiter

(1) Voyez l'introduction , p. xv.

la maladie de l'oreille, pour éduquer l'ouïe, et pour former les organes de la parole à une prononciation distincte ;

2° Au local où ils seront placés, et au choix des personnes avec lesquelles ils communiqueront ;

3° A leur âge ;

4° A l'état de leur santé ;

5° Et enfin au degré d'intelligence dont ils sont doués.

Il ne faut pas se le dissimuler, c'est une grande entreprise que de traiter un sourd-muet. Que de patience il faut apporter ! que d'adresse il faut déployer pour pénétrer au centre de l'organe de l'ouïe, et découvrir, par le tact seul, les changements que l'on y opère ! Que d'observations minutieuses il faut recueillir ! Tous ces détails, qui se rattachent exclusivement à la sagacité du médecin, sont cependant encore peu pénibles, si on les compare aux entraves que l'on rencontre pendant le cours du traitement, soit de la part des parents qui ne peuvent accorder le temps nécessaire, soit par les locaux que les sujets habitent, soit enfin par le peu d'empressement que l'on apporte dans l'emploi de mille petits soins hygiéniques absolument nécessaires au traitement d'un organe aussi délicat que celui de l'oreille. Ces soins sont indispensables à la réussite du traitement, car, comme on doit bien le penser, on ne désobstrue pas de petits canaux, engorgés ou rétrécis depuis la naissance, sans être obligé de se mettre continuellement en garde contre le développement d'une sensibilité organique, qui, quoique latente, est cependant assez vive, non-seulement pour entraver la cure, mais pour détruire complètement les premiers succès sur lesquels on fondait les plus belles espérances. Si dans le cours d'une opération de lithotritie, d'une ligature de vaisseaux, ou après une amputation, il se déclare une inflammation, une métastase, ces accidents, aussi perceptibles au malade qu'au médecin, sont à l'instant combattus, et leurs suites en général ne sont pas nuisibles aux fonctions de l'organe opéré; mais dans l'oreille, qu'il y survienne une inflammation légère, sans douleurs; que le malade vaque à ses affaires, qu'il se livre à ses plaisirs habituels, qu'il néglige le régime, etc., la maladie que l'on combat se renouvelle ou se propage dans le labyrinthe, et le sens auditif est perdu sans ressource.

Ces réflexions suffisent, je pense, pour démontrer avec quelles précautions il faut choisir une habitation saine, et des personnes intelligentes pour surveiller les sujets que l'on opère et leur faire suivre le régime prescrit.

Si l'on ne peut avoir près de soi les individus assez de temps pour éduquer l'ouïe, c'est-à-dire pour mettre ce sens en rapport avec les fonctions du cerveau, établir ses relations avec les organes de la parole qui exigent eux-mêmes une série de soins, il ne faut pas commencer le traitement de la maladie de l'oreille, car on perdrait entièrement tout le fruit du traitement le mieux dirigé; j'ai discuté suffisamment cette question dans plusieurs mémoires imprimés, j'aurai encore l'occasion d'y revenir en rapportant l'histoire de mes élèves.

Aussitôt qu'on s'aperçoit qu'un enfant est affecté de surdité, et surtout si cette infirmité doit le conduire au mutisme, il faut en rechercher la cause; mais malheureusement si cette cause réside exclusivement dans le centre de l'organe auditif, on ne peut guère s'en assurer par la sonde et la douche d'air avant l'âge de cinq à six ans. J'ai cependant rencontré des enfants assez dociles pour se laisser sonder à quatre ans. L'amour-propre chez ces petits êtres est très-précoce; c'est une chose admirable que de les voir prendre une résolution ferme à la vue d'autres enfants déjà habitués à la sonde. Le chatouillement, la douleur même n'ébranlent pas leur courage. Si le bas âge est un obstacle au traitement, un âge trop avancé doit encore plus souvent éloigner les médecins de toute tentative de guérison. Les sourds-muets qui ont passé l'âge de seize ans sont peu aptes à recevoir les bienfaits de l'art chirurgical ; car, outre que le temps a aggravé l'affection locale, soit en épaississant les tissus, soit en obstruant complètement l'oreille interne, les organes de la parole ont aussi acquis le terme d'accroissement qui les rend impropres au langage articulé ; le cerveau lui-même, qui s'est exercé depuis l'enfance sur les signes mimiques, se prête avec une peine infinie aux relations nouvelles qui doivent occuper la pensée.

L'état de la santé doit aussi être pris en considération. Comment parviendra-t-on à guérir une maladie de la caisse du tambour, si tout le système muqueux, source des affections scrophuleuses, est tombé dans un état maladif permanent ? Quel pourra être l'effet des sondes, des douches chez ces jeunes enfants que l'on abreuve d'antiscorbutique, de tisanes amères, etc. ?

Enfin, le médecin ne fera aucune tentative avant d'avoir apprécié le degré d'intelligence des sujets ; car on rencontre souvent des adolescents qui entendent passablement bien la parole, et cependant ils ne parlent pas. A quoi servirait de donner l'ouïe à un degré égal à un sourd-muet qui ne saurait en faire aucun usage? Ne serait-ce pas donner à un individu, qui ignorerait l'art d'écrire, tous les instruments nécessaires pour tracer ses pensées ? Nous allons avoir occasion de faire sentir toutes ces vérités en relatant l'examen que je fis des jeunes sourds-muets qui sont à l'hospice des Orphelins de Paris.

Lorsque je fus chargé d'examiner ces infortunés, je les rangeai dans l'ordre suivant (1) :

1° Les sourds-muets adultes, jugés impropres à recevoir l'éducation auditive et vocale, quand même ils acquerraient la faculté d'entendre ;

2° Les enfants trop jeunes et ceux qui étaient affectés de maladies graves ; on en comptait trois : un portait un anévrisme, le second une teigne qui occupait tout le cuir chevelu, et enfin le troisième avait les yeux très-malades depuis plusieurs années ;

3° Les muets par défaut d'intelligence plutôt que par la perte totale de l'ouïe : ces individus furent, comme on le pense bien, exclus de tout examen fait au moyen des sondes et des douches d'air ;

4° Enfin, la dernière classe comprenait tous ceux qui devaient être explorés par le cathétérisme de la trompe d'Eustachi. Il s'en trouva sept ; six filles et un garçon. ce furent les nommées Lefèvre, Courcelle, Chevalier, Laurent, Adélaïde, Mullener, et enfin Nogaret, qui entra à l'hospice quelques jours après mes premières séances de traitement, auxquelles assistèrent MM. Baffos et Kapeler, médecins nommés par l'administration

(1) Voyez ci-après mon rapport adressé aux membres de l'administration des hospices de Paris, et *Bulletin universel des Sciences*, juillet 1829.

des hospices, pour suivre mes expériences. L'air introduit dans l'oreille moyenne des trois premières parcourut toutes les sinuosités de cette portion d'organe ; on entendit distinctement le bruit sec qui a toujours lieu dans l'état sain. Mes expériences se bornèrent à cette épreuve, qui suffit pour prononcer l'incurabilité de ces cophoses congéniales.

Laurent et Adélaïde étaient sujettes aux congestions sanguines vers la tête ; l'arrière-bouche se trouvait habituellement dans un état de phlegmasie semi-aiguë ; cependant, malgré cet état, la sonde put pénétrer dans les trompes ; elle indiqua le rétrécissement de ces conduits, et la douche d'air produisit le bruit muqueux de la caisse.

Mullener et Nogaret ne portaient aucune maladie, aucune indisposition apparentes, leur gorge était en bon état ; cependant l'oreille moyenne avait été le siége d'une ancienne affection, puisque j'y rencontrai un rétrécissement accompagné d'obstruction, que la sonde et l'air suffirent pour dissiper ; par suite, l'ouïe ne tarda pas à se développer (1).

Cette marche, que j'ai suivie dans l'exploration de mes jeunes orphelins, est, je crois, parfaitement rationnelle : pour les uns, soit à cause de leur âge, soit parce qu'une maladie grave compromet l'état général de la santé, l'art chirurgical est impuissant, c'est la raison qui proscrit toute tentative de guérison ; pour d'autres, on s'abstient de leur faire subir un traitement, parce qu'on ignore le siége et la nature du mal : d'ailleurs, quand on saurait que le labyrinthe est engorgé,

____

(1) Voyez ces observations, page 277 et 288.

que les nerfs sont paralysés, quels remèdes emploie-rait-on ? *le galvanisme, les perturbations des grands organes !* Laissons de telles ressources aux empiriques.

Mais quand on peut explorer directement l'organe, s'assurer du siége et de la nature de la cause prochaine, quelle confiance on a dans les agents thérapeutiques administrés avec toute l'habileté que donne une longue expérience ! Les sourdes-muettes Laurent et Adélaïde ne devaient-elles pas être mises de suite et avec confiance à un régime antiphlogistique, secondé par des dérivatifs très-actifs, pour préparer l'organe à recevoir la sonde et les douches d'air ?

Ce traitement, si bien compris et si bien indiqué, n'a pu être mis en pratique que pour la seconde de ces jeunes filles ; la première souffrait, depuis plusieurs mois, d'un catarrhe pulmonaire, qu'elle aggrava jusqu'à la mort par des habitudes vicieuses.

Mullener et Nogaret se trouvèrent dans un cas plus favorable que ces deux dernières ; ils n'étaient atteints d'aucune affection aiguë ; leur infirmité fut reconnue et céda, on peut dire complètement, à l'emploi seul des douches d'air. Voilà donc de nouveaux faits bien constatés, qui ne laissent plus aucun doute sur l'efficacité de cet agent que j'ai introduit dans l'art de traiter les maladies de l'oreille.

Pour donner une sanction encore plus complète à ce que je viens d'établir dans les considérations précédentes, je crois devoir placer ici les deux rapports successifs que j'ai adressés, dans le temps, aux membres de l'administration des hospices, au sujet des jeunes enfants sourds-muets qui m'avaient été confiés par cette administration.

*Rapport adressé aux membres de l'administration
des hospices de Paris.*

Messieurs ,

Par un arrêté en date du 3o mai 1826, vous m'avez
chargé d'examiner les sourds-muets admis à l'hospice
des Orphelins , et de reconnaître si quelques-uns
d'entre eux sont susceptibles de recouvrer l'ouïe.

Par la même décision, vous avez aussi nommé deux
médecins attachés aux hôpitaux pour constater, avant
toute tentative de guérison , le nombre de ces enfants
infirmes , leur âge, et surtout le degré de surdité dont
ils sont atteints.

Cet examen fut fait le 16 janvier 1828 par MM. Baffos
et Kapeler. M. Peligot, administrateur de l'hospice ,
Mme la supérieure et moi, nous y assistâmes.

J'ai l'honneur de vous transmettre , messieurs ,
l'extrait du procès-verbal signé par ces médecins :

« L'an mil huit cent vingt-huit, le seize janvier ,

« En exécution de l'arrêté du conseil du trente mai
mil huit cent vingt-six ;

« Nous Jean-Baptiste Peligot, membre de la commission administrative des hôpitaux , etc. , etc., assisté de
MM. Kapeler, médecin de l'hospice, Baffos, chirurgien
attaché à l'hôpital des Enfants , Magin, agent de sur-
veillance , et sœur Conan , supérieure , nous sommes
rendus à l'hospice des Orphelins, pour reconnaître
et déterminer l'état de chacun des enfants sourds-muets
admis au dit hospice , que nous avons constaté ainsi
qu'il suit :

18

« Vonois, Victor, né le 7 septembre 1802, entend quelques sons à une toise environ.

« Lureau, Pierre-Joseph-Marie, né le 12 juin 1810, n'entend rien.

« Brière, Isidore-Charles, né le 15 janvier 1809, sourd-muet complet.

« Golard, Jean-François-Marie-Célestin, né le 24 juillet 1813, a l'air stupide, entend quelques sons de voix.

« Perrigné, Réné, né le 22 janvier 1819, passe pour idiot, n'entend pas.

FILLES.

« Lefèvre, Louise-Charlotte, née le 25 septembre 1821, n'entend aucun son ni le bruit des mains.

« Cordelle, Marguerite-Henriette-Hippolyte, née le 19 septembre 1803, entend les sons de voix, cherche à les imiter.

« Courcelle, Anne-Louise, née le 14 juillet 1804, n'entend point les sons de voix ni le bruit des mains.

« Mullener, Louise-Rose, née le 17 août 1810. (*Même observation.*)

« Adélaïde, Marie-Catherine, née le 9 juin 1814. (*Même observation.*)

« Chevalier, Geneviève, née le 20 janvier 1816, n'entend point les sons de voix ni le bruit des mains.

« Parojick, Augustine-Ernestine, née le 5 novembre 1818. (*Même observation.*)

« Bette, Julie-Geneviève, née le 24 juillet 1795, entend le bruit des mains et quelques sons de voix.

« *Signé à l'original :* PELIGOT, KAPELER, BAFFOS, MAGIN, et sœur CONAN. »

Après avoir suffisamment examiné ces infortunés, j'ai jugé que les garçons ne devaient être soumis à aucun traitement :

Attendu que,

Vonois est trop âgé ;

Lureau est affecté de la teigne;

Perrigne est complètement idiot.

Golard entend ; c'est à son peu d'intelligence qu'il faut attribuer son mutisme. Si ses facultés intellectuelles se développent d'ici à quelques années, on pourra faire son éducation orale.

Brière a été jugé incurable après avoir été sondé.

Parmi les filles, trois ont été explorées par le moyen de la sonde portée dans la trompe d'Eustachi ; elles ont été jugées incurables ; ce sont :

Lefèvre,

Courcelle,

Chevalier.

L'air employé sous forme de douche a parcouru facilement toutes les sinuosités de l'oreille moyenne sans occasioner de douleurs, sans opérer aucun changement dans la fonction de l'ouïe. Cette expérience, répétée quelques jours de suite, a suffi pour ne me laisser aucun espoir d'améliorer l'infirmité de ces enfants.

Parojick sera sondée quand elle sera guérie d'une ophthalmie chronique.

Bette et Cordelle, les seules parmi les filles qui entendent des sons de voix, même à une certaine distance, se refusent à tout examen et au traitement par les douches d'air ; je ne désespère cependant pas d'obtenir leur consentement quand elles pourront juger des heureux changements qui sont survenus dans l'oreille et surtout dans l'éducation vocale des deux jeunes filles dont je vais vous entretenir.

Adélaïde, âgée de quinze ans, douée d'une bonne santé, portait dans l'arrière-bouche, quand elle fut soumise à mes premiers soins, les traces d'une inflammation chronique ; les amygdales conservaient une tuméfaction bien évidente ; ces glandes présentèrent quelque obstacle à l'introduction de la sonde dans la trompe d'Eustachi, ce qui me fit espérer que la surdité dépendait de l'oblitération de ce canal.

Je ne fus pas trompé dans mon attente, car, aussitôt que l'air arriva dans l'oreille moyenne, par l'intermède de ma sonde, l'ouïe se développa suffisamment pour me donner l'espoir qu'un jour cette fonction serait assez délicate pour percevoir à une certaine distance les sons de voix les plus faibles.

Ce traitement par mes douches d'air, renouvelées deux fois par semaine, fut continué sans interruption pendant les mois de juin et de juillet dernier. La température de la saison le secondait avantageusement et j'espérais bientôt cesser toute opération; mais le retour de l'humidité et du froid renouvela l'inflammation de l'arrière-bouche, et bientôt Adélaïde aurait reperdu l'ouïe si je n'eusse pas recouru à deux cautères qui furent placés sur les côtés du cou. Cette nouvelle médication rendit l'oreille moins variable dans ses fonctions, et fait espérer qu'avec du temps, et surtout au renouvellement de la belle saison, mes tentatives obtiendront un entier succès.

Si je n'eusse eu, Messieurs, qu'à vous parler d'une cure aussi peu remarquable que la précédente, mon

premier rapport eût été peu digne de votre attention,
car il ne me suffirait pas de vous prouver que les douches d'air portées dans l'oreille moyenne ne sont nullement douloureuses, qu'elles n'ont aucun inconvénient, et que, par elles seules, on peut reconnaître en
peu de jours les surdités qui réclament un traitement;
en acceptant les fonctions dont vous m'avez honoré,
je me suis aussi engagé à vous prouver leur efficacité
comme agent thérapeutique : c'est ce que je vais faire
de la manière la plus complète en vous rapportant
l'histoire de Mullener.

Cette jeune fille s'était laissé influencer par Belle,
qui lui avait persuadé que toute tentative de guérison
était inutile, en lui assurant qu'elle avait vu pratiquer,
dans un autre établissement, beaucoup d'opérations
infructueuses, et qui n'avaient pas toujours été exemptes
de graves inconvénients. Cependant Mullener se décida
en voyant sonder ses jeunes compagnes qui lui expli-
quèrent qu'elles n'éprouvaient aucune douleur.

Les deux premières douches d'air ne purent arriver
dans l'intérieur de l'oreille moyenne ; la troisième y
pénétra, et le même jour l'oreille fut sensible aux sons
de la cloche de l'église de l'établissement. Elle nous
fit part de cet événement, et, dès l'instant, elle dit
à ses compagnes qu'elle désirait continuer le traitement.
Son bonheur fut vivement envié par Lefèvre et Courcelle, qui me prièrent de les sonder de nouveau,
quoique je me fusse déjà prononcé sur leur sort : de
nouvelles tentatives confirmèrent mon premier jugement et augmentèrent le chagrin de ces jeunes personnes.

Jusqu'à ce jour, Mullener n'a subi d'autre opération

que celle du cathétérisme ; elle n'a pris aucun remède
intérieurement ; c'est donc aux douches d'air seules
qu'elle doit son ouïe, dont on appréciera facilement
la finesse en lisant les détails dans lesquels je vais
entrer.

Ce sens perçoit tous les bruits ; il apprécie leur
direction et leur éloignement, au point que mon opérée
sait maintenant éviter les voitures sans retourner la
tête ; elle saisit aussi les sons de voix des personnes
qui parlent dans les rues. Enfin, il est démontré maintenant que l'organe est suffisamment développé pour
le mettre en rapport avec la voix et pour donner la
faculté de parler, puisque Mullener perçoit tous les
sons élémentaires de la langue française et les répète
très-distinctement : il faut seulement avoir la précaution d'articuler lentement et avec une voix sonore.

Je m'occupe maintenant, conjointement avec un
jeune homme, M. Picquart, que j'ai instruit dans ma
méthode, à faire l'éducation auriculaire et vocale de
mon heureuse opérée. Elle reçoit trois leçons par semaine, d'une demi-heure chacune. On ne lui fait subir
aucune répétition à l'hospice, faute de connaître mon
mode d'instruction ; cependant elle est sur le point
de savoir lire par syllabes. Ces progrès prouvent la
bonté de ma méthode ainsi que les dispositions de
l'élève, qui est douée d'une attention peu commune
chez les individus nés sourds-muets.

Adélaïde reçoit aussi les mêmes leçons que sa com-
pagne ; mais elle ne peut suivre ses progrès, quoiqu'elle
possède une voix beaucoup plus sonore. Son caractère
est si apathique, elle est si lente et si maladroite dans
l'exécution des signes mimiques, que je doute qu'elle

fasse jamais de grands progrès dans le langage parlé.

Malgré ce peu de dispositions, nous ne continuerons pas moins à lui prodiguer tous les soins qu'exige sa position.

Je vais terminer ce rapport par quelques détails relatifs aux avantages que ces jeunes personnes retireront un jour de l'instruction qu'elles seront bientôt susceptibles de recevoir.

Si l'on compare l'état de mes élèves qui commencent à parler, aux sourds-muets, même instruits, on ne peut disconvenir qu'ils ont sur eux un avantage immense. Ils peuvent demander ce dont ils ont besoin à toutes les personnes qui les entourent ; ils sont parfaitement compris. Le sourd-muet ne peut l'être que par ses parents, instruits dans l'art des signes ; pour tout autre il est obligé d'écrire ; et s'il est relégué dans un de ces villages où il n'y ait que quelques individus qui sachent lire , il ne peut entrer en rapport avec ceux qui ne connaissent pas l'écriture. Il se retrouve dans la même position qu'avant son éducation.

On n'ignore pas combien il est difficile de placer les muets : les chefs d'atelier n'ont pas la patience de leur apprendre des états ; ils ont même de la répugnance à donner de l'ouvrage à ces infortunés , quand ils ont achevé leur apprentissage. Il n'en sera pas de même pour mes élèves qui entendent et parlent , si l'on a la complaisance , après les premiers temps de leur éducation , de leur adresser la parole lentement et distinctement. Faudrait-il même répéter quelquefois, il n'est personne, sans doute , qui ne le fît avec empressement.

Si, comme je l'espère , Messieurs, Mullener jouit de

cet avantage, je m'empresserai de vous en faire part: ce sera l'objet de mon second rapport.

J'ai l'honneur, etc.

Paris, le 15 janvier 1829.

Nota. Depuis que ce rapport est écrit, Mullener a fait beaucoup de progrès dans l'art de parler; son ouïe s'est aussi améliorée, ce qui sera prouvé par le procès-verbal suivant et par la fin de ce rapport.

« L'an mil huit cent vingt-neuf, le vingt-neuf juin, deux heures de relevée ; sur l'invitation de M. Jourdan, administrateur des hôpitaux et hospices civils de Paris, chargé spécialement de l'hospice des Orphelins, se sont rendus au dit hospice, à l'effet de constater la situation actuelle des élèves Louise-Rose Mullener et Marie-Catherine Adélaïde, sourdes-muettes de naissance, et les résultats du traitement et de l'éducation auditive qu'elles reçoivent de M. le docteur Deleau, commissionné à cet effet par l'administration.

« MM. les docteurs Baffos, chirurgien en chef de l'hôpital des Enfants, et Kapeler, médecin en chef de l'hôpital des Enfants et du dit hospice des Orphelins, lesquels, en présence de M. le docteur Deleau, de l'agent de l'hospice et de Mme la sœur supérieure, économe, ont dit ce qui suit :

« En ce qui concerne Louise-Rose Mullener, née le 17 août 1810 :

« Que cette fille, qui, le 16 janvier 1828, n'entendait ni les sons de voix, ni le battement des mains, entend maintenant le battement d'une montre à seize ou dix-huit pouces de l'oreille droite, et à environ un demi-pouce de l'oreille gauche ; qu'elle entend le son de la voix et répète les sons élémentaires de la parole, la personne qui lui parle étant placée derrière elle.

« En ce qui concerne Marie-Catherine Adélaïde :

« Que cette jeune fille, qui était, le 16 janvier 1828, dans la même situation que Mullener, entend maintenant le battement d'une montre à la distance d'un pouce à un pouce et demi de l'oreille droite, et ne l'entend que lorsqu'elle touche l'oreille gauche ; qu'elle répète également les sons élémentaires de la parole, mais d'une manière plus imparfaite, ce qui doit être attribué au degré de son intelligence, qui est beaucoup moindre que celle de Mullener.

« Quant aux autres élèves sourds-muets soumis à notre visite le 18 janvier 1828, M. le docteur Deleau les-ayant déclarés incurables, à l'exception d'Augustine-Ernestine Parojick, qu'il se réserve de traiter et d'examiner plus tard, nous n'avons aucun rapport à faire à leur sujet.

« L'amélioration reconnue dans la situation des élèves Mullener et Adélaïde nous autorise à les croire susceptibles de profiter de l'instruction que l'on voudra bien leur donner.

« Fait à Paris, en l'hospice, ce 29 juin 1829.

« *Signé au registre* : Sœur CONAN, BAFFOS, KAPELER et MAGIN. »

11 août 1829.

Depuis le 29 juin 1829, époque où MM. Baffos et Kapeler se sont rendus à l'hospice des Orphelins pour y constater l'état des deux sourdes-muettes Mullener et Adélaïde, j'ai observé une grande amélioration survenue dans l'ouïe de ces jeunes personnes. La première entend maintenant le battement d'une montre placée à trois pieds de son oreille droite, et à deux pouces du pavillon de l'oreille gauche. Adélaïde perçoit les mêmes battements à un demi-pied de l'une et de l'autre oreille.

Mon traitement n'a point changé ; c'est toujours l'air seul employé sous forme de douches, qui, de jour en jour, développe l'audition d'une manière si remarquable. Qui pourrait maintenant contester l'efficacité de cet agent que j'ai introduit dans la thérapeutique ? Qui oserait prétendre encore qu'une administration ne doit pas avoir confiance dans les cures qui ont été opérées par ce moyen sur plusieurs enfants placés sous les auspices de l'Académie des Sciences ?

D'autres sourds-muets, condisciples des deux jeunes filles que je viens de nommer, pourront peut-être bientôt confirmer la bonté de cette méthode de traitement, si innocente dans son emploi et cependant si merveilleuse dans ses résultats. Oui, Messieurs, je crois pouvoir vous assurer que Parojick (*voy.* mon premier rapport) partagera le sort de Mullener, ainsi que le nommé Nogaret, enfant âgé de dix ans, qui a été admis à l'hospice depuis l'époque du premier procès-verbal dressé par MM. Baffos et Kapeler.

De tels résultats des premiers essais faits dans un hospice qui ne renferme que quatorze sourds, donnent à espérer que par la suite on obtiendra encore plus de succès. Car sur ce faible nombre d'enfants, il s'en trouve deux idiots (Golard et Perrigne), quatre qui ont passé l'âge de vingt-cinq ans (Vonois, Cordelle, Courcelle et Bette); il n'en restait donc que huit qui pouvaient être explorés avec quelque chance de succès. Eh bien ! parmi ces derniers infortunés, deux ont déjà trouvé l'ouïe, et deux autres ne tarderont pas à jouir du même bienfait. Quelles sont, Messieurs, les grandes opérations chirurgicales qui, à l'origine de l'art, offraient de plus beaux résultats ? Qu'on se rappelle les nombreuses victimes de l'opération de la lithotomie ! Combien ne reste-t-il pas d'individus aveugles après l'opération de la cataracte !

Ce simple aperçu, qui jette tant d'intérêt sur l'opération du cathétérisme de la trompe d'Eustachi, démontre combien elle doit être appréciée par les hommes placés à la tête des grandes administrations. Ce qui la rend encore plus digne d'attention, c'est qu'elle a l'immense avantage de ne causer aucune douleur et de n'exposer à aucune suite fâcheuse. Lefèvre, Courcelle, Chevalier, reconnues incurables après deux séances, n'ont versé des larmes que par la peine qu'elles éprouvaient de ne pas trouver l'ouïe.

En employant l'air seul, quelques jours suffiraient pour explorer cent individus et faire connaître ceux qui ne devraient être soumis à aucun traitement.

Vous avez les preuves, Messieurs, que chez beaucoup de sourds-muets l'ouïe n'est intervertie que par des obstacles mécaniques. Vous savez que l'art possède maintenant le moyen certain de lever cette cause d'infirmité. Vous êtes convaincus que des sourds-muets, susceptibles de guérison, peuvent entendre les bruits, les sons ; que les accords mêmes viennent frapper agréablement leurs oreilles. Mais que ces jouissances sont faibles si on les compare à cet art merveilleux, qui, dans tous les instants de la vie, nous met en rapport avec nos semblables. Qu'est-ce que l'ouïe sans la parole ?

Depuis plusieurs mois Mullener entend, et cependant elle n'apprend pas à parler ; elle conserve son langage mimique, quoiqu'elle se trouve journellement, pendant ses repas et ses récréations, en rapport avec toutes les jeunes personnes ses condisciples. Pourquoi ne cherche-t-elle pas à comprendre la valeur que nous donnons aux sons qui composent notre langue ? Quels sont donc les obstacles qui l'empêchent d'imiter un enfant en bas âge ? ..

Ce n'est pas ici le lieu de répondre à ces questions. Seulement je ferai remarquer que cette observation détruit entièrement les suppositions du docteur Itard, relativement à l'éducation auriculaire et vocale, qui, selon ce médecin, est inutile aux sourds-muets qui recouvrent l'ouïe dans un âge avancé.

Oui, il faut instruire ces infortunés. Si on veut les rendre à la société, il faut les aider plus que d'autres à façonner pour ainsi dire des organes tombés en léthargie depuis dix, quinze ou dix-huit ans. Il leur faut des méthodes pour leur inculquer un art aussi difficile que celui de la parole. C'est ce que vous avez pressenti, Messieurs, en me nommant médecin de l'hospice des Orphelins, pour les traitements des maladies de l'oreille ; vous avez dit, dans votre arrêté du 31 mai 1826 :

« Il sera statué sur la proposition du docteur Deleau, relative aux soins d'éducation à donner aux sourds-muets guéris, etc. »

Ce moment est arrivé ; Mullener, Adélaïde et Nogaret réclament ces soins ; déjà j'ai commencé à leur faire apprendre à lire par une méthode appropriée à leur position. La première de ces jeunes personnes a acquis, en quelques leçons, l'art de syllaber ; elle sait prononcer et assembler tous les sons de la langue française, il ne lui manque donc plus maintenant que de connaître la valeur des mots et de savoir les employer pour former des phrases.

Voici, Messieurs, comment vous pouvez réaliser le projet que vous avez conçu.

Je me suis adonné, depuis plusieurs années, à des recherches physiologiques sur les éléments de la langue française ; je suis parvenu à analyser tous les sons, mieux peut-être qu'on ne l'a fait jusqu'à ce jour. De mes recherches il est résulté une théorie que je mets en pratique sur les anciens sourds-muets qui me sont confiés depuis deux ans par l'Académie des Sciences. Les progrès que ces enfants ont faits dans l'art de lire et d'analyser le langage, la facilité qu'ils ont acquise de prononcer distinctement, sont les garants de la bonté de ma nouvelle méthode. Elle est éminemment propre à éduquer le sens de l'ouïe et à exercer les organes de la parole.

J'ai associé à mes travaux un jeune homme âgé de vingt-cinq ans, qui a parfaitement saisi mon mode d'étude et a répondu à mon attente. C'est lui, Messieurs, que je propose pour faire l'éducation non-seulement des jeunes sourds-muets que j'ai traités, mais aussi de tous ceux que j'ai jugés incurables ; aux premiers, il leur inculquera le langage parlé, il leur apprendra à s'exprimer de vive voix et par écrit. Les soins qu'il donnera aux seconds varieront selon leur intelligence, leur âge et le peu d'ouïe qu'ils pourraient avoir conservée depuis leur enfance. S'ils entendent assez les éléments de la parole, il les exercera comme les enfants qui recouvrent l'ouïe, sinon il les habituera aux conversations dactylogiques, en se servant du nouvel instrument, tout à la fois alphabétique et syllabique, que j'aurai l'honneur de vous présenter incessamment, en même temps que mon nouveau mode de lecture.

M. P... se rendra tous les matins à l'hospice des Orphelins, donnera ses leçons pendant plusieurs heures, et il s'attachera à former des moniteurs qui deviendront plus tard des maîtres habiles, destinés à seconder notre entreprise.

L'élève Mullener se fait déjà remarquer par des qualités requises pour atteindre ce but. Son amour-propre est fondé sur sa capacité et sur la conviction qu'elle a de pouvoir mieux faire que ses compagnes. C'est ce qu'elle nous a déjà démontré en se livrant à l'étude de la lecture et de la prononciation.

Deleau, D. M. P.

Dernier rapport sur les sourds-muets de l'hospice des Orphelins.

« L'an mil huit cent trente-un, le sept mai, à trois heures après midi, se sont rendus à l'hospice des Orphelins, sur l'invitation de M. Jourdan, membre de la commission administrative, chargé de la deuxième division, MM. les docteurs Kapeler, médecin du dit hospice, Baffos, chirurgien en chef de l'hôpital des Enfants, et Deleau, chargé du traitement et de l'instruction des élèves orphelins sourds-muets, susceptibles de traitement ; lesquels, après examen, ont reconnu, en ce qui a rapport à Louise-Rose Mullener, que sa *faculté auditive est demeurée telle qu'elle était lors de la dernière visite*, le 29 juin 1829 ; sous le rapport de son instruction , elle a , en leur présence, syllabé des mots en les répétant comme M. Deleau les prononçait en élevant la voix (voyez le rapport cité). Quant à Marie-Catherine Adélaïde , son éducation a été interrompue par une maladie à laquelle elle a succombé le 23 février 1830.

« Nogaret (Auguste-Paul) , né le 21 février 1818, a été soumis à leur examen ; ils ont reconnu son état ainsi qu'il suit :

« Il entend le battement d'une montre , à neuf pouces environ des oreilles. Il entend aussi le son de la voix , sans qu'il soit besoin de l'élever beaucoup, et il répond assez bien à quelques questions , etc.

« Du 7 mai 1831. »

On voit , par cet examen , que ces sourds-muets ont conservé la faculté d'entendre depuis le dernier rapport daté du 29 juin 1829. Eh bien ! malgré leur ouïe, qui est beaucoup plus fine que celle des enfants qui sont en pension chez moi , malgré le commencement d'éducation auditive et orale qui leur a été donné, et leur communication journalière avec trois cents enfants , ils ne se sont pas adonnés à l'exercice du langage parlé. Que l'on compare maintenant leur état avec celui d'Honoré Trézel , et qu'on dise s'il est utile de les instruire, de les exercer ?

Ces succès complets obtenus du côté de l'ouïe, chez les sourds-muets de l'hospice des Orphelins , succès que j'avais annoncés par un simple examen qui n'a pas coûté une seule larme à ces enfants, démontrent le dégré de perfection que j'ai acquis pour explorer et traiter les lésions de l'oreille moyenne , par l'emploi des douches d'air.

On peut juger par le livre que je publie aujourd'hui, et les nombreuses observations qui y sont consignées, que je n'en suis plus, comme à l'époque de mon début, à tâtonner sur le choix des agents explorateurs, et que l'expérience a heureusement détruit chez moi ce prestige entraînant de la pratique de mes prédécesseurs.

108ᵉ *obs.* — *Nogaret a recouvré l'ouïe par la sonde de gomme et les douches d'air portées dans l'oreille moyenne.* — Nogaret, sourd-muet, âgé de onze ans, demeure à l'hospice des Orphelins, depuis sa plus tendre enfance. Il est d'une figure agréable, d'une expression douce et calme ; son caractère répond à sa figure, il a peu de vivacité. Avant mes premiers essais de traitement qui eurent lieu vers la fin de l'année 1829, ce jeune infortuné n'entendait que les bruits forts et les sons de voix élevés. Quoique fréquentant continuellement une centaine d'enfants de son âge entendant parfaitement bien, il n'avait pu parvenir à prononcer un seul mot ; il était aussi peu instruit dans l'emploi des signes propres aux sourds-muets, ce qui tenait sûrement au peu de complaisance de ses camarades. La sonde et les douches d'air firent connaître un engouement complet de toute l'oreille moyenne. S'il y avait rétrécissement des trompes d'Eustachi, il était peu considérable, car une sonde d'un calibre assez gros pénétra assez facilement à un pouce de profondeur.

Pendant plus de deux mois on entendit le bruit muqueux de la caisse ; l'ouïe se développait pour un jour, puis se perdait de nouveau ; je sentais la nécessité de joindre à ce traitement tout chirurgical l'usage des médicaments internes, comme le purgatif ou l'application de quelques exutoires. Je ne voulus pas le faire, afin de m'assurer si les douches d'air étaient suffisantes pour enlever un engorgement aussi ancien et aussi complet. En trois mois, Nogaret entendit non-seulement la parole, mais aussi les bruits les plus faibles, tels que celui d'une montre éloignée à deux pieds du pavillon de l'oreille ; il est déjà fort instruit dans l'art de lire, malgré le peu de leçons qu'il reçoit.

Malheureusement pour cet enfant, l'administration des Hospices, au lieu de le placer dans une école ordinaire pour continuer son instruction, commit la faute de le placer aux sourds-muets. Mais une personne charitable de l'établissement s'étant aperçue que cet enfant perdait de jour en jour, par un exercice exclusif de la mimique avec ses petits camarades, la faculté de parler qui lui avait été rendue, l'adopta dans sa famille dont il fait aujourd'hui partie.

La question de savoir si la maladie qui cause la surdi-mutité de naissance est quelquefois curable, se trouve, je crois, suffisamment résolue aujourd'hui par de nombreuses expériences et plusieurs rapports avantageux que l'Académie des sciences a cru devoir faire au sujet des communications que je lui avais soumises à cet égard.

Il y a en effet bientôt dix-huit ans que je reçois et entretiens chez moi des jeunes sourds-muets de naissance, auxquels, après être parvenu par mes traitements à leur rendre l'ouïe, je fais donner l'instruction auriculaire et orale.

MM. Chasles, maire de la ville de Chartres, Letellier et le docteur Durand, adjoints, ayant eu occasion de voir chez moi quelques-uns de mes élèves , et d'apprécier les résultats avantageux que j'obtiens chaque jour par les méthodes nouvelles que j'ai introduites dans l'art de traiter les maladies de l'oreille , appliquées surtout aux sourds-muets , ces messieurs , dis-je , crurent devoir augmenter le nombre des enfants confiés à mes soins , et me proposèrent de visiter les jeunes sourds-muets que renferme le département d'Eure-et-Loir.

Le préfet du département, M. de Saint-Aignan , accueillit ce projet avec bienveillance, et pour lui donner un commencement d'exécution , il réunit à Chartres le plus grand nombre possible de jeunes sourds-muets du département. Puis , les 17, 18 et 19 février 1837, assistés de M. le préfet , de plusieurs membres du conseil-général , de MM. les docteurs Côme , Durand , Semen , Manaury , Margayan, Grelau et Lelong, soixante-douze de ces jeunes infortunés me furent présentés pour être explorés et recevoir mes conseils. Secondé de M. le docteur Durand, je les classai comme il suit.

1° Individus simplement sourds, au nombre de   15
2° Enfants idiots et paralysés.   5
3° Sourds-muets frères et sœurs. 14
4° Sourds-muets âgés de plus de douze ans. .   8
5° Sourds-muets âgés de moins de douze ans. 30

72

Les sourds-muets de moins de douze ans ont, comme on le pense, particulièrement fixé mon attention ; leurs affections étant moins anciennes et les organes de la parole étant moins engourdis par le repos, ils offrent plus de chances de succès, et le résultat du traitement et de l'éducation auriculaire et orale est plus satisfaisant.

Un assez grand nombre de ces malheureux enfants furent désignés par moi comme pouvant être soumis à mes traitements, avec chance de succès. Trois particulièrement me furent désignés comme devant m'être envoyés et confiés, le ministre de l'Intérieur ayant sanctionné le vote du Conseil général pour l'entretien, chez moi, le traitement et l'éducation de ces enfants.

Mais des trois familles dans lesquelles les enfants avaient été choisis, une seule envoya son enfant, la jeune Haricot, qui fait le sujet de l'observation suivante.

Les deux autres familles, obéissant en aveugles à une influence malveillante, et redoutant, ainsi qu'on le leur donna à entendre, que je ne fisse des expériences douloureuses sur leurs enfants, refusèrent le bienfait qui leur était offert.

C'est ainsi que, par une aveugle incurie et par une sollicitude déplacée, ces parents priveront leurs enfants de la chance qui leur était ouverte de recouvrer un jour l'étendue de leurs relations sociales.

109ᵉ *obs.* — Célestine Haricot, âgée de onze ans, née à Logron, près Châteaudun, est douée d'assez d'intelligence, quoique élevée dans une ferme isolée, où par conséquent elle se trouvait peu en rapport avec les enfants de son âge.

Dès sa plus tendre enfance, ses parents s'aperçurent de son état de surdité et de son inaptitude à l'acquisition de la parole. Cependant ils parvinrent, vers l'âge de sept à huit ans, à lui faire prononcer quelques mots, en lui émettant avec force près de l'oreille gauche, et en ayant soin de fixer son attention sur le mouvement des organes vocaux.

Cette jeune fille me fut présentée à Chartres, dans le mois de février 1837. Elle se laissa sonder sans la moindre résistance ; les trompes d'Eustachi furent trouvées resserrées ; cependant à gauche l'injection d'air arriva dans la caisse où elle fit entendre un bruit muqueux sourd et sans aucun écho.

Sur-le-champ, Célestine indiqua par l'expression de sa figure qu'elle entendait les bruits qui se passaient autour d'elle. Le lendemain, son père partageait sa joie, il s'était assuré de la réalité de mon pronostic et des suites avantageuses de mon traitement. Aussi n'hésita-t-il pas à profiter de l'offre généreuse du Conseil général de son département ; il m'amena sa fille à Paris, le 27 octobre 1837.

En peu de jours la trompe d'Eustachi gauche fut dilatée, l'engouement de la caisse diminua, et l'ouïe put percevoir le battement d'une montre éloignée de six pouces de l'oreille.

Ce fut alors que commença l'instruction orale de Célestine, par les soins d'Honoré Trézel, ancien sourd-muet. Elle émet aujourd'hui tous les sons élémentaires de la langue française, et elle sait déjà employer les mots les plus usuels en usage chez les enfants de son âge et de son sexe.

Du 1er février 1838.

Du traitement des maladies de l'oreille moyenne chez les sourds-muets de naissance.

On pourrait classer l'historique de la thérapeutique de la surdité chez les sourds-muets, en suivant la succession des temps où ont vécu les auteurs qui se sont occupés de ces infortunés. On fixerait deux époques : l'une qui remonterait à l'année 1721 et s'arrêterait à 1810 ; l'autre comprendrait l'année 1811 et finirait en 1830.

Dans le cours de la première époque, on étudierait les travaux de Camérarius, de Buchner, de Baumer, de Jorisson, de Cooper et de Lebouvyer-Desmortiers.

Dans la seconde, on verrait figurer ceux de MM. Itard, Saissy et Hernandez. Mais cette marche exposerait à des redites ; elle entraînerait peut-être aussi à des réflexions peu favorables aux méthodes attribuées aux auteurs qu'on désignerait.

J'ai pensé qu'il valait mieux baser la classification sur les systèmes ou les méthodes de traitement et les diviser en trois classes.

La première classe comprend les traitements empiriques, la seconde les traitements explorateurs, et enfin la troisième les traitements rationnels.

Il a existé, et probablement il existe encore, certains guérisseurs qui traitaient indistinctement tous les sourds-muets par des instillations faites dans les conduits auditifs de compositions aqueuses ou huileuses (1) qui, en général, jouissent de propriétés irri-

(1) Voyez surtout le remède de Félix Merle, dont j'ai parlé dans mes lettres insérées dans *le Globe* et dans le *Journal des Sourds-muets* publié par M. Bébian.

tantes. Ces mélanges avaient guéri , disait-on , et cela suffisait pour en justifier l'usage. Engouements de l'oreille externe , paralysies locales ou provenant de l'encéphale , privation de parties solides ou fluides composant l'organe de l'ouïe , etc., toutes ces causes prochaines de surdité étaient combattues par le même arcane. Pour ne pas tomber dans un excès contraire en proscrivant totalement de tels remèdes , disons comment ils ont pu , dans certains cas , être suivis de succès ; indiquons par des exemples la juste confiance qu'ils peuvent inspirer , et posons des bornes à leur emploi, sans dissimuler leurs inconvénients et le peu d'avantage qu'on peut en recueillir. L'observation suivante me semble très-convenable pour expliquer le résultat de leur mode d'action.

110ᵉ *obs.* — Mᵐᵉ M... n'avait jamais joui d'une santé parfaite ; dans son enfance, ses yeux avaient été le siége d'inflammations. Sa poitrine tomba dans un état maladif après l'âge qui suit la puberté. Les couches furent toujours accompagnées d'accidents inflammatoires et quelquefois suivies de douleurs rhumatismales ; enfin, vers l'âge de quarante ans, les organes de l'audition furent douloureux ; une surdité s'ensuivit, et devint en quelques mois si intense que Mᵐᵉ M... fut obligée de se servir d'un cornet.

Tous les symptômes indiquaient une phlegmasie de la caisse du tambour : fut-elle méconnue, le traitement fut-il bien dirigé, ou la maladie ne put-elle être arrêtée dans ses progrès ? Je l'ignore : ce que je sais, c'est que l'inflammation parut bientôt au-dehors ; une suppuration épaisse se manifesta dans les conduits auditifs, la membrane du tympan s'ulcéra, et quand elle fut percée, la caisse du tambour se dégorgea, et l'ouïe redevint, non pas fine, mais assez bonne pour percevoir la conversation sans secours d'instrument acoustique : voilà l'histoire des heureux effets des remèdes qui enflamment et ulcèrent les parois des conduits auditifs. Admettez qu'un jeune sourd-muet porte depuis sa naissance une phlegmasie chronique de la caisse, compliquée d'un engouement complet : cette inflammation s'éteint ou elle n'est pas assez vive pour accumuler la sécrétion des matières morbifiques et rupturer la membrane du tympan. Tout reste en apparence *in statu quo* jusqu'au moment du développement d'une violente irritation excitée dans le conduit auditif. Cette maladie, provoquée par l'art, peut avoir pour terme la perforation de la membrane du tympan, opérée par ulcération, ou elle réveille la phlegmasie chronique de la caisse et provoque une nouvelle accumulation purulente qui occasione une rupture, comme nous l'avons observé chez la malade dont j'ai tracé l'histoire ; si cette perforation persiste, l'ouïe reste passablement bonne ; si elle s'oblitère, la surdité se renouvelle (1).

Ces explications, basées sur plusieurs faits que je possède, indiquent dans quels cas on peut employer ces remèdes, administrés d'une manière empirique par les médecins qui m'ont précédé dans la carrière que j'ai embrassée. Cependant je ne prétends pas, malgré mon expérience raisonnée, préconiser leur usage, car

___

(1) On me fera observer que les suppuratifs du conduit auditif peuvent aussi agir comme dérivatifs et enlever la *phlegmasie* de la caisse ? Oui, mais seulement dans les otites récentes.

rien n'est moins sûr que leurs effets , qui ne sont pas
toujours sans danger, puisqu'ils s'étendent quelquefois
aux membranes du cerveau. D'ailleurs nous possédons
des opérations qui peuvent les remplacer, ne serait-ce
que la perforation de la membrane du tympan faite au
moyen de l'instrument tranchant (1).

En tête des remèdes empiriques par excellence , je
place l'électricité et le galvanisme , dont je n'ai jamais
pu comprendre les bons effets dans les maladies de l'o-
reille. J'ai lu bien des fois l'exposé des travaux de Gra-
pengiesser, de Lebouvyer-Desmortiers ; j'ai parcouru
les essais faits par Saissy et d'autres médecins modernes , qui travaillent encore aujourd'hui avec une ardeur incroyable ; eh bien ! je n'ai encore pu apercevoir
le moindre rapport entre les causes prochaines des surdités et l'action de ces agents impondérables : ils rani-
ment la sensibilité nerveuse qui s'éteint , je veux bien
le croire ; mais qu'est-ce qu'une surdité par asthénie,
qui est susceptible de guérison par stimulation élec-
trique ? Je n'en connais pas, j'avoue même que je ne
comprends pas ce qu'on entend par paralysie du nerf
acoustique , qui peut, dit-on , survenir chez un enfant
doué d'une santé parfaite. D'autres médecins peuvent
bien la supposer, mais non la démontrer ; aussi l'insuccès est , en général, la conséquence de tous leurs essais empiriques.

Faut-il dire un mot du magnétisme animal ? Il me
suffira , je crois , de renvoyer à l'ouvrage de Fabre
d'Olivet (2) : il est le seul qui ait opéré des prodiges.

(1) Pour plus de détails sur les remèdes empiriques, il faut lire les
pages 455 à 460 du deuxième volume du *Traité* de M. le docteur Itard.
(2) *Notions sur le sens de l'ouïe*. Montpellier , 1819.

Je comprends dans la classe des traitements que je nomme explorateurs, tous ceux que l'on met en pratique sans connaître la lésion immédiate, prochaine, qui cause la surdité; leur emploi semble seulement justifié par leur rapport avec les causes éloignées des surdi-mutités. Un écoulement purulent, une éruption du cuir chevelu, des dartres ont-ils été supprimés chez un enfant pendant les premiers mois de l'existence? observe-t-on tous les symptômes d'une maladie scrophuleuse? De suite les médecins prescrivent des sétons, des cautères, des prétendus dépuratifs, des purgatifs plus ou moins violents ou des toniques antiscrophuleux. A l'aide des perturbations que ces remèdes opèrent dans l'économie, non-seulement ils espèrent neutraliser l'action de ces maladies sur l'oreille, mais se flattent même de rappeler le sens de l'ouïe éteint depuis la naissance, et cela sans se rendre compte des lésions locales, causes matérielles prochaines des surdités.

Ces médications, avouées en général par tous les médecins, quoique peu propres à satisfaire un esprit juste, n'ont pas eu jusqu'à ce jour plus de succès que les remèdes empiriques. Faut-il s'en étonner? Non, car en supposant même qu'une maladie inflammatoire de la caisse, occasionée par une ancienne sécrétion brusquement tarie, doive céder à l'emploi des purgatifs réitérés, on arrivera rarement au but qu'on se propose d'atteindre, parce qu'on ne possèdera aucun guide qui fixera la force, la quantité de ces évacuants, et qui indiquera qu'il y a amélioration dans la lésion de l'organe qu'on n'a pas exploré; on marche en aveugle et on cesse l'emploi du remède quand, peut-être, il commençait à opérer. Dans d'autres cas, au contraire, on

en fait un abus, on altère des organes, on ruine la
santé en voulant rétablir la fonction auditive, anéantie
par une destruction plus ou moins profonde de l'instrument acoustique. J'évite de citer nombre d'observations d'enfants martyrisés par des médecins qui suivent cette pratique problématique et insidieuse. Il suffit de dire que ces réflexions générales trouvent leur
application dans toutes les monographies anciennes
qui traitent de la surdité, et dans quelques ouvrages
modernes que je m'abstiens de citer par égard pour
leurs auteurs.

J'arrive aux traitements rationnels, c'est-à-dire à
ceux dont l'usage est basé sur la connaissance exacte
de la cause prochaine de la surdi-mutité.

Les médicaments dérivatifs externes et internes
pourraient se ranger dans cette troisième division, si,
après avoir établi le diagnostic de la maladie, le médecin jugeait que leur action fût suffisante pour en opérer la guérison ; mais c'est ce que je crois impossible.
Des obstructions passives que l'on rencontre au centre
de l'appareil auditif, des épaississements de membranes et des rétrécissements qui datent de plusieurs années, ne pourront jamais disparaître sous l'influence
de ces médications, soit générales, soit locales, qui
n'ont que des effets éloignés et qui n'agissent qu'en
modifiant la vie des organes. Il faut, quand les lésions
sont devenues passives, c'est-à-dire quand elles n'ont
plus de rapports avec l'état général de la santé, quand
leur action est épuisée, qu'elle est nulle sur la sensibilité organique, sur la circulation capillaire et sur les
sécrétions folliculaires, il faut, dis-je, opérer sur le
siége même du mal, le détruire, ou si la chose est im-

possible, trouver des ressources dans la partie de l'art chirurgical qui a pour objet d'ajouter ou de suppléer par une lésion artificielle aux portions d'organes que l'on juge ne plus pouvoir reprendre leurs fonctions habituelles.

Dans ce dernier cas, on procède à la perforation du tympan; mais je m'arrête ici, car tout ce que j'aurais à dire au sujet de cette opération, ainsi qu'aux autres procédés opératoires et aux instruments à préférer, se trouve consigné avec détail dans le chapitre IV, auquel je renvoie, me bornant ici à consigner de nouvelles observations qui feront mieux saisir les préceptes que je viens de donner dans les considérations ci-dessus.

111ᵉ obs. — *Surdi-mutité de naissance ou du bas-âge. Lueur d'audition à cinq ans, développée par quelques douches d'air... Traitement complet à onze ans. Voix agréable, exercice de la parole facile. —* Célestine Bardoulat, aujourd'hui âgée de onze ans, me fut présentée, en 1828, par les docteurs Vavasseurs et Bardoulat; elle était sourde et muette, elle n'entendait ni le battement des mains ni le bruit retentissant d'une casserole en cuivre fortement frappée avec une tige de fer. « A l'âge de huit mois, étant en nourrice aux Batignolles, elle fut affectée, dit M. Vavasseur, d'une gastro-entérite grave, accompagnée de muguet aphtheux, qui n'a cédé qu'aux soins les plus minutieux et les plus attentifs de sa mère. Depuis elle fut sujette aux épistaxis et aux maux de gorge. »

« Il y a quelques années, dit encore M. Vavasseur, persuadé qu'il était possible de remédier à l'infirmité de la jeune Célestine , je la conduisis avec son oncle chez le docteur Deleau jeune , dont je connaissais les brillants travaux sur les maladies de l'oreille. Ce médecin reconnut que le cas était de ceux qui sont accessibles au moyen qu'il met tous les jours en usage avec tant de succès. Il proposa aux parents de prendre l'enfant en pension pour la soumettre au traitement qu'il croyait nécessaire, et pour faire ensuite l'éducation des organes auditifs et vocaux. Cette proposition ne put être agréée ; car, quoique le prix de la pension fût très-modéré , la position de fortune des parents ne leur permit pas de profiter de cette faveur. »

L'existence d'une cophose occasionant le mutisme était facile à constater. Les amygdales, fortement tuméfiées , indurées , donnèrent à penser que toute l'oreille moyenne était engouée ; il s'agissait aussi de constater si l'oreille interne participait à cette lésion, ou si les nerfs auditifs étaient atteints de paralysie. Un diagnostic dans un cas aussi compliqué chez une enfant si jeune , comprenant à peine quelques gestes, eût été difficile à établir, pour ne pas dire impossible, par des médecins qui ne s'occupent pas spécialement des maladies d'oreille ; il le fut cependant en un instant, au moyen d'une sonde de gomme élastique portée dans les trompes d'Eustachi ; par son aide , un courant d'air vint indiquer l'engouement muqueux des caisses du tambour. Assez d'air resta momentanément dans ce réservoir pour donner aux membranes du tambour la faculté de vibrer, d'augmenter l'amplitude de leurs mouvements et de transporter ainsi les sons jusqu'au labyrinthe. L'enfant donna aussitôt des signes d'audition. Les jours suivants , même opération et résultats encore plus certains. En conséquence, le pronostic ne fut plus douteux; un avenir moins triste pour l'enfant consola les parents. En attendant cette époque si désirée, je leur recommandai de cesser tous les signes mimiques, afin de forcer les organes de la bouche à s'habituer aux mouvements multipliés et délicats qu'exige l'acte du langage parlé; ce conseil fit merveille; Célestine prêta l'oreille aux sons de voix les plus distincts; elle les imita, et à l'aide de la vue elle apprit à émettre des mots ou du moins des syllabes. En voici quelques-unes : *Telète* pour *Céleste*, *Taure* pour *Laure*, *tel* pour *sel*, *pobe* pour *robe*, etc.

Le 28 janvier 1834, ces mots lui furent articulés à voix très-haute près de l'oreille; mais ils ne purent être répétés : l'enfant n'y parvint qu'en voyant le mouvement des lèvres.

Dans l'espace de six ans, c'était bien peu de chose que d'avoir appris quelques monosyllabes, compris seulement par les parents. *Il eût mieux valu, dira-t-on, communiquer avec cette jeune fille par les signes naturels ou institués; l'instruction n'eût pas été autant négligée.*

L'instruction par le langage des signes !!! Voyez ses brillants résultats chez les sourds-muets qui rentrent chez leurs parents, sortant de nos institutions; observez-les dans les ateliers, confondus avec les individus qui parlent, alors vous connaîtrez leur position malheureuse ! Comparez-les avec Célestine lorsqu'elle aura atteint sa treizième ou quatorzième année, alors vous jugerez ! Mais laissons cette digression pour nous occuper de la seconde époque du traitement.

Janvier 1834, époque d'examen et de commencement d'un traitement médico-chirurgical, fut aussi marqué par les bontés de la reine, qui aida les parents de Célestine dans leurs dépenses.

Le traitement fut commencé par la résection des amygdales : après la cicatrisation des plaies, je portai profondément la sonde dans le tube gutturo-auriculaire droit ; la résistance fut peu prononcée ; l'air introduit dans l'oreille y développa aussitôt l'ouïe. De jour en jour on entendit le bruit muqueux de la caisse, qui était très-fort dès le début, diminuer d'intensité ; les mucosités prirent leur cours naturel, et l'oreille moyenne enfin s'habitua à son nouvel état, et ne renferma plus que son élément naturel, l'air ; aujourd'hui l'ouïe en est la conséquence. Il n'en fut pas de même pour l'oreille gauche ; la sonde ne pénétra d'abord qu'à deux lignes, puis à trois ; un mois ou deux après, elle parvint à s'enfoncer à un demi-pouce ; l'air poussé par la pompe foulante se fit jour à travers la portion osseuse du conduit d'Eustachi et arriva dans la caisse ; d'abord on n'entendit qu'un *léger bruissement sans écho*, c'était un filet d'air qui parvenait à la surface interne de la membrane tympanique ; plus tard, lorsque la sonde pénétra plus avant, ce fut une colonne qui percuta cette cloison : dès lors l'audition se révéla de ce côté à la jeune malade, qui en fit part avec la joie la plus vive ; aujourd'hui, elle prétend que cette oreille, d'abord si rebelle, est plus sensible aux sons vocaux que la droite.

L'instruction de Célestine marche avec son ouïe ; elle prononce tous les sons élémentaires de la parole, elle les assemble sous la dictée d'Honoré Trézel ; elle trace leurs caractères écrits, qu'elle sait, dans les livres, reconnaître sous les formes multipliées et bizarres qu'on a données à ces signes figuratifs des sons. Grâce à mes méthodes, cette chère enfant et ses camarades arrivent, avec peu d'effort, à la connaissance du langage oral et du langage écrit, et leur maître n'éprouve que peu de peines, parce qu'elles peuvent étudier seules, résultat heureux pour l'étude de la lecture.

Célestine est placée dans une pension de jeunes demoiselles, où elle a su captiver l'amitié de toutes ses jeunes compagnes; mais quoique entourée de mille soins, il lui faudrait, pour stimuler son zèle pour la parole, de jeunes sourdes-muettes comme elle en voie de guérison.

112ᵉ *obs.* — *Surdi-mutité de naissance due à un rétrécissement complet des trompes d'Eustachi, chez une jeune fille de cinq ans.* — Héloïse Laflèche, de Paris, fut mise en traitement à la même époque que Célestine. Élevée dans un quartier très-humide, la pointe Saint-Eustache, et dans une maison peu aérée, elle était prise pendant la saison pluvieuse d'affections du ventre et de congestions répétées vers l'organe encéphalique. La cophose datait de la naissance ainsi que le mutisme.

Pendant les premières années, de nombreux exutoires avaient été appliqués sans le moindre succès. La première exploration des trompes d'Eustachi me fit reconnaître un rétrécissement complet de ces canaux, tapissés par la muqueuse du pharynx, vivement tuméfiée et rouge dans l'état habituel. Pendant plus de deux mois, il me fut impossible de faire pénétrer de l'air dans la caisse du tambour. J'y parvins enfin du côté droit après un long régime alimentaire, le changement d'habitation, l'exercice et quelques saignées locales.

L'arrière-bouche moins sensible permit de réitérer les tentatives pour sonder. L'ouïe commença de se développer, mais ce ne fut qu'une année après que l'instruction de cet organe put commencer. Jusque-là, l'audition n'avait cessé de varier, son exercice ne se faisait pas sans douleurs. Elle était toujours nulle de l'oreille gauche. La seconde année seulement, en 1835, j'arrivai enfin dans la caisse gauche, mais l'ouïe n'a jamais pu atteindre le degré de finesse qu'on observe à droite.

Héloïse a reçu de l'instruction ; elle parle avec netteté, elle accentue ses phrases, ce qui donne à son langage de l'énergie et de l'agrément, qualités qu'on ne rencontre pas chez les enfants qui ont atteint la huitième année, lorsqu'ils entrent en traitement.

113ᵉ *obs.* — *Cas semblable au précédent, mais rechute à la suite de la coupe des cheveux, par un temps froid et humide.*

Consultation écrite par le médecin ordinaire de la famille.

« Philippe de T..., âgé de quatre ans et neuf mois, d'un tempérament bilioso-sanguin, cheveux et sourcils châtains, régulièrement constitué, issu de parents sains, dont aucun n'a été affecté de surdité, excepté sa grand'mère maternelle, qui est devenue sourde vers 1793 ou 94, par suite de frayeur et de peines morales; encore a-t-elle toujours conservé la faculté d'entendre à voix haute.

« L'enfant qui fait le sujet de cette observation, a beaucoup souffert dans sa tendre jeunesse : à trois mois, il a eu beaucoup de mal au cuir chevelu, consistant en de petites pustules remplies d'eau roussâtre et accompagnées d'un prurit insupportable qui engageait le malade à mouvoir et à se frotter continuellement la tête. A un an, ce mal guérit et se porta à la face, d'où il disparut au bout de dix à douze jours. C'est à cette époque qu'il paraît avoir donné quelques marques d'audition et avoir articulé distinctement *mon papa*, *maman*, quoique, si on s'en rapporte à la bonne qui l'a toujours porté sur ses bras, il n'ait jamais entendu.

«A deux ans, on lui a fait subir un traitement consistant dans une application de sangsues derrière les oreilles, auxquelles on a substitué deux vésicatoires, l'introduction, dans les conduits auditifs externes, d'une liqueur composée avec le cabaret, les roses de Provins, etc., dans du vin blanc, d'après le procédé empirique de M. Itard ; on y a joint quelques dérivatifs à l'intérieur ; ces moyens n'amenant que peu de résultat, disons mieux, aucune modification de l'organe de l'ouïe, je les ai abandonnés, voire même les vésicatoires, qui chez Philippe ne sont pas disposés à suppurer. Après ce traitement, je me suis contenté de prescrire des vêtements chauds, surtout à la tête et aux pieds, et d'abandonner pendant quelque temps cet enfant aux efforts de la nature.

« Au mois d'août 1829, M. de T... père, ayant fait consulter M. Itard sur l'affection de son fils, il en résulta une ordonnance que je fus appelé à exécuter, laquelle consistait à couvrir successivement toute la surface du crâne de vésicatoires appliqués de mois en mois, de manière à couvrir chaque fois un tiers de la tête. A ces moyens, M. Itard conseillait l'emploi des dérivatifs et un régime alimentaire convenable. Ce traitement a été fait et il n'a été suivi d'aucun succès ; au contraire, il a donné de la fièvre à l'enfant, l'a rendu triste, lui a fait perdre l'appétit, et m'a convaincu de plus en plus que ce n'est pas à la peau qu'il faut chercher des moyens curatifs de cette cophose. J'aurais préféré l'application du séton au cou, ou le cautère sur les apophyses mastoïdes ; ces moyens n'ont pas été tentés.

« Depuis un an et demi que cet enfant est livré aux forces de la nature, sa santé s'est bien raffermie ; il est gai, vif, fait bien toutes ses fonctions, et n'a jamais eu *aucune maladie naturelle*, excepté celle du cuir chevelu et de la face dont nous avons parlé. L'ouïe ne paraît point s'être modifiée, cependant il y a des moments où il semble qu'elle s'exerce un peu, et que les sons ordinaires sont perçus par l'oreille. Dans les temps orageux, l'enfant est inquiet, agité et souffrant; son sommeil est plus pénible qu'à l'ordinaire ; il se réveille plus souvent et se berce davantage, c'est-à-dire qu'il remue continuellement la tête sur son chevet, la portant, par une espèce de balancement, tantôt d'un côté, tantôt d'un autre. J'ai pensé que ce balancement, qui a paru pour la première fois lors de l'éruption à la tête, à trois mois, tient toujours à un reste d'irritation du cuir chevelu. Peut-être aussi tient-il à une autre cause que j'ignore et qui se lierait à la surdité. En même temps que le balancement de la tête a lieu, lequel est plus fort une nuit qu'une autre, Philippe pousse un petit cri plaintif ; il a parfois des accès de fièvre de demi-heure ou trois quarts d'heure, pendant le cours desquels il est fort accablé : il revient ensuite à son état naturel. La dernière fois qu'il a eu cette fièvre d'accès, celle-ci a été suivie de diarrhée. La mère attribue cette fièvre à des vers, quoiqu'il n'en ait rendu qu'un depuis qu'il est au monde.

« Donné à Riberac, le 24 octobre 1831. »

Cet enfant me fut présenté par son père, le 1er novembre 1831. Il n'articulait que le mot *papa*, mais en revanche il ne cessait de crier comme le font la plupart des sourds-muets. Avait-il apporté sa cophose en naissant, ou était-elle concomitante de l'éruption du cuir chevelu ? Les renseignements qui m'ont été donnés, et les traitements qui ont été suivis, ne fournissent aucun indice pour répondre à cette question. Les insuccès des tentatives de guérison, on peut même ajouter leurs effets nuisibles sur la santé du jeune de T..., démontrent ce que l'on doit attendre des remèdes empiriques.

Parce qu'il s'était déclaré une éruption sur toute la tête, était-ce donc une raison, après qu'elle fut éteinte, pour en provoquer une nouvelle ? Avant de s'y résoudre, ne fallait-il pas décider, constater quels avaient été ses rapports avec la cophose, rechercher la lésion qui en était le résultat dans l'organe de l'ouïe, et en déterminer le siége et la nature ? Sinon c'était se livrer à une pratique aveugle, sans principes, qui nous reporte à l'origine de l'art de guérir. De telles médications ne peuvent avoir quelques résultats qu'autant qu'on les applique sur des sujets atteints seulement d'une phlegmasie simple de l'oreille moyenne, susceptible d'être déplacée par dérivation ; mais ces cas heureux se rencontrent-ils souvent ? Peut-être une fois sur cent individus ; il faut donc en torturer quatre-vingt-dix-neuf inutilement. Voilà les conséquences de l'empirisme médical.

Que l'on sonde, au contraire, tous ces sujets, on découvrira celui qui devra subir le traitement avec un succès probable, et les quatre-vingt-dix-neuf autres n'auront eu à supporter aucune souffrance ; T... se serait trouvé du nombre de ces derniers ; on eût découvert chez lui un engouement de toute l'oreille moyenne compliqué d'un rétrécissement des trompes d'Eustachi, cause prochaine de sa cophose, aujourd'hui dissipée presque complètement par les douches d'air.

Philippe entend bien maintenant (1ᵉʳ février 1832), et sa parole répond à l'état de son ouïe ; âgé seulement de quatre ans et quelques mois, il apprendra facilement à parler : sa prononciation sera parfaite comme on peut s'en assurer en l'écoutant aujourd'hui répéter les mots qu'il a déjà appris. Ce fait est un triomphe pour la médecine auriculaire. Un traitement de quelques mois, qui n'a excité aucune douleur chez un être aussi jeune, ne peut manquer de fixer l'attention des médecins et des pères de famille qui ont des enfants sourds-muets ; il servira sans doute à attirer toute leur sollicitude sur ces êtres si cruellement mutilés.

Nota. Cet enfant a été vu, à diverses époques de son traitement, par MM. Dupuytren, Duméril, Magendie et beaucoup d'autres médecins.

114ᵉ obs. — *Sourde et muette par phlegmasie chronique de toute l'oreille moyenne.*

Nous venons de rapporter une observation de surdité qui ne pouvait être dissipée que par une opération propre à dégorger et à élargir une portion de l'oreille moyenne : voici , au contraire , un fait qui réclamait les dérivatifs, et qui , cependant , a été traité par les injections d'eau. Une telle erreur a porté ses fruits.

Caroline Haleton, âgée de vingt-un ans, sourde-muette depuis l'âge de dix à onze mois, entend cependant les bruits et quelques sons de voix ; elle a même appris à prononcer des mots isolés que l'on comprend assez bien. Elle est admise à l'Institution de la rue Saint-Jacques, depuis plusieurs années. Voici ce qu'on lit à son égard dans le deuxième rapport de M. Itard, inséré dans la *Revue médicale*, cahier d'août 1827 :

« La douleur produite par l'injection se dissipait ordinairement au bout d'une ou de deux heures ; quand elle durait toute la journée, et souvent même sans qu'elle se prolongeât aussi long-temps , elle s'accompagnait de quelques accidents ; il survenait des maux de tête, des étourdissements, une augmentation sensible de la surdité, une fièvre de quelques jours , et enfin une inflammation de l'oreille.

« Haleton , Croulebois, etc. , ont été pris, du deuxième au troisième jour de l'opération, d'une fièvre qui a duré de *tente-six à quarante-huit heures*. »

Cette jeune fille m'a été présentée le 6 septembre 1831. Elle était affectée d'un catarrhe pulmonaire chronique, qui avait déjà, je crois, atteint le poumon. On observait une rougeur dans tout le pharynx; les glandes amygdales, surtout la gauche, étaient très-grosses, engorgées. Le fond du conduit auditif gauche présentait une inflammation très-visible qui donnait lieu à une suppuration peu abondante. La membrane du tympan droit était rosée. L'ouïe était entièrement perdue à gauche ; de l'oreille droite, Haleton entendait peu. La sonde de gomme pénétra, sans beaucoup d'efforts, dans les trompes d'Eustachi; la douche d'air développa un peu de sensibilité; elle ne fit entendre qu'un bruit légèrement muqueux, ce qui indiquait que la caisse n'était pas engouée, mais seulement le siége d'une augmentation légère de la sécrétion qui s'y fait ordinairement. Cet état inflammatoire de toute l'oreille moyenne avec sécrétion purulente, observé dans le conduit auditif gauche, existait-il avant le traitement fait par M. Itard?

S'il existait, toutes sortes d'injections et surtout les injections liquides étaient nuisibles; s'il n'existait pas, c'est le cathétérisme et les douches d'eau qui l'ont provoqué. Dans l'un et l'autre cas, ce traitement était évidemment contre-indiqué, comme le démontre fort bien M. Itard, en rapportant les accidents qu'il a provoqués, ainsi que son insuccès.

Quant à ma sonde portée dans l'oreille, à travers des organes enflammés, et à la douche d'air qui a si bien fait connaître l'état de la caisse, on ne peut nier leur innocuité; elles ont indiqué le mode de traitement qui devait être suivi à une époque moins avancée de maladie, et tout porte à croire qu'il aurait eu des succès, puisqu'au milieu des désordres provoqués par les douches d'eau, on a observé des changements bien remarquables dans les fonctions de l'ouïe. M. Itard dit, p. 198 du même rapport : « Ces améliorations (de l'ouïe) sont de deux sortes, et peut-être ne sont-elles qu'un degré l'une de l'autre. L'une consiste dans l'aptitude acquise de percevoir les sons confusément, mais vivement et d'une manière douloureuse. Ce nouveau degré de sensibilité de l'organe se présente bien moins comme une propriété physiologique, que sous les apparences d'une irritation morbide. La seconde espèce d'amélioration dont il me reste à parler, quoique non moins fugitive, appartenait plus visiblement à une augmentation naturelle de la sensibilité acoustique ; elle s'est fait remarquer, contrairement à l'autre, de préférence chez les sourds les mieux entendants. Ce dernier résultat a été, toutes proportions gardées, moins rare chez les filles que chez les garçons : nous ne comptons parmi ceux-ci que Lefèvre, etc.; parmi les demoiselles nous avons eu Haleton, Massénat, etc. Mais, je l'ai déjà dit, il en a été de cette seconde espèce d'amélioration comme de la première, elle n'a été que passagère, sa plus longue durée a été d'un mois et demi comme chez Belier, et sa plus courte de deux jours, ainsi que je l'ai observé chez Haleton. »

115ᵉ *obs. — Demi-sourd-muet ; développement de la faculté de parler.*

On a beaucoup discuté sur le mode d'instruction que l'on devait suivre pour former l'ouïe, corriger la prononciation et développer les idées des demi-sourds-muets ; on a eu même le projet de les réunir, pour leur donner une éducation mutuelle. Je partage entièrement cette manière de voir, que l'on dit être approuvée par les membres de l'administration des sourds-muets de Paris. Ne serait-ce pas alors le cas de faire briller toutes les ressources de l'art chirurgical, en choisissant ceux de ces enfants qui seraient susceptibles de guérison, et en leur rendant une ouïe fine comme cela est arrivé à celui qui fait le sujet de cette observation ?

Edouard Daguenet, âgé de quatorze ans, me fut pré-

senté le 7 septembre 1831. On me remit la note suivante, écrite par son père :

« Il y a deux causes bien distinctes qui vicient la prononciation de mon enfant; une qui provient du *défaut
d'organisation de la bouche*, l'autre est la faiblesse de
l'ouïe; la langue m'a paru d'une épaisseur plus qu'ordinaire. Les dents sont si serrées, que nous avons été
obligés de lui en faire enlever. Il prononce le *c* et l'*s*
comme le *k*, l'*l* comme l'*n*, l'*e* comme l'*i*, et bien d'autres sons fort mal; il résulte de là que, malgré la grande habitude que j'ai de le faire lire, je ne puis pas toujours le suivre, quand je n'ai pas les yeux sur son livre.

« Lorsqu'il prononce mal la finale d'un mot, je la
lui répète; si son attention est grande, il la rectifie
du premier coup; dans le cas contraire, il la répète
mal comme la première fois, et ce n'est qu'en appuyant
fortement sur cette finale, que je parviens à lui faire
prononcer comme il faut. Lorsqu'il a le dos tourné et
qu'il n'est pas prévenu, on crie son nom à pleine tête;
le plus souvent il ne l'entend pas, c'est-à-dire qu'il ne
comprend pas qu'on l'appelle. Son nom, dans ce cas,
n'arriverait donc pas à son oreille comme il arrive à la
nôtre. Il est impossible de lui faire comprendre la
moindre chose en lui parlant bas à l'oreille, même
à la bonne, et pourtant il entend le battement de la
montre, il entend même le léger bruit *que font
les lèvres*, mais il ne peut comprendre ce qu'elles
expriment; il a, comme les sourds, le regard scruta-
teur. Le bruit du tambour, dans le plus grand lointain,
lui arrive, tandis que tous les autres bruits, bien plus
distincts, lui échappent : il est donc bien évident que
son ouïe n'est pas comme celle de tout le monde; je

crois bien que c'est là le plus grand obstacle au développement de son intelligence. Son enfance a été des
plus difficiles ; il eut pour première *nourrice , jusqu'à
quatre mois , une femme malsaine ;* l'enfant fut pris
d'une espèce d'érysipèle , qui lui mit le corps rouge-
feu. Il est probable qu'étant toujours dans des souffrances aussi cruelles , il ne cessait de crier. Ce n'est guère
qu'à l'âge de trois ans qu'il a été plus calme , aussi ce
n'est qu'à cet âge que cette affreuse maladie a cessé de
paraître ; depuis cette époque , cet enfant n'a pas toujours joui d'une bonne santé ; sans être précisément
malade , il a souvent des maux de tête et d'estomac.
On voit encore sur sa figure des traces de dartres fari-
neuses qui pourraient bien être les suites de cette affection érysipélateuse ; il bégaie toujours et fortement
quand il récite par cœur une leçon qu'il a apprise , ou
quand il raconte un fait nouveau , mais jamais dans ce
qui lui est familier. »

On aura une juste idée de l'état des facultés intellectuelles de cet enfant, et de ses connaissances dans
le langage parlé , après avoir lu les lettres suivantes,
qu'il écrivait à ses camarades, deux ou trois jours après
son arrivée à Paris.

« Mon petit ami ,

« J'ai entendu la montre au peut mieux. Je suis
bientôt gueri. J'ai été chez M. Deleau medecin. Ne
veut pas te faire du mal ; tu diras à M. Orange te portez
vous. Je suis peut malade. J'ai vu les bêtes ; le lion la
lionne le tigre l'elephat noix. La giraffe les singes
l'ours. Beaucoups oiseaus beaucoup gros poissons les
singes il y a mort, je vous embrasse la petite sœurs ,
etc. , etc. »

« Mon ami,

« Je suis bien content. Je vais écrit une lettre,
pour camarade ; je suis malade de Coutance à Saint-Lô ;
je ne suis pas malade Caen de Paris, se portez vous
bien. J'ai été promener avec maman et Charles. J'ai
été chez M. le curée à Charles. Le petit paysans ce
portez vous bien. A Caen, j'ai été voir une grande
maison d'ecole. Il y a beaucoup petit voiture de Paris.
Je vous embrasse pour tous, etc. »

Voici l'exposé des lésions que l'examen le plus scru-
puleux me fit découvrir.

La bouche était le siége d'une salivation abondante ;
les fosses nasales sécrétaient beaucoup de mucosités ;
l'arrière-bouche laissait voir une rougeur habituelle ;
les amygdales étaient tuméfiées et indurées : l'enfant
se plaignait souvent de céphalalgies intenses, qui
étaient précédées ou suivies de dérangements dans la
digestion, et accompagnées d'un mouvement fébrile.

L'ouïe ne percevait le battement d'une montre que
lorsqu'on l'appliquait fortement sur les pavillons ou
sur les apophyses mastoïdes.

Le pharynx présentait bien une altération chronique que l'on pouvait supposer être la première cause
de la surdité ; mais on ignorait jusqu'à quelle partie de
l'organe auditif cette cause avait porté ses ravages.
S'était-elle bornée à rétrécir, obstruer les trompes
d'Eustachi ? La caisse du tambour participait-elle à ces
lésions ? S'étant déclarée dès l'enfance, et ayant agi
pendant treize années sans interruption, et sans qu'on
ait rien fait pour en arrêter la marche, ne pouvait-elle
pas avoir atteint le labyrinthe ?

La sonde de gomme et les douches d'air levèrent

toute incertitude, en indiquant au juste le siége du mal et le lieu de l'organe auditif où il s'était arrêté. Malgré l'état inflammatoire de l'arrière-bouche, la sonde pénétra dans les trompes, et la douche d'air fit entendre un bruit muqueux qui avait lieu dans la caisse ; l'organe, laissé en repos pendant dix minutes, perçut le battement de la montre à trois pouces d'un côté, et à deux pouces de l'autre. Dès lors il me fut facile de conclure que le labyrinthe n'était pas malade, et je pus promettre, sinon une guérison complète, du moins une amélioration remarquable. Le succès surpassa mon attente ; un mois fut employé à la résection des amygdales, au traitement de l'irritation locale et à la guérison d'une légère gastrite chronique. Pendant la durée du second mois, les trompes furent élargies, et toute l'oreille moyenne douchée une fois par jour. Après chaque séance, nous observâmes des changements dans les fonctions de l'ouïe, qui aujourd'hui est aussi parfaite qu'on peut le désirer, puisque les parents et moi avons cru devoir cesser tout traitement et nous borner à un régime simple.

Le 3 janvier 1832 sa mère m'écrivit :

« Monsieur,

« Je puis vous annoncer avec plaisir que mon fils continue d'être bien. L'air vif et froid de notre pays *ne lui a rien fait perdre ; nous obtenons des succès sur sa prononciation*, et un peu sur son intelligence. Nous espérons qu'il ne commettra pas d'imprudence, car nous le surveillons. Il travaille avec courage, et il observe tout ce que vous lui avez dit : son retour avec amélioration a fait bruit dans notre pays.

F^{me} DAGUENET. »

Daguenet parle maintenant à voix basse (parole aphonique) ; avant son traitement, tous les essais que l'on avait faits pour arriver à ce résultat avaient été inutiles. Étant à l'église, il élevait la voix comme s'il eût causé dans les rues, avec ses petits camarades.

Il me reste encore à rapporter deux observations de surdi-mutité qui ne sont pas moins intéressantes que les précédentes.

116ᵉ *obs.* — Charles Lebreton, de Louviers, âgé de dix-huit ans, était affecté de surdité depuis son enfance. A l'âge de cinq ans, ayant été pris de la rougeole, il resta sujet à de fréquents accès de fièvres dites bilieuses et catarrhales : on l'astreignit assez long-temps à un vésicatoire appliqué sur la région épigastri-que, auquel on fit succéder un cautère au bras gauche, qui suppurait encore lorsqu'il me fut présenté, le 26 juillet 1830.

Ce jeune homme n'entendait le battement d'une montre que lorsqu'on l'appliquait sur les pavillons de l'oreille ; il le distinguait mieux par le temps sec que lorsqu'il était humide. Depuis quelques années seulement, les conduits auditifs étaient le siége d'une sé-crétion purulente ; les membranes du tympan étaient rouges et épaissies ; le pharynx portait aussi les traces d'une phlegmasie chronique. En faisant souffler le ma-lade ; le nez et la bouche fermés, il disait ne pas sentir l'air arriver sur les faces internes des membranes du tympan ; l'expérience de la sonde m'a prouvé qu'il disait vrai. Il se plaignait de bourdonnements sourds et de fréquents maux de tête, qu'il attribuait plutôt à la grande aptitude qu'il mettait à écouter qu'à une indisposition physique. Ce jeune homme parlait peu, n'émettait que de petites phrases prononcées à demi-voix et avec une articulation très-vicieuse. Il substituait beaucoup de sons à d'autres ; les sifflants *s, z, j*, étaient remplacés par les explosifs *t, k*. Quoiqu'il eût fréquenté les colléges, ses tournures de phrases étaient très-bizarres, et n'étaient bien comprises que par les personnes habituées à l'écouter souvent. Il se trompait surtout dans l'emploi des temps des verbes ; jusqu'à un âge avancé, il s'était aussi mépris dans l'usage des pronoms, comme le font tous les jeunes enfants affectés de demi-surdi-mutité.

Malgré la phlegmasie bien appréciable de l'oreille moyenne, mon moyen d'exploration ordinaire fit des prodiges, et nous connûmes bientôt que toute la partie de l'organe située dans le rocher était parfaitement saine. Trois douches d'air, *et notez bien*, avant tout autre traitement, firent entendre le battement de la montre à huit et dix pouces.

Pouvait-on alors douter des résultats du traitement ? Le malade et ses parents pouvaient-ils refuser les petites opérations qui devaient être pratiquées ?..... Quelle satisfaction de pouvoir exercer son art dans des cas qui ne laissent aucune incertitude sur le choix des moyens curatifs !

Les inflammations furent traitées par les remèdes ordinaires, tels que les fumigations gutturales, les saignées locales, et par un régime adoucissant ; lorsque la suppuration et la rougeur des conduits auditifs furent dissipées, ainsi que la phlogose de la gorge, la sonde et les douches d'air rendirent l'ouïe parfaite. Le traitement ne dura que deux mois. Pour compléter la cure, le jeune Lebreton reçut des leçons de prononciation du maître de mes jeunes élèves anciennement sourds-muets.

117ᵉ *obs.* — L'histoire du demi-sourd-muet qui fait le sujet de cette observation va donner lieu à une discussion d'un haut intérêt. Cet enfant a été examiné par M. Itard, qui a décrit son état dans une consultation que je rapporterai et que je placerai en regard de la description de la maladie écrite par son père. Viendront ensuite mes réflexions déduites du traitement que j'exposerai, et des résultats obtenus jusqu'à ce jour.

Auguste Triboulet, aujourd'hui âgé de huit ans, fut soumis à l'observation de M. Itard en juillet 1828 ; voici la consultation de cet honorable médecin :

« Les observations auxquelles j'ai soumis le jeune enfant pour lequel j'ai été consulté m'ont laissé voir une surdité peu intense, et que la turbulence, l'inattention continuelle, l'agitation nerveuse, qui se font remarquer de prime abord dans l'état de ce même enfant, rendent fort difficile à apprécier. Quelle que soit, au reste, l'intensité de l'affection acoustique, elle est tellement subordonnée à la perturbation des fonctions cérébrales, que celle-ci devient en quelque sorte la maladie dominante, ou du moins accuse une cause dont la cophose n'est qu'une dépendance. C'est donc contre cette affection morbide du cerveau que le traitement doit être dirigé. Cette affection, outre les symptômes que j'ai déjà indiqués, se trouve encore manifestée par l'indocilité de l'enfant, par l'alternative d'agitation et de somnolence, par la saillie des yeux et par les circonstances commémoratives, dont les plus remarquables ont été le développement tardif du

sentiment de la propreté et des fonctions de la loco-
motion.

« Les deux principales indications que présente cette
maladie sont d'établir une sorte de dérivation dans le
voisinage de l'encéphale, et de faire usage des calmants
généraux. Je conseille donc :

« 1° L'application d'un séton à la nuque, et tous les
mois, à la même époque, sur les lèvres de ce même
séton, huit sangsues, dont on provoquera le saignement
pendant trois heures ;

« 2° L'usage des bains mucilagineux, composés avec
une décoction de racine de guimauve, d'une demi-dou-
zaine de têtes de pavots et de cinq à six poignées de
pariétaire. Ces bains seront donnés tous les deux jours,
à la température de vingt-cinq à quarante-neuf degrés,
et l'enfant y restera pendant une heure.

« Cette maladie est une de celles dont le traitement
médical exige le plus impérieusement le concours des
moyens moraux : c'est par ceux qu'on puisera dans une
éducation spéciale, basée sur le caractère de l'enfant
et dirigée avec autant de patience que d'intelligence,
qu'on arrivera à régulariser les fonctions cérébrales
et à fortifier celles de l'oreille.

« Signé, ITARD.

« Paris, ce 11 juillet 1828. »

Je vais rapporter maintenant les réponses que fit le
père d'Auguste aux questions suivantes : sur

1° L'origine de la surdité ;

2° L'habitation ;

3° Le régime de vie ;

4° Les maladies antérieures à l'affection de l'organe
de l'ouïe ;

5° Les accidents survenus pendant la surdité ;

6° Le degré et les variations de la surdité ;

7° Les bruits, les bourdonnements, etc. ;

8° Les remèdes employés.

« Mon fils est âgé de huit ans. On suppose que la surdité est de naissance ; toutefois on observe qu'à l'âge de deux ans, et lorsqu'il ne parlait pas encore , il a fait une chute fort grave dans un escalier d'où il s'est précipité, la tête en avant, de la hauteur de douze marches ; son bourrelet a prévenu tout accident dangereux et il n'en est résulté aucune blessure.

« L'habitation où il a été élevé est fort saine.

« Son exposition est au midi, donnant sur un jardin, à l'abri des vents et éloignée du bruit.

« Cet enfant a été allaité par sa mère ; depuis il a toujours vécu à peu près comme ses parents ; il ne boit jamais de vin.

« A l'exception d'une rougeur très-récente, il n'a jamais eu de maladie de peau ; il est sujet à d'assez fréquentes migraines, qui occasionent des maux de cœur, des vomissements, et, par suite, une forte lassitude dans toutes les jointures et une douleur de tête à la nuque.

« Aucun accident remarquable ne s'est présenté vers les différentes parties du corps, si ce n'est cependant d'assez forts saignements de nez. Cet enfant a été sujet à d'assez fréquentes congestions cérébrales, qui, toutefois, n'ont jamais pris un caractère fort sérieux ; les contrariétés agissaient et agissent encore sur lui d'une manière violente. Plus jeune, chaque contrariété un peu forte était suivie d'une espèce d'assoupissement assez prolongé.

« La surdité dont il est affecté subit de considérables variations ; l'état de l'atmosphère n'y influe en rien ; cependant nous avons remarqué qu'elle était plus forte et plus longue à disparaître dans les mois de mars et d'avril. Elle est toujours devenue plus intense à la suite des migraines dont j'ai parlé et des accidents dont il a été question précédemment ; elle est souvent devenue plus grave à la suite de violents exercices dans un temps chaud. Ainsi, quand l'enfant s'échauffe extraordinairement en jouant, il est probable que le lendemain il entendra moins : dans ces circonstances le visage est extrêmement rouge et vultueux.

« Dans ses bons moments, et alors qu'il est disposé à faire attention, il entend assez bien si l'on parle fort lentement.

« Pendant ses moments de surdité, il entend un bourdonnement très-fort dans ses oreilles ; il cherche quelquefois à le faire entendre aux autres.

« La grande surdité disparaît petit à petit, et au bout de sept à huit jours il revient à son état ordinaire. Pendant cette grande surdité, la parole est engorgée. Il y a concordance remarquable entre l'amélioration de l'ouïe et celle de la prononciation.

« Il n'a été employé de remèdes que l'apposition d'un vésicatoire au bras gauche et l'application de sangsues aux oreilles ; il en est toujours résulté du bien par rapport à ses affections de la tête, et fréquemment une amélioration plus rapide dans l'ouïe. »

La consultation donnée par M. Itard et les réponses à mes questions font connaître qu'il y a maladie périodique du cerveau ou de ses membranes, et une surdité rémittente dont les exacerbations semblent se rattacher à l'affection de l'organe encéphalique ; mais ce que nous n'apprenons pas par ces écrits, ce sont les rapports intimes des causes prochaines, ou leur indépendance complète. La surdité n'est-elle qu'un épiphénomène nerveux, ou bien reconnaît-elle elle-même une cause matérielle, ayant son siége en totalité ou en partie dans l'organe de l'ouïe ? Avant de répondre, étudions un accès.

Auguste entre en pension chez moi le 9 juin 1831. Le 12, un accès a lieu ; voici ce que j'observe : le soir, il semble agité ; son regard est sévère (1) ; il s'irrite et cherche à battre les domestiques ; il dort peu ; il rêvasse. Le 13, sa figure est colorée ; il parle difficilement ; il n'entend plus ; il porte sa main à l'occiput, où il dit ressentir une douleur compressive. Sa langue est rouge sur les bords et vers la pointe ; son centre est couvert d'un enduit dit bilieux. Le cœur bat avec force ; le pouls est plein ; la chaleur générale semble être portée à l'intérieur, et surtout concentrée vers la tête. Pour ramener les fonctions à l'état de santé, une saignée était indiquée, l'expérience avait constaté toute son efficacité ; mais avant d'en venir à cette opération, il était important de décider si c'était cette congestion générale, agissant sur chaque organe pris individuellement, qui empêchait le libre exercice de leurs fonctions, ou bien si cet obstacle à la faculté de parler, d'entendre, de voir avec précision, n'était que le résultat de l'action de la congestion sur l'organe en-

____

(1) La figure de T... exprime parfaitement bien l'état habituel ou momentané de ses dispositions morales ; on lit sur son front qu'il jouit d'une intelligence peu commune ; on y devine même qu'il sera doué d'un caractère décidé, ferme, que sa conduite ne dément pas.

céphalique, comme semblait l'indiquer la douleur ressentie à la partie postérieure de la tête. S'il eût été possible de dégorger les organes de la parole, les globes oculaires et leurs annexes, en laissant obérées les autres parties de la tête, la question eût été résolue, car, en cas de lésions de fonctions par congestion d'organes pris individuellement, on eût vu la parole et la vision se rétablir. Dans le cas contraire, ces lésions eussent persisté jusqu'à la disparition de l'affection cérébrale. Eh bien ! ce qui ne pouvait s'accomplir pour la bouche et l'œil a pu s'opérer pour l'oreille. Une partie qui la compose, la trompe d'Eustachi, habituellement malade, de même que les environs de son embouchure, recevait pendant les accès une nouvelle quantité de sang qui obstruait le passage de l'air atmosphérique, ce qui a été prouvé sur-le-champ par une douche d'air ; l'ouïe a repris sa manière d'être accoutumée ; donc le cerveau ne participait pas à la cophose.

De ce diagnostic il est résulté les changements qui se sont opérés dans les sens de T... Ses accès ont été enlevés par le régime, les saignées, l'exercice, etc. La surdité a été traitée par la résection des amygdales et mes moyens accoutumés pour élargir la trompe d'Eustachi. L'éducation des organes vocaux a été faite ensuite avec assez de facilité. Auguste parle mieux maintenant que les jeunes gens de quatorze et dix-sept ans qui font le sujet des observations 115ᵉ et 116ᵉ. Il serait superflu d'ajouter d'autres réflexions ; d'ailleurs nous aurons occasion de voir de semblables observations chez des personnes âgées affectées simultanément de maladies de cerveau et de lésions idiopathiques de l'organe de l'audition. L'histoire d'Auguste serait incomplète si je ne transcrivais pas quelques-uns de ses écrits. Ces lettres confirment bien l'état de demi-surdi-mutité de leur auteur.

« Du 26 septembre 1831.

« Auguste set ecri a son papa et pis sa maman auguste ecri bien bien lir 3 petit danfan est né cri auguste est con ten voir petit sol da. »

« 9 novembre 1831.

« Monsieu deleau je l'aime bien parce qu'il n'a pas fait mal à auguste à la saignée et au vésicatoire monsieur deleau tavail beaucoup les messieurs et mis quelque chose au nez. »

De 1832 à 1837 je perdis Auguste de vue ; je n'en reçus aucune nouvelle ; il m'avait quitté entendant le battement d'une montre éloignée à un pied du pavillon de l'oreille ; ses accès étaient entièrement dissipés ; il avait perfectionné sa prononciation et il lisait à haute voix passablement ; enfin, il était arrivé au moment de se fortifier dans l'étude du langage parlé. Ses parents se chargèrent de ce dernier soin.

Ne trouvant pas l'oreille moyenne en assez bon état, j'avais insisté pour qu'on plaçât un séton à la nuque ; on ne suivit pas immédiatement ce conseil ; l'ouïe se perdit. Je n'en fus informé que par la lettre suivante, qui m'apprit en même temps qu'on avait consulté le docteur Itard :

« Lafère, le 19 mai 1837.

« Monsieur et cher confrère ,

« J'ai l'honneur de vous écrire pour vous demander vos bons avis sur un cas de demi-surdité constitutionnelle , rémittente ou périodique , que vous avez eue à

traiter, et dont la santé du sujet m'est confiée depuis
sa naissance.

« Il s'agit du fils de M. T..., notaire à Lafère, que
vous avez eu en pension en 1831, et qui fait le sujet
de la vingtième observation de votre brochure. Ce
jeune homme va avoir quatorze ans ; il est d'une très-
forte constitution. Vous l'avez jugé atteint d'un gonflement de la muqueuse pharyngée et de celle qui
tapisse l'intérieur de la trompe d'Eustachi.

« Dans un moment de plus grande surdité, une douche d'air introduite dans l'oreille interne ayant amené
l'ouïe à son état habituel, qui est dure, vous a fait
conclure que l'augmentation momentanée de la cophose
ne tenait pas à un état particulier du cerveau ou de ses
membranes, comme l'avait pensé et comme le pense
encore M. Itard, malgré vos observations, qui me paraissent très-judicieuses.

« Vous vous rappelez probablement, monsieur, que
cet enfant éprouvait par instants, surtout dans la saison
humide, après un exercice forcé, après une forte oc-
cupation d'esprit, comme après une violente contrariété, une augmentation prononcée de sa surdité ; il
est encore dans les mêmes dispositions. Alors il sent
ses oreilles comme bouchées, et pour remédier à cette
sensation pénible, il introduit les extrémités des doigts
auriculaires dans les conduits extérieurs de ces organes
et les secoue fortement, espérant donner une entrée
plus facile aux rayons sonores. Cette augmentation de
surdité cesse naturellement après quelques jours pour
se représenter plus ou moins promptement sous l'influence des mêmes causes.

« Nonobstant cette infirmité, les facultés intellec-

tuelles de ce jeune homme se sont bien développées ;
il touche du piano en mesure ; il écrit et apprend assez
bien, mais il lui faut un maître particulier ; il ne pourrait rien faire dans une pension.

« A l'automne dernier, Auguste a été examiné de
nouveau par M. Itard, qui continue de voir la cause
de l'infirmité de cet enfant dans une maladie périodique du cerveau ou de ses membranes ; en conséquence il a conseillé un traitement rationnel d'après
cette fausse idée : (une saignée du pied, suivie de
l'application d'un séton à la nuque ou entre les épaules;
des sangsues sur les lèvres du séton tous les mois ;
pédiluves très-chauds, avec addition de potasse ; gym-
nastique modérée ; point de travail d'esprit ; beaucoup
de distraction, une nourriture douce, etc.)

« Ce traitement ayant été suivi méthodiquement, on
a cru remarquer un peu moins de surdité, mais il est de
fait que les choses sont toujours dans le même état.

« Comme vous, monsieur, je suis persuadé que la
cause de la surdité existe dans l'oreille interne. Mais,
cette cause, ainsi que le siége de l'affection, étant bien
connue, quel moyen employer pour en débarrasser
le sujet ? Je ne puis faire aucune des opérations que
vous pratiquez journellement dans ce cas. Sont-elles
indispensables ? Dans le cas contraire, que reste-t-il
à faire ?

« Je vous serais bien obligé, monsieur, d'avoir la
complaisance de me répondre dès que vous le pourrez.

« Votre confrère,

« DEMOMMERO,

« médecin de l'hôpital civil et militaire
de Lafère. »

L'été se passa encore sans que je revisse mon ancien élève ; ce ne fut que le 3 octobre qu'il revint à Paris. Il n'entendait plus ni le battement d'une montre ni la parole. En présence de son père, il recouvra l'ouïe par l'emploi simple du cathétérisme et de quelques injections d'air. Qu'on juge maintenant si l'organe encéphalique malade était la cause de la perte de ce sens.

Nous allons voir maintenant ce qu'une bonne méthode d'éducation des organes de la parole opère sur les facultés de l'intelligence. Voici des écrits du jeune Triboulet, qu'on peut mettre en regard de ceux que j'ai déjà transcrits.

« Paris, ce 31 octobre 1837.

« Mon cher papa,

« J'ai été, mardi matin, voir M. Deleau, pour essayer si j'entendrais un peu mieux ; il m'a présenté sa montre ; je n'ai pu l'entendre que de très-près ; alors on m'a sondé, et je l'ai mieux entendue qu'auparavant. Mais j'espère, mon cher papa, que je l'entendrai mieux dans quelques jours à une distance raisonnable.

« Tu m'enverras, s'il vous plaît, une longue redingote, parce que je suis un peu enrhumé.

« Ton fils,

« A. Triboulet. »

Journal du traitement.

« Le 22, j'ai été chez M. Deleau pour me panser.

« Le 23, j'ai demandé à M. Deleau : Lorsque je bouge la gorge, ça fait toujours du bruit dans l'oreille gauche, et il m'a répondu : Tant mieux, ça va bien.

« Le 24, M. Deleau m'a demandé : Comment ça va-t-il ? Et j'ai répondu : Bien. Et je lui ai dit aussi que je peuve entendre lorsque la personne me parle.

« Le 25, pendant qu'on me panse, M. Deleau m'a demandé avec une parole basse, et je lui ai dit un peu à cause du mauvais temps. Alors on m'a sondé, et j'ai mieux entendu qu'auparavant.

« Le 26 ; j'ai été chez M. Deleau pour me panser.

« Le 27, M. Deleau m'a demandé comment vous allez, et je lui dit que je vais mieux.

Le 28, M. Deleau m'a dit : Oh ! j'espère que vous entendrez bien à quelque distance de la montre, et je lui ai répondu : C'est quand il fera chaud.

« Aug. Triboulet. »

CHAPITRE X.

DES INCONVÉNIENTS ET DES RECHUTES QUI SURVIENNENT QUEL-QUEFOIS A LA SUITE DU CATHÉTÉRISME ET DES DOUCHES D'AIR DE L'OREILLE MOYENNE.

Les inconvénients qui surviennent pendant, ou à la suite des douches d'air, sont : 1° l'inflammation de l'arrière-bouche, et le catarrhe de la caisse ; 2° l'emphysème ; 3° la rupture de la membrane du tympan.

Quand l'inflammation de la trompe d'Eustachi est disposée à passer à l'état aigu, ou quand l'on sonde avec peu d'adresse, trop fréquemment et surtout avec un instrument d'un calibre peu en rapport avec l'ampleur du conduit guttural, il n'est pas rare de voir succéder à l'opération une phlogose que l'on reconnaît le jour même à une augmentation de surdité ou plutôt encore à une plus grande difficulté éprouvée le lendemain pour exercer de nouveau le cathétérisme. Ce petit accident survient surtout quand l'orifice de la trompe est affectée d'une phlegmasie concomitante d'une angine pharyngée.

L'emphysème est produit par une plus ou moins grande quantité d'air qui s'introduit dans le tissu cellulaire sous-muqueux, quand la sonde, au lieu d'être dans la trompe, a excorié légèrement la portion de la membrane muqueuse qui tapisse le pharynx, ou celle des environs du pavillon rétréci. Dans le premier cas, l'emphysème produit un gonflement qui gêne la déglutition ; il est quelquefois apparent à l'extérieur sur les côtés du cou, à un pouce au-dessous de l'oreille. Dans le second cas, l'air fait gonfler le voile du palais et la luette au point de donner, pendant plusieurs heures, des envies d'avaler comme cela arrive toutes les fois que cette extrémité charnue repose sur la base de la langue. Aussitôt que l'on s'aperçoit de cet accident, il faut suspendre la douche d'air, retirer la sonde, frictionner fortement du côté du cou qui est gonflé, et porter le doigt dans l'arrière-bouche, pour comprimer dans tous les sens l'amygdale et le voile du palais ; l'air s'insinue dans les parties voisines, et le patient en est quitte pour un petit malaise qui se fait ordinairement sentir jusqu'après le premier repos. Pour éviter ces désagréments, il faut d'abord sonder avec habileté, ne pas forcer la sonde quand elle ne veut pas glisser sur le mandrin ; enfin, avoir soin de n'employer que des algalies très-arrondies à leurs extrémités. Il faut aussi avoir la précaution de n'injecter que très-peu d'air, quand on n'est pas certain d'avoir pénétré dans la trompe, et quand on a éprouvé beaucoup de difficultés pour rencontrer son orifice. Je crois avoir observé que l'on produit plus souvent l'emphysème chez des personnes très grasses que chez les personnes maigres ; le doute que je laisse dans cette assertion provient du peu d'expérience que j'ai sur cet accident, qui ne s'est rencontré que six à sept fois dans ma pratique.

La rupture de la membrane du tympan s'opère quand la sonde est fortement serrée par la paroi de la trompe.

L'air poussé avec trop de force vient faire effort dans la caisse, surtout si cette cavité est libre ; il déchire la membrane du tympan exactement au milieu de sa moitié inférieure ; l'ouverture est ronde, et a presque toujours une ligne de diamètre ; il serait à souhaiter que, dans beaucoup de cas de surdité, on pût en produire de pareilles à volonté. Le patient n'éprouve aucune douleur ; il ne se doute pas même de ce qui lui est arrivé ; souvent il est agréablement surpris d'entendre parfaitement bien. J'ai profité de cet accident pour faire de nouvelles observations sur la perforation artificielle opérée avec art ; j'ai déjà lieu de m'en féliciter. Pour éviter cette rupture pendant la douche, il faut mesurer la force du courant, et écouter près de l'oreille pour s'assurer si la colonne d'air retourne dans la gorge avec plus ou moins de facilité.

Je ne me bornerai pas à ce simple exposé des accidents produits par les douches d'air ; j'entrerai dans plus de détails en parlant des sourds qui les ont éprouvés ; je sais trop bien que les fautes des médecins sont souvent aussi instructives que leurs succès ; ils en doivent donc un compte exact, sinon ils se rendent coupables , en retardant les progrès de la science auxquels ils doivent sacrifier leur amour-propre. D'ailleurs, il est des accidents qu'on ne doit pas craindre d'avouer ; ils sont tellement inhérents à toutes les opérations que les maîtres les plus habiles ne peuvent les éviter, tels que les hémorrhagies dans l'opération de la taille , l'écoulement des humeurs de l'œil dans l'opération de la cataracte par extraction , etc. ; je ferai les mêmes réflexions relativement aux non-guérisons de surdités quoique dépendantes des maladies de l'oreille moyenne. Malgré mes succès, il ne faut pas se persuader que je parviens à élargir toutes les trompes rétrécies, à débarrasser toutes les caisses engouées, etc. Non , sans doute , il est des cas, il en est même beaucoup, qui me font échouer dans mes tentatives ; mais , lorsqu'ils se rencontrent dans ma pratique , je puis assurer à ma grande satisfaction qu'il ne me faut que peu de jours pour m'en apercevoir ; par là, j'épargne de la douleur au patient, et je le décide de suite à vivre avec son infirmité ; c'est encore un service que l'on doit aux douches d'air employées avec prudence et surtout avec franchise.

Les rechutes sont à craindre , j'en ai souvent observé ; je les citerai dans le recueil de mes observations avec autant d'empressement que mes guérisons qui ne se sont pas démenties. Si ces rechutes sont dues à l'impuissance de mon art , je le dirai , afin d'avoir le droit d'exiger d'être cru , quand je parle de l'incurie des malades. Les faits suivants feront comprendre la nature et les causes des inconvénients que je viens de signaler.

118e *obs.* — *Surdité par rétrécissement des trompes et embarras muqueux des caisses ; fosse nasale droite mal conformée ; emphysème du voile du palais produit par la seconde injection d'air.* — M. Brückner, de Saint-Pétersbourg, âgé de trente-trois ans, doué d'un bon tempérament, devint sourd de l'oreille gauche en 1812, sans en connaître la cause ; en 1820, la droite perdait aussi de sa finesse ; un grand vésicatoire placé à la nuque la débarrassa jusqu'en 1830 ; un second exutoire n'eut plus aucun effet. M. Brückner vint me trouver en 1832, il n'entendait plus le battement d'une montre que lorsqu'il appliquait la boîte sur le pavillon droit ; il le percevait encore à quelques pouces du gauche.

Tout l'extérieur de la tête avait pris un excès de sensibilité, et il s'y développait de petites pustules inflammatoires qui se terminaient par suppuration.

Les conduits auditifs et les membranes du tympan n'offraient rien de remarquable ; les piliers et le voile du palais, sans être douloureux, étaient cependant très-rouges et tuméfiés ; les amygdales très-développées participaient à cette lésion. Le malade était sans cesse contrarié par des bruits d'oreille semblables à celui que l'on entend en appliquant un coquillage sur le côté de la tête.

L'inflammation de la gorge ne me parut pas une contre-indication au cathétérisme ; je sondai la trompe gauche ; après l'injection, la montre put être éloignée à six pouces du pavillon. Le lendemain, je voulus pratiquer la même opération à droite ; d'abord je trouvai la fosse nasale mal conformée ; la sonde s'arrêta à deux lignes du pavillon, et soit qu'elle eût excorié légèrement la muqueuse, soit qu'elle fût trop serrée par l'embouchure de la trompe, l'injection produisit *l'emphysème* du voile du palais. Ce léger accident démontre combien il est essentiel d'explorer avec le petit soufflet, avant d'en venir à la grande douche.

L'air, introduit dans le tissu cellulaire, se répandit dans les parties voisines à l'aide de frictions pratiquées avec le doigt introduit dans la bouche ; le repos acheva la guérison de cet engorgement accidentel. Après deux jours de repos, je revins au cathétérisme, qui, à l'aide des saignées et de légers purgatifs, rendit l'oreille fine malgré l'ancienneté de la surdité.

119° *obs. — Rétrécissement complet des trompes, embarras muqueux de toute l'oreille moyenne, amygdalites fréquentes, emphysème produit par une injection d'air. Guérison de l'affection de l'oreille gauche, rechute, nouvelle guérison par un second traitement.*

En 1826, M. Heudebert, âgé de trente-trois ans, reçut du docteur Itard la consultation suivante :

« Surdité catarrhale sanguine bien prononcée ; variations très-notables ; autrefois fréquentes disparitions de la surdité par l'action de se moucher ; actuellement, même soulagement un peu marqué par une simple injection. Mieux pendant l'été, et par des bains de vapeur.

« Faire une saignée du pied de trois palettes, le surlendemain appliquer trois sangsues au lobe de chaque oreille. »

Ce premier traitement exécuté, il fut suivi de bains de vapeur et d'un régime convenable ; la gorge et la tête s'en trouvèrent bien, mais l'ouïe ne se développa pas.

Au mois de janvier 1828, je fus consulté; M. Heudebert me remit la note suivante :

« M. Heudebert a été atteint de surdité vers l'âge de douze à quinze ans, et depuis cette époque il a consulté et suivi les ordonnances de plusieurs médecins ; il peut en avoir éprouvé du soulagement, mais il ne pourrait affirmer que ce soulagement, qui n'a jamais été que momentané, provînt des traitements qu'il a suivis ; il est plus porté à croire que la température a produit sur son infirmité plus d'effet que toute autre chose.

« Les médecins ont pensé que l'humeur était la principale cause de la surdité ; en conséquence ils lui ont fait poser, à différentes époques, plusieurs vésicatoires au cou, aux bras, aux oreilles, ils ont même ordonné un cautère, et rien ne l'a guéri.

« M. Heudebert a supprimé ce dernier exutoire il y a environ sept à huit ans, sans prendre aucune précaution, ni même sans en prévenir aucun médecin : néanmoins il n'a pas cessé de bien se porter.

« La surdité est tout-à-foit extraordinaire par ses variations aussi étonnantes qu'inconcevables ; par exemple, il arrive quelquefois que dans une seule journée, et même dans l'espace d'une heure, il a des instants où il n'entend que très-difficilement ; depuis deux mois ces variations ne s'opèrent plus. »

Après plusieurs saignées faites sur les épaules et le dos, je pratiquai l'opération du cathétérisme sans aucun succès, l'air n'arrivait pas dans les caisses, et si j'insistais, l'emphysème du voile du palais avait lieu ; cependant la sonde pénétra plus profondément et l'air fit irruption dans la caisse gauche ; aussitôt M. Heude-

bert entendit très-bien. Il m'a été impossible de pénétrer dans l'oreille droite, malgré le grand nombre de
tentatives que je fis, aussi l'ouïe est-elle complètement
anéantie de ce côté.

M. Heudebert se contente du peu d'audition qu'il
doit aux douches d'air, il ne semble pas croire qu'en
laissant subsister l'affection de l'arrière-bouche, la
surdité reparaîtra avec une intensité nouvelle (1).

Ce pronostic se réalisa, la trompe gauche se referma
l'année suivante ; nous eûmes recours à un second traitement qui eut un plein succès.

120° *obs. — Inflammation herpétique des conduits
auditifs, compliquée d'un engouement de l'oreille
moyenne ; rechute, guérison.* — M. Krauser, âgé de
cinquante-un ans, demeurant rue du Faubourg-Saint-
Martin, n° 83, ressentit de violentes douleurs d'oreilles après s'être refroidi dans un moment où il se
trouvait couvert de sueur. Il s'établit un léger suintement de sérosité qui s'écoulait par les conduits auditifs;
deux ans après l'origine de ce mal, les membranes du
tympan étaient phlogosées et les parois de l'oreille externe couvertes de croûtes dartreuses ; enfin, une surdité intense était venue se joindre à ces accidents. A
l'inspection des conduits, il me fut facile de voir que
leur maladie n'était pas la seule cause de cette infirmité ; en effet, quelques douches d'air, en dévelop-
pant l'audition, firent connaître que la trompe était
lésée. La phlegmasie herpétique n'ayant pas été traitée
avec assez de persévérance, renouvela plusieurs fois
de suite la surdité, en se propageant sans cesse dans

___

(1) Cette note est extraite de mon premier manuscrit déposé à l'Académie des Sciences en 1828.

l'oreille moyenne. Mais enfin un nouveau traitement mit fin aux dartres, et de nouvelles douches d'air rendirent l'ouïe fine.

——◦◦◦——

Ce n'est pas dans la classe élevée de la société qu'il faut en général chercher des cures remarquables. Celui-là se tromperait s'il fondait sa réputation à venir, sur les malades les plus opulents ; doués d'une constitution pervertie par mille soins hygiéniques mal entendus, il faut être près d'eux sans cesse en garde sur les modifications que ces soins antérieurs exigent nécessairement dans l'administration des remèdes. Par exemple, espère-t-on guérir un rhume de gorge en tenant chaudement le cou et la tête pour opérer une douce dérivation au moyen de la perspiration cutanée ? Il n'en est rien : le lendemain on est tout étonné de trouver une augmentation d'irritation compliquée d'un mouvement fluxionnaire vers toute la tête. Quelle a été la cause de ce changement si contraire à celui que l'on attendait ? C'est tout simplement parce qu'on a entouré le cou d'un léger foulard, et parce qu'on a couvert le chef d'un simple bonnet de soie, sans tenir compte de la chaleur habituelle de l'appartement et des corridors; on avait omis aussi de s'informer des habitudes du malade, il couchait nu-tête depuis sa plus tendre jeunesse.

Il existe bien d'autres contrariétés qui assiègent journellement et le patient et le médecin. On n'en finit pas avec les consultations et avec la susceptibilité des confrères qui veulent avoir leur part de gloire ; il faut satisfaire sans cesse leur amour-propre par de légères concessions. Aux parents, aux amis, aux visiteurs, il faut encore leur concéder quelque chose, ne serait-ce que la mauve pour la guimauve. Oh! que je plains de tout mon cœur les médecins trop novices ou assez faibles pour se soumettre à toutes ces exigences ridicules, si contraires aux vrais intérêts de leurs malades! Point de ces complaisances chez l'homme du peuple; on commande, il obéit; et si quelquefois on le brusque, il en est récompensé; il guérit promptement et on l'affectionne.

On ne craint pas pour lui le passage brusque du chaud au froid ou du froid au chaud; si on le couvre, on est assuré qu'il s'en trouvera bien.

Ces généralités s'appliquent à l'histoire suivante.

121° *obs. — Tuméfaction des amygdales, rétrécissement des trompes d'Eustachi, bronchites et rhumes fréquents, rechute faute d'un traitement complet.*

Dans le courant de septembre 1831, je fus appelé pour donner des soins à M. le P. de J..., qui, depuis son enfance, était affecté de surdité. Jamais, étant au spectacle, il n'avait pu entendre la parole des acteurs, quoique placé à l'avant-scène. Il ne percevait le battement d'une montre que lorsqu'il approchait cet instrument à neuf pouces de l'oreille gauche et à un pied de la droite; le pharynx et les amygdales portaient les traces d'anciennes phlegmasies qui n'échappèrent pas à mon investigation. Le nez était aussi le siége de rhumes fréquents.

Plusieurs médecins avaient été consultés avant moi; les uns avaient prescrit les toniques excitants, d'autres avaient pensé que les voyages opèreraient une révolution salutaire. L'espoir des uns et des autres

fut déçue. J'appris que depuis sa naissance M. de J...
couchait nu-tête, habitude qui ne convient pas à notre
climat.

L'oreille externe était parfaitement saine, il fallut
chercher la cause de la dysécie dans l'oreille moyenne.
La sonde introduite dans la trompe d'Eustachi, je pratiquai la première douche d'air, elle améliora l'ouïe ;
le battement de la montre fut entendu à cinq pouces
plus loin qu'avant cette opération. Ce changement subit me donna le plus grand espoir ; en effet, les jours
suivants la fonction auditive se trouva développée au
point de percevoir la parole des acteurs dans la salle
du Théâtre-Français. La montre pouvait être éloignée
à deux pieds de l'oreille.

Les injections d'air étaient accompagnées de l'application des ventouses et de quelques vésicatoires volants, afin de combattre la phlegmasie chronique des
trompes, qui était bien évidente.

Le 15 novembre, le traitement fut interrompu par
une amygdalite qui se déclara à la suite de quelques
jours d'humidité ; l'ouïe ne souffrit cependant pas
beaucoup de cet accident.

En décembre, le froid se fit ressentir assez vivement ; pour s'y soustraire, M. de J... prit trop de précautions ; l'appartement et les corridors furent trop
échauffés ; le sang se porta à la gorge et vers la tête ;
après une sortie, il survint une bronchite aiguë, elle
dura quinze à dix-huit jours. On me prévint que la durée de cette affection avait été courte, comparativement
aux suites de la même maladie dans le courant des
années 1828, 1829 et 1830. Je pense que ce furent les
fumigations émollientes et diaphorétiques prises par

la bouche, qui abrégèrent la durée de ce catarrhe aigu.

Les mois de novembre, janvier et février, se passèrent sans qu'il survînt de rechute de surdité, malgré les coryzas qui se renouvelaient sans cesse.

Les sondes et les injections d'air entretinrent les trompes en si bon état, que les battements d'une montre étaient perçus à quatre et cinq pieds du pavillon auriculaire. Souvent M. de J... m'exprimait sa joie d'entendre au spectacle. L'espoir d'une guérison parfaite était donc fondé.

Je réservais l'emploi d'autres agents thérapeutiques pour l'époque des chaleurs. Il était convenu que nous emploierions les grosses sondes, les douches d'air et les bains sulfureux toute la saison d'été. Mais l'apparition du choléra vint détruire nos projets. Des conseillers maladroits, comme on en rencontre surtout dans la classe élevée, furent encore plus nuisibles à l'ouïe de mon intéressant malade que ce fléau destructeur.

La saison humide occasiona une rechute qui ne fut pas complètement combattue.

122ᵉ obs. — *Même cas que le précédent ; rechute, second traitement, guérison.* — A l'âge de trente ans, M. Yvonnet fut affecté d'une cophose qui subsista cinq à six mois sans qu'il fût possible de la faire céder en hiver, malgré un traitement fort énergique. Elle disparut enfin en été, par l'action prolongée d'un large séton appliqué à la nuque. Six ans après, cette infirmité reparut avec non moins d'intensité que la première fois. Les chaleurs ne produisirent plus aucun bien-être. M. Yvonnet vint me consulter le 22 août 1831 ; il avait ressenti tout l'hiver de légères douleurs d'oreilles et de gorge, qui n'étaient entièrement dissipées que depuis le printemps, à la suite d'applications de sangsues et de plusieurs vésicatoires volants.

Ces agents thérapeutiques n'avaient produit aucun changement ni dans l'ouïe, ni dans les bruits ressentis dans les oreilles. Ces bruits ressemblaient à ceux que fait entendre le feuillage agité.

La sonde de gomme étant introduite dans la trompe, la première injection d'air améliora subitement l'audition. Ce changement heureux m'avait été facile à prédire d'après l'inspection de l'arrière-bouche ; tout le pharynx était phlogosé et les amygdales dépassaient de beaucoup les piliers du voile du palais. Je voulus en pratiquer la résection, le malade refusa. Il fallut dissiper la surdité malgré son apparition ; je pus satisfaire le malade, mais une année après une nouvelle rechute lui fit prendre une résolution plus ferme.

L'ablation d'une partie des tonsilles, suivie de la dilatation des trompes d'Eustachi, rendit l'ouïe assez délicate pour que le malade pût continuer son commerce dans le quartier le plus humide de Paris, la rue des Lombards.

CHAPITRE XI.

DES EFFETS PATHOLOGIQUES DE QUELQUES LÉSIONS DE L'OREILLE MOYENNE SUR LES MUSCLES DE L'EXPRESSION FACIALE, SUR L'ORGANE DE LA VUE ET SUR L'ENCÉPHALE (1).

Dans le chapitre consacré à l'examen des sympathies pathologiques de l'oreille moyenne, il sera facile d'apercevoir les liens qui rattachent la *spécialité mé-*

(1) Lu à l'Institut de France le 22 août 1857.

dicale à l'observation de tout l'organisme. On suivra avec moi les irradiations nombreuses d'un point de l'économie animale, qui parfois, sous certaines influences, devient centre commun, arbitre impérieux de tous nos mouvements, de toute notre volonté, jusqu'à ce qu'une main habile vienne maîtriser sa prédominance vitale devenue si active et si puissante.

Oui, et ce n'est point une hyperbole, un point de l'organe auditif devenu malade change quelquefois l'expression faciale, paralyse tout un côté du corps, éteint la vision, simule l'apoplexie et anéantit les facultés intellectuelles. Ces lésions sympathiques, la perte de la vue surtout, que n'expliquent pas d'une manière satisfaisante les rapports établis d'organe à organe par le système nerveux, ont échappé jusqu'à ce jour à l'observation des praticiens. Les auteurs n'en font aucune mention dans leurs trop nombreux recueils de faits pathologiques. Les médecins même qui s'occupent spécialement des maladies des yeux et ceux qui sont placés à la tête des établissements de sourds-muets ont gardé le même silence. Je ne puis qu'être étonné, dois-je dire de cet oubli ou de cette négligence d'éclairer les praticiens sur des faits qui se présentent fréquemment et dont l'étude est d'une si haute importance, surtout chez les enfants du premier âge, incapables de rendre compte du lieu de leurs souffrances. Ces jeunes sujets sont-ils affectés d'une otite interne, accompagnée de convulsions des muscles de l'expression faciale, de l'irrégularité du regard, de l'abaissement de la paupière supérieure, on prononce de suite qu'il s'agit de traiter une maladie du cerveau ; et si, à la suite de plusieurs jours de souffrance, le pus se fraie une issue à travers la membrane tympanique, on ne voit qu'une complication dans cette otorrhée essentielle. Ce chapitre servira à dissiper de telles erreurs, et prouvera par des exemples péremptoires que beaucoup d'enfants, que l'on croit atteints des maladies du cerveau dites fièvres cérébrales, n'éprouvent très-souvent que des otites, phlegmasies latentes aux yeux des médecins qui ne se sont pas rendu compte des nombreuses sympathies de l'organe de l'ouïe.

Avant de prouver ces assertions par des faits, il est utile, je crois, de s'arrêter un instant sur quelques phénomènes sympathiques provoqués, dans l'état de santé, par une excitation insolite des organes de l'ouïe et de la vue. Ces dérangements fonctionnels sont pour l'observateur le passage de l'état physiologique à l'état morbide.

Toutes les fois que la membrane du tympan est ébranlée de dehors en dedans ou de dedans en dehors par des corps liquides, ou par l'air agissant sur elle par percussions instantanées et fréquentes, par exemple, quand on lance les premiers à l'aide d'une petite seringue, et le second au moyen d'un soufflet *auriculaire*, il en résulte un étourdissement qui, chez des individus très-nerveux, est quelquefois suivi d'un commencement de lypothimie. L'air mis en mouvement par des sons et des bruits confus d'une certaine intensité a produit les mêmes effets. L'enfant, ou même l'homme timide et faible, placé trop près d'un torrent, y est bientôt englouti par la suspension momentanée de l'influx nerveux sur les forces musculaires. Ces sortes d'accidents ne sont pas rares. Les fables mythologiques les expliquaient par l'attraction des divinités fluviales.

Le cerveau reçoit le même ébranlement de l'organe de la vue, toutes les fois que celui-ci est frappé par l'apparition subite et instantanée de plusieurs objets diversement colorés ; tout le monde connaît le malaise que l'on éprouve après avoir tourné plusieurs fois sur soi-même ; le même effet est aussi produit lorsque étant placé sur un bateau dont la marche est rapide on regarde fixement le rivage. La vue et l'ouïe étant simultanément frappées quand on se trouve dans une voiture, il en résulte chez certaines personnes des étourdissements suivis de vomissement.

De ces sympathies physiologiques à un état de malaise durable de l'encéphale il n'y a pas un grand intervalle ; non pas que je veuille dire que cet organe puisse rester long-temps étonné, étourdi ; il réagit, et il en résulte cette exaspération intellectuelle qu'il n'est pas rare d'observer chez les musiciens de profession. Étant dans la Vendée, je me souviens d'avoir rencontré, à Fontenay, un monsieur grand amateur de musique. Durant une promenade dans son parc, je le crus sain d'esprit ; il me proposa de me faire connaître sa force sur le violon ; mais quel fut mon étonnement quand, après quelques ouvertures et quelques variations dont il se tira à merveille, je voulus causer de nouveau avec lui ! je m'aperçus seulement que j'étais avec un fou. Ses accès reparaissaient toujours, me dit-on, après avoir excité son ouïe.

Je ne sais si beaucoup de peintres éprouvent le même sort, mais je puis citer des faits qui démontreront de la manière la plus évidente les suites fâcheuses d'une application réitérée et soutenue des organes de la vision. Une personne de ma connaissance, M. T..., nommé conseiller à la cour de cassation, à la suite de savantes recherches, qui n'occupaient pas moins de douze volumes publiés en une année, a perdu la faculté de regarder fixement les caractères de l'écriture ; il ne peut plus lire. La recherche seule d'un livre dans sa bibliothèque est un travail au-dessus de ses forces.

De ces légers dérangements fonctionnels des organes des sens de l'intelligence, agissant sympathiquement sur l'organe de la pensée et y apportant momentanément le trouble et l'embarras, nous allons être conduits par l'enchaînement des faits aux lésions pathologiques les plus graves, telles que la cécité, la paralysie et la congestion cérébrale.

PREMIÈRE SÉRIE D'OBSERVATIONS.

Paralysie et convulsions des muscles de l'expression faciale.

123ᵉ *obs.* — *Perforation de la membrane du tympan; inflammation aiguë de la caisse du tambour; paralysie des muscles de la face du même côté.*

« Le 21 mai, vers les trois heures de l'après-midi, M. J. Gaultier, en jouant avec ses camarades, s'introduisit dans l'oreille gauche un petit caillou ; ses parents n'en furent prévenus qu'à cinq heures. Alors madame sa mère le conduisit chez M. le docteur C... ; celui-ci aperçut facilement la pierre à l'entrée du conduit auditif, et la fit voir à Mᵐᵉ Gaultier. Il assura à l'enfant qu'il allait en faire l'extraction sans lui occasioner aucune douleur, et, armé d'une curette, il essaya d'en passer l'extrémité derrière le corps étranger ; mais aussitôt que Jules le sentit toucher l'oreille, il fit un mouvement brusque, dont le résultat fut de frapper l'extrémité de la curette contre le côté de la pierre tourné vers l'extérieur, et d'enfoncer celle-ci jusqu'au fond du conduit auditif ; au moins peut-on le supposer, puisque depuis elle n'a jamais été distinctement aperçue. Le malade déclara dès lors *qu'il ne consentirait jamais à souffrir de nouvelles tentatives,* et s'enfuit de la maison du docteur. Une heure après il y fut reconduit par son père. Toutes les voies de persuasion étant inutiles, on essaya de faire l'extraction, malgré les efforts que le malade pouvait faire pour s'y soustraire, mais il ne fut pas possible d'empêcher complètement les mouvements de la tête, et l'opération n'aboutit qu'à faire saigner assez abondamment l'intérieur de l'oreille, et probablement à enfoncer plus avant le corps étranger. Je fus, le même soir, appelé avec un autre confrère ; mais n'ayant pu obtenir du malade pas même de bien examiner l'oreille, qui d'ailleurs était remplie de sang, nous dîmes que s'il devenait indispensable d'employer la force, le médecin ordinaire de la famille devait en être chargé. Un écoulement de sang continua d'avoir lieu une partie de la nuit suivante.

« Le lendemain, M. le docteur C... ayant fait préparer un appareil qu'il croyait propre à maintenir l'enfant dans l'immobilité, nous invita à l'aider dans son opération. Je pus seul m'y rendre. Nous nous aperçûmes que l'appareil dont je viens de parler, et

sur lequel le malade devait être maintenu, ne pouvait
servir, et on prit le parti d'attacher Jules avec des
nappes sur une table de cuisine, tandis que quatre
hommes s'efforçaient d'empêcher tous ses mouvements,
mais sans pouvoir y réussir complètement. M. le docteur C... toucha et me fit toucher la pierre avec un
stylet; mais le sang qui se trouvait encore dans l'oreille
et la direction de la lumière nous empêchèrent de l'a-
percevoir. Après avoir fait des injections pour nettoyer
le conduit, après avoir introduit de l'huile pour faciliter le passage de la pierre, le docteur C... essaya
inutilement de la dégager avec une curette, ou de la
saisir avec des pinces. Je fis quelques tentatives tout
aussi vaines ; enfin la crainte d'augmenter le mal
nous détermina à nous arrêter. Pour prévenir l'inflammation qui pouvait suivre, on appliqua six sangsues
derrière l'oreille, on recommanda d'administrer des
bains de pieds, des injections émollientes, des lavements, etc. Il ne s'est développé qu'une très-légère
inflammation, et les douleurs ont été presque nulles ;
mais le lendemain, on s'aperçut que le côté corres-
pondant du visage était paralysé, principalement les
muscles de la joue, de l'aile du nez et des lèvres. Les
paupières ne se fermaient pas exactement, et l'œil,
sans être rouge, était très-sensible à la lumière. Trois
ou quatre jours après, le malade souffrant un peu de
l'oreille, on y fit une nouvelle application de sangsues
qui fit disparaître la douleur; l'œil cessa d'être irrité
par une vive lumière ; il s'établit un léger écoulement
puriforme dans le conduit auditif externe. La paralysie
a diminué, et tout gonflement étant dissipé, nous avons

conseillé à M. Gaultier de conduire son fils à M. le docteur Deleau jeune.....

« Saint-Malo, le 2 juin 1834. »

Jules arriva à Paris le 7 juin 1834. Sa face était dans l'état décrit par mon confrère de Saint-Malo. Le conduit auditif lavé par des injections d'eau tiède et ressuyé à l'aide de petites éponges montées sur des tiges, je vis la pierre, qui était entièrement tombée dans la caisse. Une de ses faces, la seule que l'on aperçût, était sur le même plan que la face externe de la membrane tympanique déchirée dans toute sa moitié inférieure. A l'aide d'un levier aplati et légèrement recourbé, qui me sert toujours en pareil cas, je voulus juger de sa mobilité. Je la trouvai comme cernée par les bords tuméfiés de l'ouverture faite à la cloison tympanique. Dès lors je jugeai qu'il serait impossible d'employer cet instrument pour l'extraction, parce qu'en pressant sur une des faces de la pierre, il eût fallu nécessairement trouver un point d'appui à la face opposée pour le faire cheminer de dedans en dehors. Ici point d'autre appui possible que contre la chaîne des osselets ; c'est dire que la manœuvre était impraticable.

Fallait-il essayer une pince à deux branches ? Mais comment l'introduire dans la caisse sans froisser les bords enflammés de la plaie ? J'en fabriquai cependant une avec trois longues aiguilles, montées sur un seul manche. Les pointes étaient légèrement recourbées vers le centre de l'instrument qu'elles formaient. Le patient déclara qu'il ne la laisserait pas introduire, et il tint parole : ni prières, ni menaces, ni douleurs, ne purent le fléchir ; il ne permit pas même que j'introduisisse un canal de gomme élastique, légèrement évasé à une extrémité, et communiquant par l'autre bout dans un réservoir où j'avais préalablement pratiqué le vide. Enfin, j'imaginai de placer une sonde dans la trompe d'Eustachi ; mon malade ne remua pas le moins du monde ; l'algalie chemina sur le mandrin et s'introduisit à un pouce de profondeur. Son extrémité, poussée à dessein le plus profondément possible, ne laissait ni à l'air, ni à l'eau, la faculté de passer entre sa face externe et les parois de la trompe ; il fallait donc que ces fluides vinssent frapper le corps étranger. Je ne reculai pas devant l'emploi d'une douche d'eau, ne redoutant pas de provoquer de plus grands désordres dans la caisse que ceux qui existaient. La troisième douche projeta la pierre dans la conque du pavillon de l'oreille.

Il est facile de comprendre que les résultats de cette opération n'ont été tels que parce que la sonde était introduite profondément dans la trompe, et surtout parce qu'elle était fortement serrée dans ce conduit. Une sonde d'argent, qui ne peut jamais pénétrer à plus de trois lignes un peu au-delà du pavillon, n'aurait eu aucun résultat ; l'eau serait revenue en partie tomber dans le pharynx. D'ailleurs, il est facile de s'assurer de cette vérité en pratiquant sur des cadavres des expériences comparatives. L'otite ou l'otorrhée, comme on voudra l'appeler, fut traitée rationnellement, et les suites en furent heureuses. L'opération du cathétérisme et les douches d'eau produisirent beaucoup plus de douleurs que les essais que je fis dans le conduit auditif, et cependant Jules les supporta sans mot dire et sans remuer. Certes, j'ai dû en être étonné;

mais ce qui m'étonna encore bien plus, ce fut le dépit de cet enfant quand il vit la pierre dans sa main (elle avait la grosseur d'un pois à cautère n° 5.) Il frappa du pied, et dit : « *J'avais juré qu'on ne l'extrairait pas.* »

La paralysie disparut avec la lésion traumatique de l'oreille moyenne convenablement traitée.

124ᵉ *obs.* — *Carie de l'apophyse mastoïdienne ; distension de la membrane tympanique par épanchement dans la caisse.* — Le 3 novembre 1834, M. Humbert de Morley me présenta une jeune Anglaise qui était en traitement, dans son établissement, pour une difformité de la taille. Elle avait reçu, quelques années avant, un coup de bâton sur l'apophyse mastoïde gauche, qui fut la cause d'un dépôt purulent dans les cellules mastoïdiennes, et d'une carie de la paroi externe de l'apophyse de ce nom. Une ouverture se forma au dehors ; plus tard une seconde s'ouvrit dans le conduit auditif : la membrane du tympan s'enflamma, la caisse devint le siége d'un engouement, et, dès cet instant, tout le côté gauche de la face se paralysa. La commissure des lèvres se baissa, les paupières perdirent leur mouvement, l'aile du nez s'affaissa, et la joue sembla abaisser, par son poids, la mâchoire inférieure.

Je m'abstiens de dire que j'ai constaté l'engouement de la caisse à l'aide du cathétérisme et des douches d'air.

La distribution, en branches et en rameaux, du nerf facial explique parfaitement tous les phénomènes morbides que je viens de signaler dans ces deux observations ; il ne sera pas aussi facile de déterminer l'origine de ceux que je vais décrire dans la série des observations suivantes.

2ᵉ SÉRIE D'OBSERVATIONS.

Trouble et perte de la vision.

125ᵉ obs. — *Perforation de la membrane du tympan, avec engouement complet de la caisse gauche; affaiblissement de la vision du même côté.* — Il y a deux ans environ que les parents du jeune Bucaille, âgé de quatorze ans, demeurant dans un rez-de-chaussée, rue Saint-Martin, s'aperçurent, chez leur fils, d'un écoulement léger séro-purulent, qui s'échappait du conduit auditif gauche. Cet accident fut bientôt accompagné de dureté d'ouïe, et, chose plus grave, d'un affaiblissement de la vue, du même côté. Des applications de sangsues et des injections émollientes n'eurent aucun résultat. Le 18 novembre 1834, ce jeune homme fut soumis à mon examen. Les parois du conduit auditif étaient saines; il n'en était pas de même de la cloison tympanique. Après une injection, pratiquée dans l'intention de la débarrasser des matières qui la recouvraient, elle fut exposée aux rayons du soleil pour bien observer la teinte : elle était rouge et tuméfiée, mais était-elle perforée? Je ne pus le savoir d'après ce premier examen. Les efforts d'expiration, pratiqués dans l'intention de comprimer de l'air dans la caisse, n'eurent aucun résultat ; la douche d'air fit entendre sur-le-champ un sifflement qui s'opérait à la partie inférieure de la membrane du tympan : il existait là une ouverture d'une petite dimension. La trompe d'Eustachi étant élargie par plusieurs douches d'air, et la phlegmasie chronique de la membrane du tympan et des parois de la caisse étant dissipée par un traitement convenable, l'engouement de cette cavité disparut, et l'œil recouvra la faculté de voir.

Je crois devoir observer ici que, chez d'autres sujets, lorsque la perforation de la membrane du tympan est plus grande, l'air, qui la traverse avec une certaine vitesse, fait entendre un sifflement qui prend un ton grave ou muqueux, selon les complications qui accompagnent ces lésions organiques.

126ᵉ *obs.* — M. de Bourgeat, professeur de philosophie au collége de Juilly, était affecté d'une perforation de la membrane du tympan depuis l'âge de dix à onze ans ; je constatai cette lésion en 1833. Le 15 juin 1836, il m'écrivit :

« C'est avec une nouvelle confiance que j'ai recours à vous pour mon mal d'oreille, qui se présente de nouveau avec une circonstance très-affligeante. L'œil droit se ressent, depuis long-temps, de ce mauvais voisinage : une douleur sensible que j'y éprouve, une tache blanche qui s'est formée sur la *cornée blanche*, tout-à-fait contre la cornée transparente, et semble vouloir empiéter sur celle-ci, tout me fait craindre pour cet œil. »

127ᵉ *obs.* — *Ecoulement séro-purulent par le conduit auditif droit, sans perforation de la cloison tympanique ; perte complète de la vue.* — Edouard Nivot, jeune homme très-studieux et doué de beaucoup d'intelligence, me fut présenté par sa mère, dans le courant de septembre 1832. Elle me dit que, depuis deux ans, il souffrait de temps en temps de l'oreille droite : tous les jours il s'écoulait du conduit auditif une sérosité purulente, variant en quantité selon la température de l'atmosphère ; il était aussi sujet à des rhumes de poitrine, à des maux de gorge et à des céphalalgies fréquentes. Depuis six mois *il ne voyait plus de l'œil droit...* La membrane du tympan n'était pas perforée.

Un régime antiphlogistique, des ventouses scarifiées appliquées derrière l'oreille, quatre vésicatoires volants, rétablirent la vue en trois semaines.

Pour achever cette cure si bien commencée, j'ordonnai l'application d'un séton à la nuque.

Il est difficile d'expliquer d'une manière satisfaisante cette sympathie intime entre l'oreille moyenne et l'organe de la vue, dont je viens de constater l'existence. Les rapports établis entre ces deux sens par le système nerveux sont si faibles, qu'en vérité on serait porté à croire que l'encéphale, considéré comme point intermédiaire de communication, n'y est pas étranger; ou peut-on admettre que l'origine et les anastomoses du nerf vidien, qui le mettent en rapport avec le facial et le ganglion sphéno-palatin, suffisent pour déterminer les accidents graves que je signale à l'attention des médecins?

On prévoit sans doute toute l'importance de cette question; elle doit servir à lever toutes les incertitudes qui subsistent encore sur le lieu de naissance du nerf vidien.....

3ᵉ SÉRIE D'OBSERVATIONS.

Étourdissements passagers. — Malaise cérébral.

128ᵉ *obs.* — Mᵐᵉ la marquise Déviart fut affectée d'un commencement de surdité en 1820 ; elle me consulta en 1824. Elle se plaignait aussi d'étourdisse-

ments fréquents, se renouvelant à des époques indé-
terminées, de chaleurs ressenties vers la tête, et de
bourdonnements d'oreilles, qui lui causaient un ennui
difficile à supporter.

Les conduits auditifs étaient engoués ; leurs tiers
internes, rouges, tuméfiés supportaient à peine la présence momentanée d'un peu de coton. Les membranes
du tympan étaient rouges.

La surdité et la rougeur que je viens d'indiquer étant
enlevées, Mme D.. se trouva dans un état de santé parfait.

129e *obs.* — *Station chancelante ; étourdissements
fréquents ; spasme de la paupière supérieure.* — Depuis quelques années, le jeune de Villoutray, âgé de
douze ans, était affecté d'une otorrhée purulente
droite, due à une phlegmasie chronique de la membrane du tympan, compliquée de nombreuses végétations qui s'élevaient de la surface externe de cette
cloison ; un engouement de la caisse aggravait ces lésions. Il y avait environ deux ou trois mois qu'il était
survenu un état général fort alarmant. Toute la tête
était étourdie ; le malade chancelait souvent en marchant, et l'œil gauche, agité convulsivement, changeait l'expression de la figure.

Ce fut dans l'hiver de 1834 que je vis ce malade, qui
avait déjà subi plusieurs traitements sans aucun succès.

Six mois après mes premières visites, le malaise général avait cédé, ainsi que la lésion de l'oreille, à
l'emploi d'un séton, d'un régime convenable et d'injections parfois émollientes et d'autres fois astringentes.

Cette action sur l'organe de la pensée, déterminée,
comme nous venons de l'observer, par les lésions sim-

plement inflammatoires de la membrane tympanique, est la même que celle que produisent tous les organes des sens surexcités. La vue fatiguée dans un musée de peinture, la présence d'un *errhins* sur la pituitaire, la fumée d'une plante aromatique mise en contact avec l'organe du goût, provoquent aussi des étourdissements ; le sens du toucher, si puissant dans les rapports de sexe, ne porte-t-il pas le trouble dans le cerveau au point de maîtriser la volonté ? Je me serais abstenu de relater ces effets, que je nomme directs, entre les sens et l'encéphale, s'ils ne servaient pas d'échelon dans l'histoire des phénomènes sympathiques de l'organe de l'ouïe, qui me restent encore à faire connaître.

5ᵉ SÉRIE D'OBSERVATIONS.

Étourdissements fréquents et intenses, simulant les prodromes de l'apoplexie.

130ᵉ *obs.* — Dans le mois de juin 1835, M. de Mire, âgé de cinquante ans, me fut adressé par M. de Blainville, son ami. Depuis plusieurs années, il s'apercevait que son ouïe faiblissait, surtout de l'oreille gauche ; à cette infirmité s'ajoutèrent bientôt des bourdonnements continuels, des douleurs vagues dans toute la tête, des étourdissements fréquents qui allaient jusqu'à la lypothimie. Plusieurs médecins furent consultés à cet égard. Ils crurent reconnaître les prodromes d'une apoplexie ; en conséquence, ils prescrivirent le séjour à la campagne, le travail des bras et d'abondantes saignées. Le malade, docile aux ordonnances, s'y soumit scrupuleusement : de mois en mois on lui ouvrit la veine ; chaque saison, il retourna son jardin situé sur un site en grande renommée pour son air pur et salubre. Une, deux, trois années s'écoulèrent sans résultat. Toujours tourmenté par la crainte d'une fin prochaine, M. D... devint nerveux au dernier degré. Ce fut dans cet état qu'il me consulta. Le cathétérisme de la trompe d'Eustachi me fit sur-le-champ reconnaître un rétrécissement de ce conduit, compliqué d'un engouement de la caisse du tambour. Huit jours de traitement firent disparaître la grave infirmité dont je viens d'indiquer quelques symptômes. En juillet, il m'écrivit qu'il craignait une rechute ; en effet, le rétrécissement avait un peu reparu. Le même moyen fut employé. Plus tard il m'écrivit : « Je profite de l'occasion qui m'est offerte, pour vous adresser mes remercîments sur le succès des soins que vous me donnâtes, il y a près d'un an. Je vous fus alors particulièrement recommandé par M. de Blainville, mon compatriote et ancien ami. L'état de mon ouïe est toujours excellent, et je suis quitte des embarras que j'éprouvais constamment dans la tête.

« Saint-Germain, le 3 juin 1836. »

131ᵉ obs. — *Etourdissements simulant une congestion cérébrale ; mouvements désordonnés des globes oculaires ; vomissements.* — Dès son enfance, Philippine Philippe, cuisinière, âgée de trente-sept ans, fut affectée de maux d'yeux jusqu'à l'âge de quatorze ans, époque de l'apparition de ses règles. Quelques années plus tard, elle fut incommodée de bourdonnements d'oreilles, et bientôt la surdité survint, surtout de l'oreille gauche. A cette infirmité il se joignit des étourdissements que l'on combattit vainement par un cautère appliqué au bras. De vingt-quatre à vingt-six ans, elle éprouva, toutes les fois que la surdité augmentait, des étourdissements suivis de vomissements qui se renouvelèrent à des époques plus ou moins rapprochées jusqu'au 28 juin 1836... Jusqu'à cette époque, les saignées générales et locales, aidées par des purgatifs, n'avaient pu entraver la marche de ces phénomènes morbides.

Le cathétérisme et la douche d'air, pratiqués deux jours de suite, firent entendre, à deux pieds de l'oreille, le battement d'une montre qui, avant ces opérations, n'était perçu qu'à six pouces.

Le sentiment de pression ressenti dans l'oreille se dissipa ; la vue devint meilleure, et, huit jours plus tard, les étourdissements disparurent presque complètement. Il est probable que la guérison de la cause de la surdité eût amené un changement complet dans toutes les fonctions sur lesquelles elle avait une si grande influence, si un traitement convenable eût pu être continué plus long-temps.

Il y a deux mois que j'ai donné les premiers soins à cette femme ; elle s'en trouve toujours bien ; elle n'a pas éprouvé de rechute.

Ces derniers faits sont des exemples d'excitations nerveuses de l'organe encéphalique et des sens de la vue et de l'ouïe, portées à leur dernier période. Les deux dernières observations démontreront qu'un degré de plus d'excitation constitue l'état inflammatoire. Les tissus dans lesquels se distribuent tous les filets nerveux, surexcités, se gorgent de sang, se tuméfient, et déterminent les symptômes et les accidents qui caractérisent les méningites, les céphalites, etc.

5ᵉ SÉRIE D'OBSERVATIONS.

Fièvres dites cérébrales.

132ᵉ *obs. — Otorrhée purulente, avec perforation de la membrane du tympan ; excroissances charnues ; fièvre cérébrale à la suite d'une otite aiguë; guérison.* — M. Boisard, âgé de vingt ans, était affecté, depuis l'âge de dix à onze ans, d'un écoulement purulent de l'oreille droite. A l'âge de quinze ans, il fut atteint d'une rougeole, et, un an après, d'une fluxion de poitrine ; ces maladies graves et les traitements qu'elles nécessitèrent n'avaient rien changé à l'état de l'oreille. Dans le mois d'août 1829, cet organe devint douloureux ; il s'y manifesta des battements violents et une finesse d'ouïe à laquelle le malade n'était pas accoutumé... Quelques jours plus tard survinrent les graves accidents décrits, comme il suit, par son frère.

« A partir du 5 août environ, Ernest ressentit un engourdissement qui le prenait depuis l'estomac jusqu'à la tête, et lui amenait presque chaque jour une sueur qui l'obligeait de prendre l'air; il avait, au physique, tous les signes d'un profond abattement... Du 19 au 20, il se plaignait de maux de tête; on s'en apercevait par ses moments de silence, par le changement de son teint et par l'expression de son regard. Du 22 au 24, il était très-triste, ne mangeait plus; sa figure était animée, les battements d'oreilles et la douleur étaient intenses. On lui appliqua quinze sangsues au siége... Il passa une mauvaise nuit, agitée et sans sommeil. Le lendemain, des lavements anodins, des bains de jambes et des cataplasmes furent employés sans succès... »

Quelques jours plus tard, on me fit appeler. Le malade était brûlant, la face animée ; le pouls battait avec force ; toute la région temporale droite était très-douloureuse ; le sommeil, interrompu par des rêves effrayants, n'apportait aucune rémission dans les symptômes et dans les souffrances. Les yeux hagards, étincelants, l'incohérence dans les idées, les mouvements brusques, indiquaient que le malade ne jouissait pas de l'intégrité de ses facultés cérébrales. J'ordonnai, dans la journée, deux saignées, une du bras et une du pied. Le lendemain, je fis appliquer quinze sangsues derrière l'oreille malade ; je joignis à ces moyens énergiques la diète la plus sévère, et l'eau froide pour boisson... L'écoulement d'oreille redoubla, et bientôt il s'ensuivit une détente générale. Quatre jours plus tard, je pus, sans craindre une réaction, administrer quelques purgatifs et appliquer un grand séton à la nuque. Au bout de quelques mois, je cautérisai les bourgeons charnus qui couvraient la membrane tympanique : la suppuration diminua, et, avec du temps et de la patience, le malade se vit entièrement débarrassé de son ancienne infirmité, et, par conséquent, libre de la crainte du danger auquel il venait d'échapper.

133e *obs. — Concomitance d'une otite interne et d'une maladie du cerveau. —* Fortuné Ducler (1), âgé de treize ans, me fut présenté le 24 août 1829 ; il était d'une constitution délicate, doué d'un tempérament très-nerveux, irritable au moral comme au physique.

---

(1) Cette observation est développée à la page 178 de cet ouvrage.

En septembre 1824, il avait été atteint d'une fièvre
scarlatine qui n'était que le prélude d'accidents beaucoup plus graves : on crut reconnaître le croup trois
jours après l'invasion de la maladie. Les fonctions du
cerveau se troublèrent, soit par sympathie, soit par lésion de son tissu ou de ses enveloppes. L'œil gauche
s'enflamma, et le globe se vida complètement dans
l'espace de deux jours... L'oreille droite se prit aussi ;
une suppuration abondante entraîna, dirent les parents,
un osselet de la chaîne. Ducler supporta tous ces accidents graves. Sa convalescence fut bien longue, et ce
ne fut que quelques années après que l'œil et l'oreille
cessèrent de suppurer. Il lui resta un œil très-bon ;
mais l'oreille gauche avait aussi été atteinte, et l'ouïe
ne s'y exerça qu'incomplètement.

Je crois avoir démontré dans ce chapitre toute l'importance de l'étude *des nuances les plus légères des
maladies de l'oreille moyenne inconnues jusqu'à ce
jour*, et pour prouver aux thérapeutistes qu'ils sont
loin encore d'avoir acquis cette perfectibilité d'observation qui doit leur apprendre à distinguer l'état
physiologique complet de l'organisme des premiers
phénomènes pathologiques. Persuadé que nous ne
connaissons pas suffisamment ces premières lésions de
fonctions qui servent de transition de l'état de santé
à l'état maladif, je pense que cet examen, par moi fait
pour l'oreille moyenne, doit être répété pour tous les
organes ; car c'est en étudiant et en prévenant ces
premiers dérangements organiques qu'on évitera les
affections graves, de même qu'on prévient la mort en
guérissant celles-ci.

Ce premier travail est peut-être incomplet, parce qu'il ne dépendait pas de ma volonté de multiplier mes observations et d'avoir constamment des sujets sous les yeux. Cependant, je crois avoir tracé la marche à suivre et avoir ouvert un cadre nouveau, où pourront être classés tous les faits qui se présenteront à l'observation des praticiens. Déjà, depuis que l'Académie des Sciences m'a accordé l'honneur de lui lire ce mémoire (le 22 août 1836), il s'en est présenté de nouveaux dans ma pratique. L'importance en sera, je crois, appréciée par tous les médecins qui s'intéressent aux progrès de l'art de guérir, et qui n'ignorent pas toute la stérilité des observations rapportées par mes prédécesseurs. Pour donner la preuve de cette dernière assertion, je crois devoir citer un cas de maladie de l'oreille, qui déjà a été reproduit dans tous les ouvrages, sans être accompagné de commentaires utiles à la cure de faits semblables qu'on peut rencontrer dans la pratique. Il s'agit de l'histoire qui nous a été transmise par Fabrice de Hilden.

1.34ᵉ *obs.* — « Une fille de dix ans s'introduit, en jouant avec ses compagnes, une boule de verre de la grosseur d'un pois, dans l'oreille gauche. Plusieurs tentatives faites à diverses reprises pour l'extraire sont infructueuses et l'on abandonne à la nature le soin de calmer les vives douleurs excitées par la présence de ce corps. Elles se dissipent en effet au bout de quelque temps, pour faire place à une hémicranie du côté gauche, continuelle, mais sujette à de violents redoublements dans les variations atmosphériques, et surtout par les temps humides et pluvieux. A cet état se joint un engourdissement de toute la moitié gauche du corps, qui est comme paralysée, et qui éprouve ensuite des douleurs violentes semblables à celles de la tête, également sujettes à des exacerbations dépendantes de l'état de l'atmosphère. Après cinq ans de pareilles souffrances, il survient des convulsions épileptiques ; le bras gauche s'atrophie. Divers médecins consultés se méprennent sur la cause de ces accidents, parce que l'oreille ayant cessé depuis longtemps d'être le siége de la douleur, l'attention des gens de l'art se fixe principalement sur les derniers symptômes. Fabrice de Hilden lui-même tombe dans cette erreur, et n'en est tiré que par un propos fortuit de la malade. Aussitôt il s'occupe d'extraire le corps étranger. Il y parvient sans beaucoup de peine en plaçant entre le globule et le conduit une curette, au moyen de laquelle ce corps étranger *fut* amené au dehors, ce qui *fit* aussitôt cesser tous les accidents. »

Bien certainement tous les chirurgiens qui liront le chapitre où j'expose et où je classe tous les phénomènes morbides produits par les affections de la membrane du tympan et de la caisse du tambour, éviteront l'erreur grave de Fabrice de Hilden et des médecins qui ont été consultés sur l'état de cette jeune fille ; ils n'abandonneront plus aux seuls efforts de la nature une maladie si cruelle et cependant si facile à guérir.

L'auteur de cette cure *fortuite* aurait au moins dû nous faire connaître l'état de la membrane tympanique après l'extraction de la boule de verre. Cette cloison était-elle perforée ou non ? Qu'est devenue l'ouïe après l'extraction ? La caisse du tambour resta-t-elle libre ou engouée ?

Que les médecins qui, à l'Académie de Médecine

(séance du 21 novembre 1837), ont critiqué mon mémoire, et qui ont prétendu que les ouvrages de MM. Itard et Lallemand renfermaient des exemples de *cécités et de troubles cérébraux, simulant les prodromes de l'apoplexie,* répondent à ces questions, ou mieux encore qu'ils rapportent des faits plus instructifs tirés de leur pratique, et qu'ils en déduisent des préceptes de thérapeutique plus utiles que ceux que j'ai fait connaître. Par exemple, qu'ils nous disent comment ils extrairaient de l'oreille moyenne, non un caillou, comme j'ai le premier indiqué le moyen d'y parvenir en rapportant l'histoire du jeune Gaultier (certes maintenant leur génie pratique est éclairé), mais un corps sec et dur, susceptible d'une grande dilatation dans un lieu humide et chaud comme l'oreille moyenne ? Dans ce cas, les injections par la trompe gutturale seront impuissantes, le corps étranger, poussé dans la caisse à travers une déchirure faite à la grande cloison tympanique, doublera, triplera en grosseur, et ce corps ne pourra plus franchir cette ouverture: Ce que j'avance n'est point supposé ; c'est un fait pratique qui se présente pour suppléer à leur réponse ; j'espère qu'il contribuera à compléter la série d'observations que j'ai déjà recueillies sur les effets pathologiques des lésions de l'oreille moyenne, et qu'il sera utile à la thérapeutique rationnelle applicable à ces lésions graves.

135ᵉ *obs.* — *Pois de Guinée introduit dans le conduit auditif droit ; efforts d'extraction qui ont pour résultats la destruction de la partie inférieure de la membrane du tympan, la chute de ce corps dans la caisse du tambour, le strabisme de l'œil droit, le spasme des*

muscles de la face du même côté, *l'insomnie et une excitation insolite du cerveau.* — Le 29 juillet 1836,
Mlle Labadye, âgée de huit ans, me fut présentée par sa
mère, qui me dit que, le 23 juillet, sa fille s'était introduit un pois de Guinée dans l'oreille droite. Le lendemain, à la suite de quelques douleurs, MM. G... fils
et B... furent appelés pour procéder à l'extraction de
ce corps étranger. Ces chirurgiens firent d'inutiles tentatives d'extraction à l'aide des pinces et des curettes ;
il en résulta de grandes douleurs et un écoulement de
sang assez abondant qui exigèrent l'application de plusieurs sangsues derrière le pavillon de l'oreille. L'inflammation fit des progrès, et le conduit auditif se
ferma complètement.

Cinq jours après, je vis la malade. Voici quel était
son état : face rouge, regards vifs et animés ; joue droite
et paupière supérieure du même côté abaissées ; globe
de l'œil tourné en dehors ; réponses brusques ; pendant la nuit rêvasseries et cris plaintifs ; respiration
accélérée ; appétit nul ; haleine aigre ; soif, pouls fréquent et plein ; conduit auditif entièrement fermé par
un gonflement inflammatoire aigu ; conque de l'oreille
remplie d'une sérosité purulente d'une odeur désagréable. Dix sangsues derrière l'oreille ; instillation de
baume tranquille, diète, repos au lit. Le 30, le gonflement a un peu diminué, le pouls est plus calme... Le
1er août, j'aperçois la membrane du tympan, qui est
rouge et tuméfiée ; il m'est imposssible de voir le
corps étranger... Le 2, après une injection légère, je
crois reconnaître un point jaunâtre, à peu près au centre de la membrane du tympan... Le 3, je découvre
distinctement une auréole rouge et tuméfiée, qui en-

toure la même surface jaune aperçue la veille; elle me semble plus grande.

Après mille instances près de la malade, elle consent à me laisser toucher cette surface avec une sonde boutonnée; je m'assure que c'est un corps dur qui est tombé dans la caisse. Le 4, un stylet délié et légèrement recourbé ne peut pénétrer entre ce corps et les bords de la déchirure faite à la cloison tympanique. Je sonde la trompe d'Eustachi, j'injecte de l'air qui sort par le conduit auditif; l'eau peut aussi y passer plusieurs jours de suite sans déranger le pois; ce liquide provoque de la douleur, qui nécessite une nouvelle saignée locale.

Du 5 au 12, repos. Les jours suivants, je perfore le pois, et j'essaie de l'ébranler, à l'aide de cette ouverture; il ne bouge pas. La malade jette des cris, elle remue sans cesse; ce n'est qu'à l'improviste que je parviens à introduire mes instruments fabriqués *ad hoc*.

Je compris qu'avec une enfant qui avait déjà tant souffert, toute manœuvre douloureuse ne réussirait pas; il fallait agir exclusivement sur le corps étranger, sans lui communiquer de mouvements dont les effets dans la caisse malade étaient si sensibles.

Pour atteindre à ce but, j'évidais le pois à l'aide d'un instrument semblable à ceux dont se servent les tourneurs pour fabriquer les jouets d'enfants que l'on nomme *diables*. On pense bien que mon évideur, que j'ai fabriqué moi-même, était extrêmement délicat.

Le périsperme fut ensuite extrait à l'aide d'un crochet.

Tous les débris réunis avaient deux fois la grosseur de graines semblables à l'état sec, telles que les jeunes filles les emploient pour faire des colliers.

La couleur rouge avait disparu ; voilà pourquoi j'apercevais une tache jaune, à peu près au centre de la membrane du tympan.

Les soins ultérieurs que je donnai à la malade firent cesser le strabisme et tous les accidents que j'ai décrits. L'oreille et l'ouïe sont en bon état.

Cette observation doit faire partie des séries première et deuxième de ce chapitre. Elle offre un nouvel exemple des effets graves de la lésion de l'oreille moyenne sur les muscles de l'expression faciale et sur l'organe de la vue.

Voici maintenant un cas plus simple et plus obscur de lésion de l'oreille moyenne, mais qui pouvait faire redouter pour l'avenir des accidents plus inquiétants.

136e *obs.* — *Anciennes otites aiguës ; surdité de l'oreille droite qui a résisté à la résection des amygdales ; dix-huit ans plus tard, sentiment de pression dans toute l'oreille moyenne ; étourdissements fréquents et intenses qui forçaient le malade de suspendre son travail.* — M. G..., référendaire à la cour des comptes, me transmit la note suivante le 12 mai 1836.

« Dans mon enfance, j'étais sujet à des maux d'oreilles qui se terminaient ordinairement par des abcès. Vers l'âge de quinze ans, un commencement de surdité ayant apparu, M. Itard fut consulté. D'après son avis et celui de M. Dupuytren, l'opération des amygdales fut décidée et pratiquée par ce dernier ; à la suite, bains de pieds pendant deux ou trois mois ; on conseilla aussi de fumer, mais ce remède ne fut pas employé longtemps, à cause des étourdissements qu'il m'occasionait.

« Cette opération n'eut guère d'autre résultat que

de faire disparaître les maux de gorge auxquels j'étais aussi sujet. L'oreille droite resta dure (1). Dix-huit ans après, c'est-à-dire en 1836, je crus m'apercevoir que la surdité faisait quelques progrès : je sentais des bourdonnements dans l'oreille, et comme un corps étranger. Cependant l'oreille restait ordinairement très-sèche ; il se joignait à ce malaise des étourdissements si violents, que j'étais obligé quelquefois de suspendre mon travail. M. Itard fut consulté de nouveau. Il pensa que la cause était une affection humorale, et conseilla un séton ou un double cautère, sans vouloir garantir aucun succès, même après trois ans de traitement. Ne voulant pas me résigner à ce remède, l'oreille gauche étant bonne, je consultai M. Deleau, qui jugea différemment la cause de ma surdité. Cette infirmité est complète, dans l'état ordinaire. Pendant l'introduction de la sonde et après la douche d'air, j'entends ma montre à plusieurs pouces ; j'ai atteint par le beau temps une distance de quatorze à quinze pouces. »

La première fois que je sondai la trompe d'Eustachi, il me fut facile de constater l'obstruction de ce conduit et l'engouement de la caisse du tambour... Ces lésions étant dissipées, les étourdissements cessèrent complètement. L'ouïe a gagné, mais elle n'a pu redevenir fine pour la conversation ordinaire...

Les étourdissements ressentis par M. G.., tout le temps que l'engouement de la caisse a subsisté, engouement qui n'a pu être reconnu que par l'emploi de la

---

(1) Voilà encore un exemple de l'inefficacité de la résection des amygdales, lorsque cette opération n'est pas suivie du cathétérisme et des douches d'air.

sonde et de l'air, étaient semblables à ceux qu'éprouvait M. P..., qui fait le sujet de l'observation trente-cinquième, décrite page 163 de cet ouvrage. La cause est aussi la même. Chez ces deux sujets, tous les traitements antérieurs à l'emploi des douches d'air sont restés sans effets : les applications de séton, la résection des amygdales, les saignées, les purgatifs, ne purent faire cesser les accidents décrits par les malades, tels que ceux-ci. « Le matin, dit M. P.., j'ai la vue trouble; j'éprouve souvent, dans la journée, des envies de vomir. »

Afin que les médecins, qui n'ont aucune connaissance pratique des maladies de l'organe de l'ouïe, ne supposent pas qu'il y avait, chez ces malades, complication de maladie d'oreille avec une affection du cerveau ou de ses membranes, je vais tracer l'histoire d'un sujet qui fut affecté de cette complication, et je prouverai qu'avec le secours des douches d'air, on ne peut se méprendre dans le diagnostic. Cette assertion est déjà démontrée par l'histoire d'Auguste Triboulet. (*Voyez* page 318.)

137ᵉ *obs. Catarrhe des oreilles moyennes ; rétrécissement de la trompe droite, dans sa partie moyenne ; rétrécissement de la gauche, à son entrée pharyngienne ; douleurs occipitales ; étourdissements. —* M. Robert-Bobœuf, de Saint-Quentin, âgé de quarante-cinq ans, doué d'un tempérament sanguin, ayant toujours mené une vie très-active, fut, dès 1827, assujetti à un flux hémorroïdal qui dura jusqu'en 1831; depuis lors, il fut sujet à des étourdissements et à des éblouissements qui subsistèrent pendant deux années. A ces infirmités il se joignit de violents battements de cœur ; enfin, il éprouva une otite interne aiguë, à la suite d'un refroidissement de tout le corps. Il perdit l'ouïe de cette oreille, en 1833; cette fonction faiblit aussi du côté gauche. Dans cet état, il alla consulter le docteur Vaidy, alors médecin en chef de l'hôpital de Lille, qui lui remit la consultation suivante :

« Inflammation lente à l'intérieur de l'oreille droite, à la suite d'une inflammation aiguë de cette partie ; congestion sanguine vers la tête, occasionée vraisemblablement par la persistance de cet état inflammatoire; je conseille ce qui suit:

« 1° Tenir l'intérieur des deux oreilles, surtout de l'oreille droite, dans un grand état de propreté, en y introduisant de l'huile d'olives, puis opérant soigneusement le nettoyage au moyen d'un cure-oreilles en argent, que l'on courbera suivant l'occasion ;

« 2° Exciter, à plusieurs reprises, un saignement de nez artificiel, en appliquant deux sangsues dans la narine gauche ;

« 3° Purger, assez fréquemment pendant quelque temps, deux fois, ou au moins une fois par semaine, avec une bouteille d'eau de Seidlitz artificielle, à douze gros, ou bien avec une once et demie de sulfate de magnésie dissoute dans une jatte d'eau ;

« 4° Prendre, trois fois par semaine, un bain, chaleur de lait, et pendant que le corps est plongé dans la baignoire, verser de haut, sur le côté droit de la tête et du cou, par derrière, au moyen d'un pot à bec ou d'une théière, une douche de l'eau même du bain ;

« 5° Si malgré ces divers moyens le bruissement et la surdité persistent encore, appliquer derrière l'oreille droite un petit vésicatoire en forme de croissant, et l'entretenir une quinzaine de jours. »

Ce traitement n'eut aucun succès. Je fus consulté le 26 février 1836. M. Robert-Babœuf n'entendait plus le battement d'une montre qu'à un pouce de l'oreille droite et à six pouces de la gauche ; il se plaignait d'avoir la tête lourde, surtout pendant les temps humides et par les grandes chaleurs ; il ressentait des sifflements violents dans les oreilles ; « en percutant le sommet de la tête avec la main, il me semble, dit-il, qu'il y a du vide ; lorsque je parle ou que je mange, tout résonne dans ma tête. » L'ayant questionné sur son régime de vie, il me répondit :

« Mon habitation est sèche ; mes magasins et mes bureaux sont exposés au nord et ma chambre à coucher au midi... je fais deux repas par jour ; au déjeûner, œufs frais, viande, légumes, de l'eau colorée de vin, puis un ou deux verres de vin de Bourgogne, un petit verre d'eau-de-vie ou de kirchwazer, peu ou pas de café ; au dîner, le potage, le bœuf, un entremets, le rôti, pas de salade ; depuis au moins deux ans, la digestion se faisait mal ; même boisson qu'au déjeûner. »

Je le sondai immédiatement et je trouvai un état catarrhal des oreilles moyennes, la trompe d'Eustachi droite rétrécie vers sa partie moyenne, la gauche obstruée par rétrécissement de son entrée pharyngienne. Malgré ces lésions, je parvins à introduire l'injection d'air jusqu'à la face interne des membranes du tympan ; immédiatement après l'opération, l'ouïe perçut le battement de la montre à deux pouces à droite et à dix pouces à gauche. Il y eut donc amélioration d'un pouce d'un côté et de quatre de l'autre.

24

Les jours suivants ce bien-être dans les fonctions auditives s'accrut encore, mais le malaise de la tête, les étourdissements, les sifflements persistèrent; l'amélioration de l'ouïe ne changea rien à l'état général de l'organe encéphalique. Je vis de suite qu'il fallait avoir recours à un traitement général; je prescrivis les saignées, le régime; les aliments surtout furent complètement changés. Le 1er avril, je permis un voyage à Saint-Quentin. L'état de M. Babœuf s'était beaucoup amélioré; il revint me voir le 23 du même mois et repartit encore le 5 mai; le 18 il m'écrivit :

« Voici, monsieur, ce que j'ai pris pour base, afin de me rendre compte du mieux que je ressens. Depuis le mois de décembre dernier je n'avais entendu aucune cloche de notre ville; il en est une qui sert de guide à la rentrée et à la sortie des ouvriers des ateliers : vendredi dernier, à cinq heures du matin, je ne dormais pas, je l'entendis très-distinctement, ainsi que les heures (ma chambre à coucher est très-bien fermée); depuis, le mieux se soutient; la transpiration est bien établie aux pieds, aux mains, ainsi qu'au corps... J'ai besoin de vous dire que depuis ce changement le bruit me fatigue, par exemple, quand on frappe avec un marteau ou que l'on ferme une porte sans précaution, enfin tout ce qui choque l'ouïe. Lorsque l'on élève la voix, il me semble l'entendre dans un lieu sonore. Mes bruissements d'oreille sont presque insensibles. »

Du 3 juin au 14 du même mois, M. Robert-Babœuf vint encore continuer son traitement sous mes yeux; il entendait, le bras tendu, la même montre qui avait servi aux premières expériences; sa tête était libre et ses bruissements avaient cessé ; en me frappant le crâne *ce creux* , disait-il ; *a disparu*. En mai 1837, ce mieux subsistait encore, mais le 10 décembre 1837, je reçus une lettre d'une de mes malades de Saint-Quentin, dans laquelle je lus :

« Vous avez sans doute appris la mort de M. Robert-Babœuf jeune ; il a été enlevé à sa famille par une apoplexie foudroyante ; *vos prévisions avaient été justes* ; il y a un an , vous me dites avoir des craintes pour lui sur ce genre de maladie.

« Saint-Quentin , le 10 décembre 1837.

« DEUCHE née FLAMAND. »

Comparez cette observation avec celle de M. Demire, page 354 , et il vous sera facile de déduire les conséquences de chacune. Dans un cas, les douches d'air, en rétablissant la circulation de l'air dans l'oreille moyenne , font cesser tous les accidents prétendus apoplectiques ; dans l'autre cas , l'ouïe s'améliore , se rétablit , mais les accidents cérébraux ne cessent pas. Le traitement général que j'avais dirigé contre eux n'ayant pas été suivi avec assez de persévérance , et peut-être des peines morales étant venues surexciter encore l'organe encéphalique , la dernière catastrophe arriva , pour ainsi dire , afin de prouver toute la vérité de mon pronostic.

CHAPITRE XII.

CONCLUSIONS.

DE LA NÉCESSITÉ DE FONDER EN FRANCE UN ÉTABLISSEMENT
DESTINÉ AU TRAITEMENT AURICULAIRE ET ORAL DES SOURDS-
MUETS QUI EN SONT SUSCEPTIBLES.

Les personnes qui se seront donné la peine de lire avec attention les chapitres qui précèdent, et qui par conséquent auront apprécié les améliorations que j'ai été assez heureux pour pouvoir introduire dans les traitements des diverses maladies de l'oreille, et en particulier dans ceux destinés aux sourds-muets, accueilleront, je pense, avec intérêt les considérations dans lesquelles je vais entrer dans ce chapitre, sur la nécessité de fonder en France un établissement destiné au traitement auriculaire et oral des sourds-muets de naissance qui en sont susceptibles.

A des époques bien éloignées, on pourrait même dire de siècle en siècle, on a vu quelques médecins s'adonner au traitement des maladies de l'oreille. Les uns y ont été poussés par le désir d'innover ou par la noble ambition de signaler leur nom par quelques découvertes utiles ; les autres ont su profiter de leur position à la tête de grands établissements de sourds-muets pour se procurer, sans efforts et sans études préliminaires, une spécialité médicale. Quels sont ceux qui ont le plus avancé la pratique de l'art de guérir ?

Loin de nous de vouloir répondre à cette question, qui est entièrement du ressort des académies. Cependant les recherches que nous allons exposer sur les traitements chirurgicaux des sourds-muets donneront un aperçu de notre opinion.

Sous le rapport des lésions de l'organe auditif ou de ses annexes, les sourds-muets devraient être divisés par classes, comme nous en avons des exemples pour toutes les autres maladies qui affectent les appareils organiques. Le médecin qui étudie l'état pathologique du poumon sait distinguer les affections de son enveloppe pleurale de celles de son tissu propre ; il ne confond pas la phlegmasie chronique de la muqueuse avec l'endurcissement, l'obstruction des vésicules bronchiques. Corvisart a étudié, classé, établi le diagnostic des altérations du cœur et de ses annexes. Les uns et les autres ont su, par leurs observations pratiques et leurs méthodes savantes, reconnaître le malade dévoué à la mort de celui qui devait, par leurs soins, ou vivre valétudinaire, ou recouvrer une brillante santé.

Pourquoi donc les lésions de l'oreille, chez les sourds-muets, n'auraient-elles pas les mêmes destinées? Pour cet appareil organique seulement la médecine serait-elle impuissante? L'œil cataracté dès l'enfance trouvera une main habile pour le rendre sensible à la lumière, réfractée ou réfléchie par tous les corps qui nous environnent! Quoique plus délicat dans sa composition, dans les arrangements de tissus que le sens auditif, cet organe aura sur celui ci, pour la pratique médicale, l'immense avantage d'être accessible à nos soins! Erreur ; l'ignorance seule, jusqu'ici, en a été la cause. Telle est du moins mon opinion , fondée sur les travaux de l'institution des sourds-muets de Paris, sur les essais infructueux du docteur Itard , et sur mes recherches personnelles.

D'autres auteurs pourraient aussi appuyer ma conviction sur cette haute question , mais je négligerai d'en parler, afin qu'on n'ait pas occasion de me dire que leurs écrits sont peu authentiques et les faits qu'ils ont recueillis trop peu multipliés.

Commençons par l'exposé des recherches de l'institution des sourds-muets.

Cette école a vu le jour par les sacrifices , l'assiduité et le dévoûment de l'abbé de l'Épée. Sa renommée est parvenue aux oreilles des rois, qui ont voulu récompenser son digne chef. Mais qu'ils avaient mal compris ! qu'ils avaient mal jugé son cœur ! Tout dévoué à ses élèves, il désirait exclusivement pour eux. Sa vraie satisfaction , disait-il , était dans leur bien-être et toute sa gloire dans leur instruction. Cet homme modeste, si grand par ses principes , si honorable par son dévoûment, appréciait tous les avantages de la parole , même pour les sourds-muets complets. Il eut secondé, il n'en faut pas douter, les efforts des hommes de l'art qui se seraient livrés à l'étude des lésions de l'ouïe ; malheureusement il ne s'en est pas présenté.

Sous l'abbé Sicard, l'école a pris un aspect tout différent ; le nombre des élèves s'est accru, la publicité a pris les devants sur l'instruction , le public a été fasciné par les séances d'apparat ; la pratique de la parole s'est éteinte ; le chef a brillé, a séduit par ses titres.

C'est là la brillante époque de l'école. Quant aux écrits du maître, ils ne nous apprennent rien sur la possibilité de traiter les sourds-muets ; cependant nous verrons que c'est sous lui que les principales tentatives ont été faites·pour rendre l'ouïe à quelques-uns de ces infortunés.

Aujourd'hui, sous la direction de M. Ordinaire, arrivé trop tard à la place qu'il occupe si dignement, l'instruction et les moyens de communication d'idées surtout semblent prendre une tout autre direction.

A l'imitation des institutions d'Angleterre, de Hollande, de Pologne, de Suisse, etc., on y enseigne le langage oral. Sans doute les sourds-muets complets n'en retireront jamais que des avantages imparfaits ; mais quel trésor que la parole pour ceux qui, confondus avec eux, entendent assez pour syllaber, ou seulement émettre par le secours de l'ouïe les principaux sons simples de leur langue maternelle ! Si, après avoir appris à écouter, l'art leur rend une ouïe plus fine, leur voix sera alors toute formée à la parole, à laquelle ils s'adonneront sans contrainte, et avec peu d'efforts de la part de ceux qui seront chargés de les instruire.

De telles assertions suffisent, nous pensons, d'être énoncées pour être comprises, elles n'ont besoin d'aucune preuve ; seulement il serait essentiel de démontrer combien cette éducation aurait contribué à fixer l'attention des médecins sur l'état pathologique de l'organe auditif. Observant, chez leurs jeunes malades, mille nuances de sensibilité pour percevoir les bruits, pour saisir plus ou moins bien les éléments de la parole, et pour connaître assez la nature des sons vocaux et les imiter, ils eussent senti qu'un tel organe était atteint de maladies plus ou moins graves, sujettes à des améliorations, à des rechutes, à la chronicité et à la destruction, comme toutes les lésions des autres organes des sens, et comme toutes les affections des tissus qui composent les appareils de fonctions. Alors, ils auraient conclu de leurs observations que l'oreille est accessible aux agents thérapeutiques, même chez les personnes affectées de cophose de naissance, et ils auraient compris que, dans chaque état, les gouvernements devraient fonder des établissements destinés au traitement des sourds-muets qui en sont susceptibles.

L'administration actuelle des sourds-muets de Paris a senti la nécessité de ces asiles, et tous les avantages qui en résulteront (1) ; déjà, par les rapports qu'elle a publiés, la nécessité de traiter les sourds-muets y est démontrée d'une manière péremptoire. S'il était des esprits assez peu justes, assez peu doués de sagacité pour nier cette proposition, il suffirait pour les désabuser de leur présenter les documents suivants.

D'après un tableau publié en 1828, on a constaté dans le royaume de Prusse que le nombre des sourds-muets est plus grand à compter de l'âge de cinq à douze ans qu'à compter de l'âge d'un an à cinq. Ce renseignement important de statistique prouve que beaucoup d'enfants ne sont sourds-muets que bien long-

______

(1) Qu'on me permette de le dire cependant, ce désir, manifesté par l'administration des sourds-muets de Paris, n'a commencé à recevoir quelque application que long-temps après mes premiers essais, dans lesquels je le proclamais comme une nécessité, ainsi que les rapports dont l'Académie des Sciences crut devoir encourager mes travaux dès 1824. Il m'est donc permis de considérer cette amélioration comme un résultat de mes efforts.

temps après leur naissance, et que les maladies du bas
âge sont souvent la cause de cette infirmité. Que de
chances de succès aurait le médecin instruit dans les
maladies de l'oreille, si on soumettait ces infortunés à
son examen dès le début de ces maladies ! Cet espoir
se trouve confirmé dans un ouvrage intitulé : *Troisième
circulaire de l'Institut royal des sourds-muets de
Paris*, page 130 : « Sur cent deux enfants dont les parents ont fourni des renseignements à l'institution de
Paris en 1831, trente-sept sont devenus sourds après
leur naissance, sept ont perdu l'ouïe dans la première
année de leur existence, treize dans la seconde, sept
dans la troisième, un dans la quatrième, cinq dans la
cinquième et quatre dans la huitième. En examinant
les causes de la surdité, l'on trouve que huit cas se
sont déclarés à la suite de fortes convulsions causées
par les douleurs de la dentition ou par la frayeur ; dix
à la suite de fièvres erratique, cérébrale, nerveuse,
scarlatine, inflammatoire, putride, catarrhale ; deux
cas sont survenus à la suite de la rougeole, six à la suite
d'une maladie vermineuse, d'un dépôt sous l'oreille,
d'une forte angine, d'une chute, d'un refroidissement
et d'une violente ophthalmie causée par un vice scrophuleux ; sept cas de surdité sont attribués à de fortes
maladies dont les parents n'indiquent pas la nature.
Enfin, quatre enfants ont perdu l'ouïe sans qu'il soit
possible de rapporter cette privation à quelque maladie
grave, et cependant on a la certitude qu'ils n'étaient
pas sourds en naissant, puisqu'ils avaient parlé avant
qu'on se fût aperçu de leur surdité. »

Et plus bas, page 132, on lit :

« L'institution de Prague présente des documents

sur cinquante-quatre sourds-muets. De ce nombre, trente-cinq sont devenus sourds après leur naissance, à la suite de maladies compliquées de l'enfance ou de graves accidents. »

Même page :

« Il résulte des renseignements recueillis par l'institution de Leipsig, que, sur les cinquante-et-un élèves qu'elle contient, vingt-deux seulement sont sourds-muets de naissance. Parmi ceux qui sont devenus sourds après leur naissance :

« Quatorze ont perdu l'ouïe par la fièvre scarlatine ;

« Six par la petite-vérole et la rougeole ;

« Deux par la fièvre nerveuse ;

« Un par un coup sur la tête ;

« Un par un refroidissement ;

« Un par des spasmes épileptiques ;

« Quant aux quatre autres, qui entendaient au commencement, et qui ont perdu l'ouïe plus tard, on ne connaît pas la cause de leur infirmité. »

Page 133, nous trouvons encore :

« Sur les dix élèves que contient l'institution de Dresde, deux seulement sont nés sourds-muets et sont frères ; la plupart des autres ont perdu l'ouïe par la fièvre scarlatine ou la fièvre brûlante, à l'âge de deux ou trois ans.

« Depuis sa fondation jusqu'en 1829, l'institution de Harfort a reçu deux cent soixante-dix-neuf élèves. Sur ce nombre, cent trente-cinq étaient atteints d'une surdité accidentelle.

« Dans vingt-deux cas, la surdité a été occasionée par la fièvre scarlatine ;

« Dans six, par des maladies fiévreuses ;

« Dans sept, par la rougeole ;

« Dans deux, par l'inflammation cérébrale ;

« Dans un, par la petite-vérole ;

« Dans un autre, par la coqueluche.

« Si, de l'ensemble des faits que nous venons de ci-ter, *disent les auteurs de l'ouvrage*, nous ne sommes pas en droit de conclure que la surdité accidentelle est plus fréquente que la surdité congéniale, ils prouvent du moins que la première se reproduit plus souvent qu'on ne le pensait jusqu'à présent, *et que dès lors il est permis de concevoir l'espérance qu'à l'aide de nombreuses recherches, on pourra parvenir un jour à connaître les causes de cette infirmité.* »

Certes, en 1832, lors de la publication de cette troisième circulaire, cette espérance était depuis long-temps réalisée ! Comment se fait-il donc qu'elle ait été méconnue ? Mon rapport, adressé à l'administration des hospices de Paris, imprimé en 1829 dans le *Bulletin universel des sciences*, a été distribué aux acadé-mies et même envoyé à l'institution de la rue Saint-Jacques, car je m'était empressé de me rendre aux vœux de cette école, exprimés dans sa deuxième circulaire.

Il est prouvé dans ce rapport que sur neuf sourds-muets trois étaient atteints d'obstruction des trom-pes d'Eustachi. Ce diagnostic, annoncé après avoir exploré l'oreille moyenne, fut confirmé par le traitement, et surtout par le développement de l'ouïe chez ces infortunés.

Ces considérations ne me donnent-elles pas le droit de conserver l'espérance de voir les améliorations que j'ai été assèz heureux pour introduire dans le traitement des maladies de l'oreille et des sourds-muets être enfin adoptées ainsi qu'elles devraient l'être par l'Institution des sourds-muets de Paris ; et cet espoir m'est d'autant plus permis , que déjà plusieurs médecins étrangers se sont empressés de les adopter dans leur pratique ; je me fais un plaisir de citer à cette occasion les docteurs David Patrick , de Glascow ; Doucet, de New-Yorck ; Hutardo , de Madrid ; Pagani, de Milan ; Rudolphi fils , de Berlin ; Malter, de Copenhague ; Clot-Bey, d'Abou-Zabell , etc., etc.

Devrait-on ainsi, dans nos établissements publics, au profit de je ne sais quelle petite rivalité d'amour-propre , négliger des améliorations et des travaux qui ont pour eux l'autorité des rapports favorables de l'Académie des sciences ? Et devrait-on surtout, à la même époque où mes travaux et les rapports de l'Académie étaient publiés , écrire la phrase suivante : « Nos relations ne nous ayant procuré aucun document sur l'hygiène et les expériences médicales sur la surdité , cette division a disparu pour faire place à la statistique sur laquelle nous possédons des renseignements importants. »

Mais passons maintenant aux essais tentés par le docteur Itard , essais qui, quoique malheureux , prouvent cependant qu'il a rencontré plusieurs sourds-muets pouvant recouvrer l'ouïe par une médication convenable. Au lieu de cela, ce praticien, en employant les injections d'eau médicamenteuse et alcoolisée , et non des injections d'air , bien loin d'être utile à ces infortunés , a détruit pour toujours chez eux une fonction qu'on aurait pu leur rendre , je le répète, par une médication plus convenable. Et puis l'on se plaint de l'impuissance de l'art! Mais ici comme dans bien d'autres circonstances, c'est bien plutôt l'impuissance du médecin qu'il faut déplorer.

Dans son ouvrage, imprimé en 1821, on lit :

« Pendant plusieurs années, j'ai cru que les surdi-mutités avaient toujours pour cause la paralysie du nerf labyrinthique ; mais des recherches ultérieures m'ont fait découvrir des causes plus palpables de cette infirmité ; *j'ai rencontré deux fois la caisse remplie de concrétions d'apparence craïeuse, et deux autres fois par des végétations produites par la membrane qui la tapisse ; un cinquième m'a offert un engouement de matière gélatineuse, etc., etc.* Ainsi toutes les causes de la surdi-mutité peuvent être toutes celles qui affaiblissent ou détruisent l'audition dans l'adulte (1). »

Maintenant nous allons nous convaincre que les traitements tentés par ce médecin sont encore plus concluants en faveur de notre opinion que les autopsies cadavériques qu'il a pratiquées.

« Ce que j'ai dit des causes de la surdité de naissance ou du bas âge fait assez voir que le traitement de cette cophose se compose des moyens déjà indiqués en traitant de chaque espèce de surdité dont celle-ci peut offrir le caractère. Si j'en ai fait une espèce particulière, c'est seulement à cause des conséquences et des phénomènes qu'elle présente, bien plus que sous le rapport de sa nature et de son traitement, qui sont à

(1) Cet aveu prouve que puisque M. Itard guérit les mêmes affections chez des personnes affectées de surdité accidentelle, il pourrait de même, par un traitement rationnel, guérir les sourds-muets. C'est cependant ce qu'il reconnaît ne pas pouvoir faire.

peu près les mêmes que dans la surdité de l'âge adulte :
on peut en dire autant du pronostic. Ce qui rend les
traitements infructueux, c'est qu'ils sont presque toujours tentés aveuglément, par l'impossibilité où l'on
est, dans la plupart des cas, de connaître la nature de
la surdité (1) chez un être qui ne peut pas lui-même
nous fournir aucun renseignement. »

Quelques lignes plus loin, cette persuasion intime
de la possibilité de guérir quelques sourds-muets fait
dire au docteur Itard : « Dans ces cophoses congéniales, les moyens rationnels sont bientôt épuisés, et l'on
se trouve réduit à la méthode empirique; je ne conseille pas de la dédaigner. Tous les moyens qui ont eu
des succès constatés et qui ne présentent aucun danger
sont bons aux yeux des praticiens (2) »

Depuis cette époque qu'a-t-on fait pour le soulagement des sourds-muets? Non-seulement on a négligé de
les traiter, mais encore on a complètement négligé
leur éducation. Ils sont tous condamnés pour ainsi dire
au langage imparfait des signes. Pourquoi n'a-t-on pas
fondé une institution exclusivement destinée à leur
traitement et à leur instruction orale ?

Telle est l'analyse succincte de la première époque
des essais du docteur Itard ; la seconde, que l'on pourrait nommer la reprise de ses travaux, a été déterminée par les désirs des membres de l'administration des

(1) Cet aveu seul prouve combien mes recherches sur les maladies de
l'oreille moyenne étaient indispensables aux progrès de l'art, par rapport aux maladies de l'oreille et au traitement des sourds-muets.

(2) Ces conseils étaient bons lorsque la médecine était réduite à un
aveugle empirisme. Des moxas ont eu quelquefois d'heureux résultats ;
faut-il donc brûler tous les sourds-muets ?

Sourds-Muets, et par les conclusions d'un rapport fait à l'Institut par le docteur Magendie, conclusions que nous ferons connaître dans le deuxième rapport imprimé à la fin de cet ouvrage.

C'est dans ces trois rapports, adressés à l'administration des Sourds-Muets de Paris, que nous allons puiser de nouvelles preuves à l'appui de la thèse que nous soutenons. Le premier est daté du mois d'août 1825. C'est un extrait du dernier chapitre de l'ouvrage de M. Itard sur les maladies de l'ouïe, dont nous venons de donner une analyse succincte. Il est terminé par les propositions suivantes :

« 1° Arrêter que dorénavant tous les sourds-muets admis à l'institution passeront, en y entrant, une semaine à l'infirmerie, où sera constaté le degré et, s'il est possible, la nature de leur surdité, laquelle sera de suite traitée ;

« 2° Autoriser le médecin de l'institution à faire les mêmes tentatives sur ceux des élèves déjà reçus, qui pourraient lui paraître dans des circonstances favorables à la réussite. »

La pensée de M. Itard est bien exprimée dans ces deux propositions ; cependant, pour la rendre complète, il aurait dû y ajouter cette troisième, qu'il reconnaît lui-même comme tout-à-fait indispensable :

3° Aussitôt que les enfants seront jugés capables de recouvrer l'ouïe, ils seront entièrement séparés des autres sourds-muets incurables, afin d'oublier le langage des signes.

Ces dispositions (excepté la dernière) furent prises par l'administration des Sourds-Muets et autorisées par le ministre de l'intérieur.

Les premiers résultats sont consignés dans deux rapports publiés, en 1827, dans la *Revue médicale*.

M. Itard rassembla cent vingt élèves de l'institution,
qui furent tous, sans aucun choix, soumis au cathétérisme de la trompe d'Eustachi et *aux douches d'eau
portées dans la caisse du tambour.*

Ces opérations furent facilement pratiquées sur
beaucoup d'élèves ; c'est-à-dire que *la sonde et l'eau
parcoururent toute l'oreille moyenne dès la première
tentative*, et il n'en résulta aucun signe d'audition. Il
n'en fut pas de même pour tous les enfants qui furent
sondés difficilement : « Ceux-ci présentèrent , dit
M. Itard , deux sortes d'améliorations dans le sens de
l'ouïe ; l'une a consisté dans l'aptitude acquise de percevoir les sons confusément, mais vivement et d'une
manière douloureuse. Ce qui est très-remarquable ,
c'est qu'elle s'est développée de préférence chez qnel-
ques-uns de nos élèves les plus profondément sourds.
J'ai quelques raisons de croire que, si on avait pu cul-
tiver cette sensibilité de l'oreille par des exercices mé-
thodiques, *on aurait pu la régulariser et l'amener au
rhythme naturel de l'audition.*

« La seconde espèce d'amélioration dont il me reste
à parler appartient plus visiblement à une augmentation naturelle de la sensibilité acoustique. Elle s'est
fait remarquer, contrairement à l'autre, de préférence
chez les sourds les mieux entendants. Ce changement
était tel que, dès le second ou troisième jour du traitement, les sourds du troisième et du quatrième degré se
trouvaient élevés au second et au troisième , de sorte
qu'une foule de sons vocaux, confusément entendus
auparavant, l'étaient alors d'une manière distincte. »

Les recherches statistiques sur les causes de la surdité d'un grand nombre de sourds-muets faites par les institutions que nous avons citées, les autopsies pratiquées par M. Itard, résultats des opérations qu'il a tentées en 1825 et 1827, et, enfin, l'éducation auriculaire et orale à laquelle il s'est livré, *et qui aurait eu de grands succès, si*, comme il le dit lui-même, ses élèves n'eussent pas été confondus avec un grand nombre de sourds-muets complets, communiquant entre eux par le langage mimique, suffiraient pour prouver la nécessité de fonder un établissement destiné au traitement médico-chirurgical d'un grand nombre de cophoses accompagnées de mutisme. Peut-être les succès que nous venons de citer ne sont-ils pas suffisants, puisque M. Itard lui-même les trouve incomplets ; sur ce point nous sommes du même avis.

Mais nous différons essentiellement sur les divers modes de traitement et sur les moyens de diagnostic surtout, qui naguère n'étaient nullement en rapport avec la sensibilité de l'organe de l'ouïe ; *ils consistaient en des instruments trop grossiers pour parcourir des canaux aussi délicats, presque toujours irrités et enflammés chez les sourds qui offrent quelque chance de succès ;* il fallait donc recourir à des agents explorateurs nouveaux ; il fallait une dextérité manuelle éprouvée par le temps, une oreille exercée aux bruits et aux sons que l'on fait naître dans la cavité tympanique saine ou malade, et dans les trompes d'Eustachi plus ou moins rétrécies, engouées, etc., etc.

C'est ce qui me paraît amplement démontré par mes expériences et les succès que j'ai obtenus dans mes traitements, et consignés dans cet ouvrage.

Je puis du reste renvoyer, pour plus amples renseignements, aux rapports faits à l'Institut par MM. Percy, Magendie, Geoffroy-Saint-Hilaire, Savart, etc., et consignés à la fin de ce volume.

Ce chapitre resterait incomplet, si je n'ajoutais pas aux considérations précédentes sur la nécessité de fonder en France un établissement spécial pour le traitement auriculaire et oral des sourds-muets qui en sont susceptibles, quelques considérations encore sur le bienfait que pourraient en retirer un grand nombre de ces infortunés, et les progrès qu'un pareil établissement serait susceptible de faire faire à l'art de guérir.

En effet, quel que soit le développement qui est actuellement donné aux divers établissements de sourds-muets qui existent aujourd'hui en France, ils sont encore bien éloignés de pouvoir venir au secours de toutes les misères qu'ils sont destinés à soulager. On le sait, le nombre des élèves qui sont admis dans ces établissements est encore bien inférieur à ceux qui restent privés de secours et d'instruction. Ceux-ci, pour la plupart, dénués de ressources pécuniaires, passent leur vie dans l'isolement le plus complet; ils ne peuvent jamais subvenir à leurs besoins par le travail ; ils restent en général sans état, et sont toute leur vie à la charge de parents pauvres ou de personnes charitables.

Quand on pense combien est déplorable l'existence de ces infortunés, et qu'on songe qu'il en est peut-être parmi eux un assez grand nombre qu'on pourrait, dès leur enfance et par un traitement convenable, rendre aux relations de la vie sociale, on est étonné qu'une institution qui se proposerait d'atteindre à un but aussi utile ne soit pas encore fondée.

L'ouvrage que je publie aujourd'hui aura, je crois, l'avantage de mettre la nécessité d'un pareil établissement hors de doute, soit par les faits nombreux que je cite, soit par les considérations dont ils sont accompagnés.

Faut-il ajouter que, même dans les établissements de sourds-muets, un grand nombre d'enfants, susceptibles de recouvrer l'ouïe et la parole par une médication convenable et une instruction orale mieux entendue que celle qu'on a essayée jusqu'ici, languissent cependant comme incurables, et en sont réduits uniquement au langage des signes et à l'écriture, langage dont chacun, cependant, reconnaît toute l'impuissance et la stérilité, lorsque ces infortunés sont ensuite abandonnés dans le monde. Eh bien ! c'est à faire parler ces enfants qu'on devrait surtout s'appliquer, et c'est à quoi l'on parviendrait avec plus de facilité qu'on ne le suppose généralement, si l'on voulait de bonne foi adopter les méthodes d'enseignement oral que j'ai indiquées, et dont mes succès ont déjà démontré l'incontestable avantage.

Tant que le sourd-muet n'aura pour lui que le langage des signes, il vivra isolé au milieu de nous ; il aura beau savoir un état, il en trouvera difficilement l'exercice ; et les difficultés que lui opposera la privation du langage seront pour lui sans cesse renaissantes et souvent invincibles.

Mais je me réserve de traiter toutes ces questions si importantes dans le volume qui suivra celui que je publie aujourd'hui, et où je m'occuperai d'une manière toute spéciale des sourds-muets.

Qu'il me soit permis maintenant, pour terminer ce

chapitre, d'indiquer de quelle utilité serait pour les progrès de la science la création d'un établissement comme celui dont je parle.

On a pu apprécier, dans les chapitres qui précèdent, toutes les innovations que j'ai apportées dans la chirurgie auriculaire, et comparer les succès d'une pratique rationnelle aux résultats de l'empyrisme si arbitrairement placé dans la hiérarchie médicale, malgré les atteintes qu'il reçoit des *expériences publiques et comparatives* exigées de nos jours par l'opinion et par la raison.

Mais la science ne doit pas se borner à l'étude seule de l'état maladif du sens de l'ouïe, et lorsque j'ai étendu mes découvertes jusqu'aux lésions organiques de l'oreille chez les sourds-muets, et prouvé que beaucoup de ces infortunés ne sont affectés que de cophoses accidentelles, j'ai compris que là ne devaient pas s'arrêter mes recherches, et qu'il était encore beaucoup de questions du plus grand intérêt physiologique que le médecin devait chercher à résoudre.

Il est certainement de la plus haute importance pour l'art de savoir :

1° *Quelle est l'aptitude de l'ouïe à l'étude des sons, lorsqu'un individu ne commence à entendre que dans un âge avancé ?*

2° *Ce que l'on peut attendre de la volonté pour s'inculquer l'art de la parole lorsqu'on s'est familiarisé avec le langage mimique ?*

3° *Comment faut-il procéder aux mouvements des organes de la parole ?*

4° *Qu'est-ce qui constitue l'art de parler ?*

5° *Les principes générateurs de la parole ne rési-*

dent-ils pas dans les organes mécaniques , dans l'intel-
ligence , dans les sentiments et dans les besoins ; ses
modifications , ses attributions idiosyncrasiques ; ne
dérivent-elles pas du tempérament , de la santé, de l'é-
lévation des sentiments , de la liberté , de l'esclavage
des individus , etc. ?

Voilà, certes, de hautes et belles questions physiologiques ; elles m'occupent depuis déjà bien des années,
et sont pour moi résolues par les faits ; mais un établissement comme celui dont je parle servirait à mettre
leur solution hors de doute, et à en résoudre d'autres
dont l'intérêt ne serait peut-être pas moindre.

J'ai procédé à cette étude, non-seulement sur les
sourds-muets, mais aussi sur des enfants muets par défaut d'intelligence ; j'ai observé celui qui, à un âge
déjà avancé, ne sait aucunement diriger l'action musculaire, coordonner le moindre mouvement *pour*
tout ce qui est art , jusqu'à celui qui oublie de com-
mander à ses organes pour satisfaire les besoins qui
sont du domaine de l'instinct.

On ne se figure pas combien de nuances , que de dis-
semblance il y a chez ces êtres du côté de la phonation
et de la parole. Il n'y a chez eux aucune ressemblance
avec le langage oral des sourds-muets intelligents qui
acquièrent l'ouïe plus ou moins complètement à un
âge avancé.

Je crois ici pouvoir conclure des considérations qui
précèdent ainsi que des faits thérapeutiques et physiologiques consignés dans cet ouvrage :

1° Que contrairement à ce qu'on avait avancé, il est
facile d'explorer l'oreille moyenne chez les jeunes
sourds-muets ;

2° Que plusieurs de ces infortunés présentent des lésions curables de cette partie délicate de l'organe de l'ouïe ;

3° Que l'efficacité du mode de traitement que j'ai introduit dans la thérapeutique auriculaire est hors de toute contestation ;

4° Qu'il est toujours d'une grande difficulté d'attirer l'attention des sourds-muets sur l'organe de l'ouïe, malgré le développement de cette fonction ; ce qui implique la nécessité du mode d'éducation orale que j'ai enseigné ;

5° Qu'il est également très-difficile de répéter des mots, des phrases quand on ne connaît pas la valeur des choses ou des actions qu'elles expriment ; ce qui arrive aux sourds-muets qui acquièrent l'ouïe ;

6° Qu'il existe une grande différence entre la parole des sourds-muets, selon le degré d'ouïe qu'ils acquièrent et surtout selon leur âge ;

7° Enfin, que le traitement des sourds-muets qui en sont susceptibles et leur éducation auriculaire et orale ne peuvent se faire d'une manière efficace que dans un établissement spécial semblable à celui que j'indique, et où se trouveraient réunis un certain nombre de ces infortunés.

INSTITUT ROYAL DE FRANCE.

ACADÉMIE ROYALE DES SCIENCES.

PRIX MONTHYON DÉCERNÉS DANS LA SÉANCE PUBLIQUE DU LUNDI 5 JUIN 1826.

L'Académie décerne une médaille de *deux mille francs*, à titre d'encouragement, au docteur Deleau jeune, auteur de différents mémoires, pour avoir principalement perfectionné le cathétérisme de la trompe d'Eustachi ou le conduit guttural de l'oreille.

PRIX MONTHYON DÉCERNÉS DANS LA SÉANCE PUBLIQUE DU LUNDI 26 NOVEMBRE 1832.

L'Académie décerne, à titre d'encouragement, une médaille de *quatre mille francs* au docteur Deleau jeune, pour un nouveau moyen de son invention, applicable au diagnostic et au traitement des maladies de l'oreille.

INSTITUT ROYAL DE FRANCE.

ACADÉMIE ROYALE DES SCIENCES.

PREMIER RAPPORT.

Le secrétaire perpétuel de l'Académie pour les sciences naturelles certifie que ce qui suit est extrait du procès-verbal de la séance du lundi 19 décembre 1822.

Rapport sur un Mémoire intitulé :

L'art de sonder la trompe d'Eustachi simplifié.

Le cathétérisme de la trompe d'Eustache, qu'il vaut mieux appeler *Eustachi*, est une des grandes ressources qu'emploie le docteur Deleau dans le traitement des diverses espèces de surdité; et, s'il est loin de s'en attribuer l'invention, on ne peut guère lui en contester le perfectionnement.

La première idée de cette opération si délicate est due, à ce qu'on croit, à un maître de poste de Versailles, lequel, profondément affligé de se voir sourd à l'âge de quarante-deux ans, s'appliqua à bien connaître l'organisation de l'oreille, ainsi que le mécanisme de l'audition, et s'avisa un jour de porter une petite sonde dans l'embouchure de la trompe d'Eustachi, et de s'injecter de l'eau tiède jusque dans l'oreille interne où il parvint, dit-on, à délayer un mucus épaissi et abondant qui l'obstruait, et dont l'issue et l'épuisement rétablirent la faculté d'entendre, qu'il avait perdue depuis plusieurs années.

Notre savant et honorable collègue, M. Portal, a connu cet homme, si bien inspiré par la nécessité; il s'appelait *Guyot*; et, quoiqu'on eût élevé quelques doutes sur la cure ainsi que sur les moyens curatifs, on est convenu de citer l'habitant de Versailles toutes les fois qu'il s'agit d'une opération dont la chirurgie ne tarda point à s'emparer, et qui aujourd'hui est devenue si familière à notre jeune docteur et à tous ceux qui, comme lui, se sont dévoués à la médecine auriculaire.

Des chirurgiens étrangers essayèrent de s'approprier ce procédé, tout informe qu'il dût être entre les mains de son auteur dont on a peine à concevoir la réussite, puisqu'il dut sonder par la bouche et sans doute avec des instruments bien imparfaits, qui furent bientôt corrigés par le chirurgien anglais Cléland, lequel, en imitant notre compatriote, employa une sonde flexible qu'il introduisit par la bouche, ce qui pourtant n'a jamais pu être avéré.

Douglas, autre chirurgien anglais, fit beaucoup d'essais avec des sondes soit-disant de son invention, et ne put publier que des succès équivoques.

Wathen vint après, qui ne craignit pas de se vanter d'une foule de guérisons opérées par la nouvelle méthode qu'on négligea et abandonna bientôt, malgré les prodiges que lui attribuaient ses partisans, tant il était difficile de procéder par la voie que tous avaient indiquée.

Louis fut curieux de s'assurer par lui-même si réellement cette voie était praticable ; et, après de nombreuses et inutiles tentatives sur des pauvres de la Salpétrière, il la proscrivit solennellement, ce qui engagea Sabatier à tenter sur le cadavre une suite d'expériences qui confirmèrent ce que Louis avait annoncé.

Mais Desault, ayant reconnu le vice de la méthode, s'efforça de lui en substituer une meilleure, et ce fut lui qui nous apprit à sonder par la narine, ainsi que prétendirent l'avoir déjà fait quelques autres chirurgiens qui n'ont pu le prouver par des faits ni des témoignages asssez authentiques.

M. Boyer accueillit un des premiers l'heureuse amélioration proposée par Desault, et c'est à son adoption, maintenant devenue générale, que le docteur Saissy, habile dans toutes les branches de l'art, doit, dans celle de l'acoustique, une grande partie des succès qui signalent sa brillante pratique.

Mais, il faut l'avouer, c'est le docteur Itard, médecin de l'Institution des Sourds-Muets, qui, au milieu des occasions journalières que lui procure ce poste, a le plus cultivé et exercé le cathétérisme de la trompe d'Eustachi, et M. Deleau s'est plu, dans son Mémoire, à le nommer son premier guide, et à lui faire hommage de son heureux début dans la carrière, ainsi que des progrès qu'il y a faits, car le disciple est allé plus loin que le maître pour qui cette assertion ne peut être que glorieuse et satisfaisante. Notre jeune docteur ne s'est pas borné à sonder par la narine correspondante à l'oreille affectée ; il est parvenu à sonder par la narine opposée, ce qui est extrêmement précieux dans le cas d'un polype qui remplirait la première, dans celui d'une déviation de la cloison nasale, ou lorsque les cornets du nez ont trop de développement.

M. Deleau rapporte en détail la manière dont on procède le plus généralement dans le cathétérisme dont il est question, et il ne refuse pas ses éloges à ceux qui le pratiquent ainsi. Mais sans trop s'enorgueillir de sa supériorité, il prouve incontestablement qu'il fait mieux, en ce que les instruments des autres sont nombreux, compliqués, non susceptibles de recevoir les formes qu'exige la diversité du cas, puisqu'ils sont de métal dur, tandis que les siens sont simples, flexibles, et propres à se prêter à toutes les courbures qu'on a besoin de leur donner, à raison de l'angle plus ou moins évasé ou rentrant que forme la fosse nasale avec la trompe qui lui correspond, et c'est ce défaut de flexibilité qui cause le plus de tâtonnements à l'opérateur, comme le plus de douleurs à l'opéré, et qui nuit le plus souvent à l'entrée de la sonde, et par conséquent à l'œuvre de l'abstersion.

Il ne faut à M. Deleau qu'une petite sonde de gomme élastique ouverte par les deux bouts, pourvue, à l'un d'eux, d'un pavillon d'argent pour y attacher un long fil de soie avec lequel on la retient en place, en tirant ce fil autour de la tête, et portant un mandrin de fil de fer qu'on redresse et courbe à volonté. Cette sonde, préalablement enduite d'huile, et dont le contact est incomparablement plus doux que celui des sondes métalliques, étant introduite à l'aide de manœuvres combinées selon la structure et la disposition anatomique

des parties, on y adapte une petite seringue et on injecte une liqueur dont les propriétés varient selon la
nature de l'engorgement ; tantôt c'est une eau tiède
simplement délayante ou détersive ; tantôt c'est une
infusion astringente ou aromatique ; quelquefois aussi
l'auteur a recours aux fumigations sèches ou humides,
et même, si l'on voulait employer l'électricité, il propose de faire arriver jusqu'à l'oreille interne des excitateurs appropriés.

Enfin, il parle de porter dans la trompe de petits cy-
lindres d'éponge préparée pour la dilater en certains
cas, et nous ne doutons pas qu'il n'y réussisse, ainsi
que dans le cathétérisme par la narine opposée, quoique nous ne lui ayons pas vu pratiquer ; mais l'un de
nous ayant été témoin de l'adresse et de la promptitude avec lesquelles il l'exerce sur la narine correspondante, nous répondrions qu'il s'en retire aussi
bien que sur l'autre, quand d'ailleurs aucun vice de
conformation, aucune altération pathologique ne s'y
opposent.

Au reste, M. Deleau, qui a fait d'excellentes études
classiques et médicales, qui est doué d'un jugement
sain, de beaucoup de sagacité et d'une dextérité manuelle peu commune, s'étant presque exclusivement
consacré à la curation de la surdité et des autres affections de l'organe auditif, ne pouvait que se distinguer
dans cette partie si intéressante de l'art de guérir,
qu'il a voulu, à l'exemple de MM. Itard et Saissy, ar-
racher à l'aveugle et avide empirisme. En voilà assez
pour faire connaître à l'Académie le mérite et l'importance du traitement spécial auquel se livre M. le docteur Deleau, et pour faire désirer que ce médecin si

recommandable trouve dans la confiance publique et dans l'estime des amis de l'humanité la récompense de son zèle et de ses utiles et intéressants travaux.

Signé PELLETAN ; PERCY, rapporteur.

L'Académie approuve le rapport et en adopte les conclusions.

Certifié conforme :

    Le secrétaire perpétuel, conseiller d'état, commandeur de l'ordre royal de la Légion-d'Honneur,

                    Signé CUVIER.

DEUXIÈME RAPPORT.

Le secrétaire perpétuel de l'Académie pour les sciences naturelles certifie que ce qui suit est extrait du procès-verbal de la séance du lundi 13 juin 1825.

Rapport sur un jeune sourd-muet de naissance qui a recouvré l'ouïe par le cathétérisme de la trompe gutturale.

Dans la séance du 10 mai 1824, M. Percy fit connaître à l'Académie qu'un jeune sourd-muet, nommé Trézel, venait d'acquérir l'ouïe par les soins de M. Deleau. Le succès avait été aussi complet qu'on pouvait le désirer. Le jeune enfant qui, avant l'opération, était complètement sourd, avait été mis à portée d'entendre toutes sortes de bruits, et même de saisir les diverses intonations de la voix.

Mais pour avoir acquis la faculté de reconnaître les sons, Trézel était encore bien loin de jouir réellement de l'ouïe. Un intervalle immense le séparait encore des enfants de son âge et d'une bonne organisation. Les bruits de tous genres, les accents de la voix, les mots qu'on lui adressait, ceux qu'il essayait de faire rendre à son larynx, n'étaient pour lui qu'une source de sensations nouvelles qui le ravissaient ; mais il n'en tirait aucune autre utilité. Il ignorait les immenses avantages du langage, et il ne se doutait guère que les sons vagues et rares qu'il faisait rendre à son organe vocal lui serviraient un jour à exprimer ses pensées ; enfin, ce jeune homme avait besoin d'une éducation

suivie qui remplaçât celle que son infirmité l'avait empêché de recevoir, et qui le mit à même de se servir
du sens qu'il venait de recouvrer si heureusement.
Dans la séance où M. Percy annonçait les résultats de
l'opération faite sur le jeune Trézel, il ajoutait que
M. Deleau s'occupait de l'instruction de cet enfant, et
qu'il en ferait connaître les résultats à l'Académie.

M. Deleau a tenu sa promesse. Trézel vous a été présenté dans une de vos dernières séances. Il y a dit de
mémoire la fable *du Renard et du Corbeau*, fait divers
exercices d'analyse, et vous avez pu juger vous-même
de l'état de son ouïe, de sa voix et de son degré d'intelligence après un an environ d'éducation.

Ce fait est d'autant plus important qu'aucun des
sourds-muets auxquels l'ouïe a été rendue par une
opération, ou qui l'ont acquise spontanément, n'ont
été observés assez long-temps par des hommes instruits pour que l'on sache quel parti ils ont tiré en eux
d'un sens novice intervenu tout-à-coup au milieu de
sens déjà expérimentés ; pour que l'on connaisse quels
changements sont survenus dans l'intelligence, l'instinct, la parole, les mouvements, etc., par le développement d'une fonction aussi importante que celle de
l'ouïe; pour que l'on ait appris, enfin, si le sourd-muet
de naissance, rendu à l'audition, est apte à parcourir
tous les degrés de la vie sociale, ou s'il n'est appelé
qu'à en franchir quelques-uns.

On voit combien de questions physiologiques intéressantes se rattachent au fait de M. Deleau. Aussi
vos commissaires ont-ils dû en recueillir et en constater toutes les circonstances.

Claude-Honoré Trézel, aujourd'hui âgé de dix ans,

né à Paris de parents pauvres, était de cette classe de sourds-muets qui n'entendent même pas les bruits les plus violents, les explosions les plus fortes.

Son front était large et sa tête bien faite ; mais sa physionomie, image de son intelligence, avait peu d'expression ; il traînait les pieds en marchant ; sa démarche était chancelante ; il ne savait pas se moucher, et n'avait reçu d'ailleurs aucune éducation appropriée à sa position. Il faisait comprendre ses besoins au moyen d'un certain nombre de signes.

Ces détails firent penser que la surdité de cet enfant n'était compliquée d'aucune circonstance grave, et que surtout elle n'était pas accompagnée d'idiotisme, ce qui se fait assez souvent, et rend toute opération à peu près inutile.

Rien de particulier ne se présenta pendant l'opération, qui n'a rien de nouveau, qui fut aussi simple que possible, et qui consista en des injections aqueuses faites dans l'une et l'autre trompe d'Eustachi, au moyen d'une petite sonde flexible. Ces injections ne furent accompagnées ni de ces douleurs horribles qui déterminent quelquefois l'évanouissement et obligent à suspendre le traitement, ni suivies d'abcès et de suppuration à la caisse, qui s'opposent à tout espoir de guérison.

Les premiers jours qui suivirent son avénement à l'audition furent pour Honoré un temps de ravissement. Tous les genres de bruit lui causaient un plaisir ineffable ; il les recherchait avec avidité ; il était particulièrement dans une sorte d'extase en écoutant une tabatière harmonique ; mais il lui fallut un certain temps avant qu'il s'aperçût que la parole était un moyen de communication, encore s'attacha-t-il d'abord non aux sons qui la forment, mais au mouvement des lèvres qui l'accompagnent ; aussi crut-il pendant quelques jours qu'un enfant de sept mois parlait comme les grandes personnes, parce qu'il voyait ses lèvres faire des mouvements. On lui fit bientôt cependant connaître son erreur, et il sut dès lors que c'était aux sons qu'il fallait attacher de l'importance et non aux mouvements des lèvres ; mais le malheur voulut qu'il entendît une pie prononcer quelques phrases ; alors, généralisant ce fait particulier, il conclut que tous les animaux étaient doués de la parole et voulut absolument faire parler un chien qu'il affectionnait ; il employa la violence pour lui faire dire : *papa, du pain,* seuls mots qu'il pût encore prononcer. Les cris du pauvre animal l'effrayèrent, et il se désista de son entreprise.

Ces premiers temps d'audition produisirent un grand changement dans l'état physique de Trézel. Sa démarche devint plus ferme ; l'air morne de son visage se changea en un air riant et gai ; il apprit à se moucher, et cessa de traîner ses pieds en marchant.

Un mois s'était écoulé, et Honoré restait à peu près au même point, absorbé par ses sensations et ses remarques nouvelles. Il ne pouvait point saisir les diverses syllabes qui forment les mots composés, connaître leur sens et celui des phrases simples et courtes.

Il lui fallut aussi beaucoup de temps avant qu'il reconnût la direction des sons : son instituteur s'étant caché dans une chambre où était l'enfant, l'appela, et ce ne fut qu'avec beaucoup de peine qu'il découvrit sa retraite, encore était-ce plutôt par les yeux et le raisonnement qu'il y parvint que par l'oreille.

Cependant tout l'intérêt qu'Honoré portait aux sensations que lui donnait son ouïe, ne l'avait pas empêché de faire une observation des plus importantes ; son larynx produisait aussi des sons ; le plaisir de les entendre vint se joindre à celui de les produire. Il prononça d'abord *a*, *o*, *u*, etc., et les premiers mots qu'il forma furent : *papa*, *tabac*, etc. ; mais, quand il voulait reproduire des mots plus compliqués, il faisait une multitude d'efforts, de contorsions de lèvres, de la langue, et de tous les agents de la prononciation, dont il ignorait entièrement l'usage, remplaçant en cela celui qui débute dans l'art de la danse ou de la natation, et qui consume ses forces en efforts inutiles et en mouvements disgracieux.

A force de tentatives il parvint à prononcer quelques mots composés qui d'abord avaient été au-dessus de ses forces.

C'est à ce moment qu'il se crut au niveau des autres enfants de son âge, et que, satisfait de lui-même et fier de sa nouvelle situation, il prit en grand dédain ses anciens compagnons d'infortune. Quelques personnes du monde qui le virent en ce moment trouvèrent qu'il avait d'heureuses dispositions.

Malgré ce petit mouvement de vanité, Trézel avançait peu dans la prononciation : un grand nombre de syllabes lui échappaient, ou bien il ne les articulait que d'une manière extrêmement défectueuse. Peut-être n'aurait-il jamais franchi cette difficulté si l'on n'eût cessé de s'adresser uniquement à ses oreilles pour se servir en même temps de ses yeux, ou lui tracer sur un tableau diverses syllabes, et dès ce moment il les prononça beaucoup mieux, saisissant avec plus de netteté l'assemblage des voyelles et consonnes, et leur influence réciproque.

On peut constater ainsi un fait fort remarquable, c'est que l'association de la vue et des mouvements du larynx était prompte et facile, tandis que celle de l'ouïe et de l'organe de la voix était toujours difficile, et ne s'exerçait qu'avec une lenteur remarquable. Par exemple, aussitôt qu'Honoré apercevait des syllabes écrites, il les prononçait, si en même temps on les faisait retentir auprès de lui ; mais, si l'on enlevait le tableau où les lettres étaient tracées, il lui était impossible de les articuler lui-même. Il saisissait donc bien plus facilement les rapports des sons avec les lettres écrites qu'avec l'action de son larynx.

Les mêmes observations purent être faites quand Honoré s'est livré après à l'étude des mots et des petites phrases. Toutefois, en suivant ce procédé, Trézel a appris à lire et à écrire d'une manière assez rapide ; mais semblable aux personnes qui apprennent une langue, et qui, en général, la lisent et l'écrivent long-temps avant de pouvoir la parler, encore aujourd'hui Honoré lit des yeux et écrit infiniment mieux qu'il ne parle.

Vous avez entendu sa prononciation ; elle est très-défectueuse ; les *rr* surtout ronflent d'une manière singulière et désagréable ; les diverses nuances de l'accent lui paraissent inconnues. Mais, quand on pense à son point de départ, on doit être satisfait de lui voir ce degré d'instruction après un intervalle aussi court.

Honoré présente encore un phénomène qui a fixé l'attention de vos commissaires ; quand on lui dit un mot bien distinctement il le répète aussitôt ; quand on l'appelle, par exemple, il ne manque pas de répéter son nom. Il semble que l'important pour lui soit de parvenir à reproduire le mot par l'action du larynx ; quand son instituteur veut s'adresser à son esprit, c'est plutôt des signes ou l'expression de son visage qu'il met en usage ; l'enfant lui-même n'exprime facilement et promptement ses idées que par des signes, et c'est seulement par l'emploi de ces signes qu'on peut juger de son intelligence et de la promptitude de ses conceptions. Sous ce point de vue, Honoré offre un phénomène bien digne d'intérêt : ayant acquis un nouveau moyen d'exprimer ses besoins et ses idées, il semble qu'Honoré aurait dû négliger celui dont il s'était servi jusqu'alors, et qui est si inférieur à la parole. Jusqu'ici c'est le contraire qui est arrivé. Le langage naturel d'Honoré, c'est-à-dire celui des signes, au lieu de perdre et de se voir remplacé graduellement par la parole, a gagné rapidement, et a acquis une perfection et un piquant de beaucoup supérieur à celui qu'il employait avant d'avoir recouvré l'ouïe ; sans doute que cet effet tient à l'influence de l'habitude, à la facilité des divers mouvements, et au peu d'exercice des organes de l'ouïe et de la voix ; mais enfin il n'est pas moins digne de remarque.

Cependant, dans ses rapports avec les enfants de son âge, Honoré commence à employer des mots simples,

et particulièrement des substantifs, pour faire connaître ses principaux désirs. Peut-être le temps le por-
tera-t-il à faire un usage plus fréquent et plus complet
de la parole, qui est, au définitif, le véritable moyen
de communication des hommes civilisés; mais il ne serait pas impossible qu'il restât toujours fort au-dessous
des autres hommes sous ce rapport; car nous avons de
nombreux exemples d'enfants qui sont pour ainsi dire
muets, uniquement parce qu'il leur faut un certain
effort d'oreille pour saisir les mots et un travail quelque peu difficile du larynx pour parler. Trouvant un
moyen facile de communication par l'emploi des signes,
ils négligent d'exercer l'oreille et le larynx, et restent
ainsi classés parmi les sourds-muets, quoiqu'en réalité
ils ne soient ni muets ni sourds.

En résumé, Honoré Trézel, qui était complètement
sourd, jusqu'au point de ne pas entendre les détona-
tions les plus fortes, il y a un an, entend très-bien aujourd'hui tous les bruits quand ils viennent de loin,
distingue leur caractère, évite aussi les voitures et les
chevaux, et va ouvrir une porte, s'il entend frapper. Il
sait apprécier le rhythme musical et prend plaisir à
écouter les chants et les instruments; il cherche même
à imiter la voix modulée, sans avoir pu encore y parvenir; il sait apprécier et répéter toutes les articulations de notre langue; il comprend, analyse et répète
de mémoire un certain nombre de phrases à sa portée;
il y répond surtout du geste. Il exécute ce que son instituteur lui commande par la parole; mais il n'est pas
encore dans le cas de le faire avec d'autres personnes,
par la même raison que nous comprenons un étranger,

si nous sommes accoutumés à sa prononciation, et que nous sommes entièrement incapables de le comprendre quand il parle pour la première fois.

Voilà sans doute d'assez beaux résultats. Quand on songe à ce que cet enfant a dû apprendre pour y arriver, à toutes les idées, à toutes les combinaisons nouvelles qui ont dû s'opérer dans son esprit, aux associations instinctives qui se sont établies entre son oreille et son intelligence, entre celle-ci et les organes de la voix, entre son oreille et son larynx, etc., il est difficile de ne pas se livrer à l'espoir que sa condition morale et physique continuera à s'améliorer.

Mais n'anticipons pas sur l'avenir ; attendons les résultats de l'expérience, qui, ici, comme dans toutes les questions neuves, doivent seuls nous diriger.

Vos commissaires pensent que les efforts de M. Deleau, pour rendre à la vie sociale des êtres que la nature semble en avoir en grande partie séparés, sont dignes des éloges de l'Académie ; que les résultats auxquels il est parvenu sur le jeune Trézel (1) sont très-importants et dignes du plus vif intérêt : ils vous proposent d'engager M. Deleau à continuer l'éducation qu'il a heureusement commencée, à multiplier, autant que possible, les observations du même genre, et à fonder ainsi un genre d'enseignement ou d'éducation

______

(1) Honoré Trézel a maintenant oublié son ancien langage ; il parle et converse avec la plus grande facilité. Il augmente tous les jours ses connaissances en lisant les livres que l'on met entre les mains des enfants de huit à dix ans, et en communiquant à ses collègues les leçons qu'il a reçues du docteur Deleau. — Paris, le 1er janvier 1830.

qui doive être compté au nombre des améliorations de la condition humaine.

Signé DUMÉRIL, GEOFFROY SAINT-HILAIRE ; MAGENDIE, rapporteur.

L'Académie adopte les conclusions de ce rapport.

Certifié conforme :

Le secrétaire-perpétuel, conseiller d'état, commandeur de l'ordre royal de la Légion-d'Honneur.

Signé le baron CUVIER.

TROISIÈME RAPPORT.

Paris, le 23 octobre 1826.

L'Académie, sur les témoignages avantageux de plusieurs de ses commissaires, a déjà encouragé les recherches de M. le docteur Deleau, qu'on sait consacrées au soulagement des sourds-muets, jusque-là que l'Académie a tout récemment jeté sur les importants travaux de ce médecin tout l'éclat d'une récompense solennelle, l'ayant admis au partage de ses encouragements annuels, qu'elle ne doit accorder et qu'elle n'accorde qu'à des services éminents. Faire entendre les sourds et parler les muets, ou du moins quelques-uns d'entre eux, sont choses sans doute admirables, et que ne contredisent point les explications suivantes. M. Deleau s'aperçut que, pour obtenir ces résultats, il n'aurait point à lutter contre des événements prescrits nécessairement et invariablement; il comprit que, puisque la surdité et le mutisme sont des cas exceptionnels qui surviennent contre la nature des choses, par suite des perturbations dans l'organe auditif, il pourrait demander à la science des moyens simples pour désobstruer l'organe affecté, et pour rendre de cette manière des malades à la santé. Il a fait avec modestie et clarté une exposition de ses nouveaux procédés : ayant montré qu'ils consistent dans de certains perfectionnements de chirurgie ordinaire, il en a prouvé toute la valeur, par les seuls moyens de mise en pareil cas, le succès, en présentant des sujets guéris.

C'est dans cet état de choses que M. le docteur Deleau vous a communiqué un nouveau travail ayant pour titre : *Notice sur des sourds-muets qui ont recouvré l'ouïe, et quelques considérations sur les moyens d'être en outre utile à ces infortunés.*

Prenant une idée favorable de ce travail sur sa lecture, vous avez, de votre propre mouvement, décidé que la commission à intervenir ne s'en tiendrait pas seulement à un examen pur et simple du mémoire; mais vous avez, de plus, prescrit à votre commission d'examiner en outre si ce ne serait point le cas, le gouvernement étant préalablement consulté, d'appliquer aux expériences projetées et indiquées une partie des fonds du legs Monthyon. Les commissaires nommés sont MM. le baron Portal, le baron Fourier, Duméril, Magendie, et moi (Geoffroy-Saint-Hilaire), chargé de vous soumettre le présent rapport.

Nous croyons inutile de revenir, en ce moment, sur les procédés chirurgicaux et les moyens thérapeutiques mis en œuvre par l'auteur : vous avez sur cela entendu successivement MM. Percy et Magendie, et, de plus, ce dernier dans deux occasions différentes. Et, en effet, le rapport plein d'intérêt que vous a fait M. Magendie, vous a paru mériter d'être repris et communiqué au public dans une de nos séances solennelles (1).

Nous resterons donc dans la question particulière, telle qu'elle est renvoyée à notre examen, dans cette question, comme l'Académie l'a circonscrite par les dispositions de son arrêté de renvoi...

C'était une grave erreur de l'antiquité, que les êtres

---

(1) Séance publique de l'Académie des Sciences ; juin 1825.

qui naissent avec des imperfections corporelles devaient encourir la réprobation publique, comme ayant assumé sur eux des signes et, par conséquent, des témoignages visibles de la colère des dieux. On considéra les sourds-muets comme suffisamment affligés de vices organiques, et comme assez dégradés pour devoir être atteints par ces préventions, tellement que plus tard on croyait user à leur égard de modération, en se bornant à les délaisser entièrement. Cependant la société se montra décidément plus indulgente ; on finit par leur accorder quelque intérêt. Ce fut d'abord en 1442 (du moins nos souvenirs historiques ne remontent point plus haut) : un sourd-muet de naissance reçut alors une éducation soignée ; il pouvait communiquer par écrit avec les autres hommes. Un philosophe né à Groningue, Rodolphe Agricola, se donna beaucoup de soins pour faire connaître au public cet heureux événement, pour célébrer ce perfectionnement moral de la société. Des soins aussi généreux ne furent point perdus ; ils appelèrent, ils encouragèrent de nouveaux efforts, qui devinrent nombreux dans l'âge suivant, et le XVIe siècle est, en effet, recommandable sous ce rapport, et digne de la reconnaissance de la postérité, car c'est alors qu'apparurent les Pierre Ponce, les de Bonnet, Ramirès, Wallis, Degbis, Gregori, et successivement les Conrar, Vanhelmont, etc. ; puis, enfin, la marche de l'esprit humain fut ce qu'elle est toujours quand une voie est décidément ouverte, elle fut heureusement progressive, jusqu'à ce qu'enfin ces divers travaux eussent amené l'entière et heureuse révolution fixée pour toujours par le génie et les vertus philanthropiques des abbés de l'Epée et Sicard.

C'est par d'autres moyens, et sans doute par de plus efficaces ressources, que M. Deleau est arrivé au secours des malheureux sourds-muets. Le talent du grammairien les rendait au commerce des hommes par la culture de leur esprit, et celui du médecin, plus directement encore, en faisant disparaître leurs imperfections corporelles, en luttant avec bonheur contre les causes de perturbation qui viciaient leur conduit auditif.

Cependant, s'il est vrai qu'une partie des sourds-muets soit redevable aux procédés de M. Deleau du bienfait de l'audition, il semble que tout devrait être terminé. Les découvertes de M. Deleau ont été constatées, trouvées bonnes et utiles : l'Académie y a ajouté la faveur d'une récompense solennelle (1); et la chose ainsi entrée dans le domaine public, cela devrait être considéré comme un compte entièrement réglé.

Telle n'est pas la pensée de M. Deleau : il établit, au contraire, dans son Mémoire, qu'il ne suffit pas de procurer à un sourd la faculté d'entendre, mais qu'il faut de plus lui inspirer le désir et lui donner le talent d'en faire usage. L'expérience a montré à M. Deleau que les sourds, subjugués par les fortes impressions de l'habitude, se montrent indifférents et inattentifs aux sons, dont ils n'ont pas d'abord une perception nette, et qu'ils préfèrent leurs anciens moyens de communication. M. Deleau avait donc atteint le but qu'il s'était proposé comme médecin, qu'on ne croyait point à ses succès. « Pour convaincre nombre d'incrédules

(1) Prix de l'Académie des Sciences, année 1826.

qui les révoquaient en doute, je fus, dit-il, dans l'obli-
gation de donner aux infortunés que j'avais rendus propres à l'audition et à la parole d'autres soins que ceux
qui dépendent de ma profession de médecin; il me
fallut leur apprendre à écouter, à distinguer le langage
articulé, à parler et à lire; car on avait paru croire
que les muets dussent eux-mêmes s'inculquer le langage articulé, sans préparation, sans éducation, et sans
qu'on se donnât la peine de leur rien apprendre à ce
sujet. »

Ainsi engagé, M. Deleau s'ouvrit une autre carrière;
il couronna un premier succès par un second dans un
autre genre, et il répondit à ses détracteurs en produisant un élève qu'il s'était appliqué à instruire, en mon-
trant Honoré Trézel, sourd-muet de naissance, qui a
répondu à diverses interpellations, parlé et lu assez
distinctement devant l'Académie. M. Deleau a donc
ajouté à ses fonctions de médecin celles d'instituteur.
Entraîné par les conséquences de son nouveau procédé chirurgical, il a dû inventer un art nouveau, celui d'apprendre aux sujets opérés à faire usage d'organes présentement à leur disposition, ceux de l'ouïe et
de la parole; et c'est cet art, que lui seul a intérêt de
propager et de perfectionner, puisqu'il fournit la
preuve de ses succès, en même temps qu'il en est le
complément nécessaire, c'est, disons-nous, cet art que
M. Deleau voudrait placer sous la protection de l'Académie. Ce médecin a pu faire à ses frais les dépenses nécessaires à l'éducation d'Honoré Trézel; il continue de
même à l'égard d'un autre élève, plein d'intelligence et
de capacité, Alphonse Dussault; d'un second, nommé

Henri Chabot, et d'une fillé âgée de quatre ans, Eugénie Rosset, qu'il nous a présentés tous trois, et que nous avons trouvés en bonne voie d'instruction. Mais le zèle de M. Deléau est plus grand que ses facultés pécuniaires : ce qu'il a fait, et ce qu'il fait encore, il jugé ne le pouvoir faire dorénavant, et c'est pour arriver au secours du nouvel art qu'il a créé qu'il réclame les encouragements de l'Académie.

L'exposé de M. Deleau, et toutes les conséquences qui en dérivent, nous paraissent fondés. L'Académie a déjà fait connaître, par les dispositions de son arrêté de renvoi, qu'elle verrait avec satisfaction qu'on pût appliquer à cet encouragement une petite portion des arrérages du legs Monthyon. Nous pensons que l'Académie doit effectivement persévérer dans cette disposition favorable aux travaux de M. Deleau, et que le but de l'auteur serait atteint si l'on fondait, dans sa maison et sous sa direction, les moyens d'entretenir, pendant trois années consécutives, trois sujets : ceux-ci pourraient, dans la suite, instruire d'autres sourds-muets, et le nouvel art resterait acquis et serait enfin compté au nombre des heureuses institutions dont s'enrichit journellement notre état de civilisation. La commission des fonds de l'Académie destinerait à cette dépense telle somme qui serait jugée nécessaire, et déléguerait un de ses membres pour en surveiller l'emploi.

En définitive, nous pensons que la demande de M. Deleau est fondée sur un motif d'utilité publique, qu'il est digne de l'Académie de lui accorder ces moyens d'encouragement, et que ce but serait aussi honorablement qu'économiquement atteint par l'adoption des bases que nous venons d'indiquer (1-2).

Signé baron Portal, baron Fourier,
Duméril, Magendie,
Geoffroy-Saint-Hilaire, rapporteur.

L'Académie adopte.

Signé le baron Cuvier.

(1) Dans la séance du 15 novembre, l'Académie des Sciences a décidé qu'une somme de 6,000 francs serait allouée annuellement à M. Deleau pour les frais de traitement et d'instruction de quatre jeunes sourds-muets. La commission qui a fait le rapport est chargée de surveiller ce mode d'instruction.

(2) Parmi les quatre élèves du docteur Deleau, Dussault, âgé de dix ans, et Eugène Lecomte, âgé de huit ans, se font surtout remarquer par la finesse de leur ouïe et la netteté de leur prononciation. Lorsqu'il auront acquis plus de fermeté dans les mouvements des organes vocaux, il sera impossible de croire à leur ancienne infirmité.

QUATRIÈME RAPPORT.

Le secrétaire perpétuel de l'Académie, pour les sciences naturelles, certifie que ce qui suit est extrait du procès-verbal de la séance du lundi, 7 décembre 1829.

La multiplicité des parties qui entrent dans la composition de l'organe de l'ouïe, leur extrême délicatesse, et leur réunion dans un espace très-resserré, apportent de grandes difficultés dans le diagnostic, le pronostic et le traitement des maladies dont cet organe peut être affecté : aussi peut-on dire que jusqu'à ces derniers temps on ne possédait aucune donnée positive sur ce point, d'ailleurs si important, de la pathologie humaine.

M. Deleau, qui consacre tout son temps au traitement des maladies de l'oreille, a entrepris de jeter quelques lumières sur un sujet si compliqué, et dans le travail qui fait l'objet de ce rapport il a eu principalement en vue l'étude des affections chroniques de l'oreille moyenne. Les premiers chapitres de son traité sont consacrés à des considérations sur le rôle que joue l'air dans l'oreille moyenne, et il s'attache d'abord à montrer que la force élastique de ce fluide, qui remplit la caisse du tambour et les cellules mastoïdiennes, a une influence considérable sur le degré de finesse de l'ouïe : que quand cette force est moindre ou plus grande que celle de l'air extérieur, l'ouïe est dure, phénomène qui s'explique très-bien lorsqu'on fait attention que dans l'un ou l'autre cas, la membrane du tympan se trouve plus tendue que dans l'état naturel, ce qui diminue nécessairement l'amplitude de ses oscillations, quoique d'ailleurs elle produise toujours le même nombre de vibrations que le corps qui l'ébranle à distance à travers de l'air (1).

Une conséquence naturelle de cette observation, c'est que toute lésion qui empêchera l'introduction de l'air dans l'oreille moyenne, devra déterminer une surdité qui ne pourra disparaître que par le rétablissement de la libre circulation de l'air. Or, M. Deleau observe avec raison que plusieurs maladies de l'arrière-bouche et des fosses nasales peuvent produire une oblitération ou un rétrécissement du canal même de la trompe d'Eustache. Ainsi, il arrive souvent que la tuméfaction des amygdales, lésion fort commune, surtout chez les jeunes sujets, produit une surdité qui dépend évidemment de ce que ces glandes, en augmentant de volume, écartent les piliers du voile du palais, et, par là, déterminent la compression des orifices des trompes d'Eustache. De même encore, il arrive fréquemment que l'inflammation de la membrane muqueuse dans les angines, les ulcérations vénériennes, les phlegmasies scrophuleuses, les catarrhes chroniques de la membrane pituitaire, etc., s'étend jusqu'au pavillon de la trompe d'Eustache, même dans toute l'étendue de ce canal, et jusque dans la caisse du tambour. Ces diverses affections, en empêchant la libre circulation de l'air dans l'oreille moyenne, doivent donc produire

---

(1) Sur les usages de la membrane du tympan, etc. ; par M. Savart : *Annales de chimie ;* mai 1814.

une dureté d'oreille plus ou moins intense; mais maintenant, par quel procédé pourra-t-on distinguer si la surdité dépend ainsi d'un rétrécissement, d'une simple obstruction de la trompe, ou bien si elle tient à quelque autre lésion, soit de l'oreille interne, soit des osselets, soit du nerf acoustique lui-même?.... Pour résoudre cette difficulté, on se bornait autrefois à engager les malades à condenser l'air dans la bouche, en la tenant fermée, ainsi que le nez, et par les renseignements qu'on obtenait des sujets eux-mêmes, on tâchait de déterminer si l'air pénétrait ou non dans la caisse. On avait même imaginé d'introduire une sonde dans la trompe d'Eustache; mais l'étroitesse de ce canal vers sa partie moyenne, lorsqu'il commence à pénétrer dans la portion pierreuse du temporal, s'opposait le plus souvent à ce que la sonde pût arriver jusque dans la caisse du tambour. Enfin, au moyen d'une sonde creuse introduite dans le pavillon de la trompe, on était parvenu à injecter un liquide jusque dans l'oreille moyenne; mais ce procédé ne suffisait pas toujours pour indiquer le siége et la nature de la lésion qu'il s'agissait de combattre. M. Deleau, considérant que la membrane muqueuse qui tapisse l'oreille moyenne possède le degré de sensibilité nécessaire pour supporter sans douleur le contact de l'air atmosphérique, a pensé que des injections d'air ne seraient nullement dangereuses, et que, par la différence des bruits qu'elles occasioneraient lorsqu'elles arriveraient ou non jusque dans la caisse, on pourrait reconnaître si la surdité dépendait d'un simple rétrécissement ou d'une obstruction de la trompe. A cet effet, il introduit par les fosses nasales une sonde creuse de gomme élastique jusque dans la trompe d'Eustache, et ensuite, au moyen d'une pompe qui comprime l'air dans un réservoir muni d'un manomètre, il pousse de l'air dans la sonde, et l'on conçoit que si la trompe n'est pas entièrement obstruée, ou que si l'obstacle est de nature à céder, l'air doit pénétrer jusque dans la caisse, et de là refluer sur lui-même, en se frayant une route rétrograde entre les parois de la trompe et celles de la sonde.

Par ce procédé, on peut reconnaître l'état pathologique de l'oreille moyenne, en faisant attention, 1° à la nature des bruits que le courant d'air détermine, bruits que l'opérateur peut apprécier en appliquant sa propre oreille contre le pavillon de celle du malade; 2° en observant avec soin les changements que ces injections produisent sur la faculté d'entendre; 3° enfin, en tenant compte de leurs effets sur la sensibilité. Il est clair que, pour juger ainsi de la nature et du siége de la lésion d'après les effets qui sont produits par le courant d'air, il était indispensable d'examiner d'abord les phénomène s qui se passent lorsqu'on injecte de l'air dans une oreille saine; c'est ce qu'a fait M. Deleau, et il a observé que, dans ce cas, l'ouïe devenait dure lorsque l'air de la caisse du tambour était comprimé ou dilaté, et que le son qu'on entendait dans l'oreille du sujet soumis à l'expérience était analogue à celui d'une pluie assez forte qu'on entendrait tomber sur les feuilles des arbres. L'auteur désigne ce bruit par l'expression de *bruit sec de la caisse*, et il remarque que l'injection de l'air dans une oreille saine ne produit aucune sensation douloureuse, qu'il en résulte seulement un léger engourdissement dans l'oreille , sans que la faculté d'entendre soit diminuée ou altérée en rien. Lorsque l'orifice de la trompe se trouve comprimé par la tuméfaction de l'une des amygdales , ou bien lorsque ce canal est obstrué ou rétréci dans une partie de sa longueur , sans que d'ailleurs la caisse du tambour soit le siége d'aucune lésion , si le courant d'air peut surmonter les obstacles qui s'opposent à son passage, il occasione dans la caisse un bruit qui paraît tout-à-fait analogue à celui qu'on observe dans une oreille saine ; et aussitôt après que la sonde a été enlevée , le malade entend à une distance plus considérable qu'avant l'opération : cette amélioration se soutient pendant plusieurs heures et quelquefois pendant plusieurs jours, et elle semble indiquer que, quand la trompe est obstruée, l'air enfermé dans la caisse est en partie absorbé, ou qu'il est altéré par un mélange avec d'autres fluides. Enfin , si l'intérieur de la caisse contient un liquide purulent, on entend un bruit d'une tout autre nature , qui ressemble à une sorte de gargouillement tellement prononcé, que l'oreille la moins exercée le distingue facilement ; l'auteur appelle ce bruit , *bruit muqueux*. En général , l'injection de l'air ne cause aucune douleur, au moins c'est ce qui a lieu dans tous les cas de phlegmasie chronique, mais il n'en est pas de même dans les cas de phlegmasie aiguë , et cette différence est encore utile pour le diagnostic de l'affection dont on recherche la nature. Après avoir ainsi distingué les différents bruits qui accompagnent les injections de l'air dans l'état naturel et dans l'état pathologique ; l'auteur met en évidence

tous les avantages qu'on peut tirer de ce procédé
pour l'établissement du diagnostic et du pronostic des
affections de l'oreille moyenne. Ensuite il cherche à
déterminer si les injections d'air sont susceptibles
d'être employées comme moyen thérapeutique, et il
pense qu'en les administrant à plusieurs reprises et
pendant long-temps, elles peuvent être utiles dans le
cas d'otite chronique , pour expulser les matières purulentes qui sont quelquefois renfermées dans la caisse
du tambour, ainsi que pour dilater la trompe d'Eustache lorsqu'elle a été rétrécie par une phlegmasie qui
est entièrement éteinte , mais à la suite de laquelle les
parois de la trompe sont cependant devenues plus
épaisses que dans l'état normal ; on conçoit en effet
que l'air , étant fortement comprimé dans un canal
très-étroit, doit tendre à en écarter les parois, et qu'il
joue alors le même rôle que les sondes de gomme
élastique dont on fait usage pour dilater le canal de
l'urètre dans le cas analogue de phlegmasie éteinte.
Tel est en substance le contenu de la première partie
de l'ouvrage de M. Deleau. La seconde renferme
soixante-dix observations qui viennent à l'appui des
principes énoncés dans la première. L'auteur y a recueilli , non-seulement les faits qui étaient favorables
à ses manières de voir , mais il y a même rapporté
plusieurs cas de non-réussite , et jusqu'aux accidents
que l'emploi de la sonde et les injections d'air avaient
déterminés dans certaines circonstances.

En résumé, il nous paraît que M. Deleau a rendu
un véritable service à l'art de guérir par l'invention
ingénieuse des injections d'air , considérées surtout

sous le point de vue de leur emploi dans le diagnostic
et le pronostic des affections de l'oreille moyenne, et
nous pensons en conséquence que son travail mérite
l'approbation de l'Académie.

Signé MAGENDIE; SAVART, rapporteur.

L'Académie adopte les conclusions de ce rapport.

Certifié conforme :

Le secrétaire-perpétuel, conseiller d'état,
commandeur de l'ordre royal de la Légion-
d'Honneur.

Signé le baron CUVIER.

EXPLICATION DES PLANCHES

PLANCHE Iʳᵉ.

Figure 1. — Algalie pour adulte, longue de cinq pouces, ouverte aux deux extrémités. Elle a de diamètre une ligne à une ligne et demie.

Fig. 2. — Algalie pour les enfants de quatre à huit ans. Son diamètre est de deux tiers de ligne.

Fig. 3. — Algalie pour adulte, fermée à l'extrémité qui doit être introduite dans la trompe.

Fig. 4. — Sonde à ventre pour adulte. Elle est employée pour dilater le pavillon de la trompe d'Eustachi.

Fig. 5 et 6. — Mandrin en argent pour les sondes d'adultes et d'enfants.

Fig. 7 et 8. — Sondes d'adultes et d'enfants, courbées et garnies de leurs mandrins, prêtes à être introduites dans les fosses nasales.

Fig. 9 et 10. — Sondes extraites des trompes d'Eustachi après y avoir séjourné cinq à dix minutes.

Fig. 11. — Petites pinces à fil d'argent, pour comprimer les sondes contre l'aile du nez.

Fig. 12. — Embout en argent. Il sert d'ajustage aux sondes et au soufflet.

Fig. 13. — Soufflet en gomme élastique, garni de deux ailes en ivoire, pour servir aux injections d'air.

PLANCHE 2ᵉ.

Fig. 14. — Fauteuil garni d'un coussin pour appuyer la tête du patient.

A. — Coussin mobile.

B. — Vis de pression pour abaisser ou élever le coussin.

C. — Ouvertures ménagées dans le dossier du fauteuil, pour passer les bras des enfants indociles.

Fig. 15. — Une personne opérée prête à recevoir l'injection ou la douche d'air.

Fig. 16. — Instrument pour servir aux douches d'air, d'eau, de fumée ou de gaz. (Il a été construit par M. Deleuil, rue Dauphine.)

A. — Ce petit vase est percé ; l'ouverture est séparée de la pompe D par une soupape métallique, qui empêche la sortie de l'air comprimé dans la pompe.

B. — Manomètre pour mesurer la pression de l'air foulé dans le grand réservoir E.

C. — Robinet pour donner sortie à l'air comprimé.

F. — Robinet pour la douche d'eau.

GGG. — Genouillères pour faciliter les mouvements des tuyaux conducteurs de l'air, de l'eau, de la fumée ou du gaz.

D. — Pompe foulante garnie d'une soupape en D.

H. — Ouverture garnie d'un bouchon en cuivre, pour l'introduction des liquides dans le réservoir.

I, I. — Tuyaux et robinets inutiles pour les opérations indiquées dans cet ouvrage.

J. — Robinet pour évacuer l'eau du réservoir.

K. — Rebord large du réservoir pour recevoir une lampe à esprit-de-vin. La flamme échauffe l'air, l'eau et les éthers que l'on introduit dans le réservoir.

L. — Pieds en bois.

M. — Anses pour transporter l'instrument.

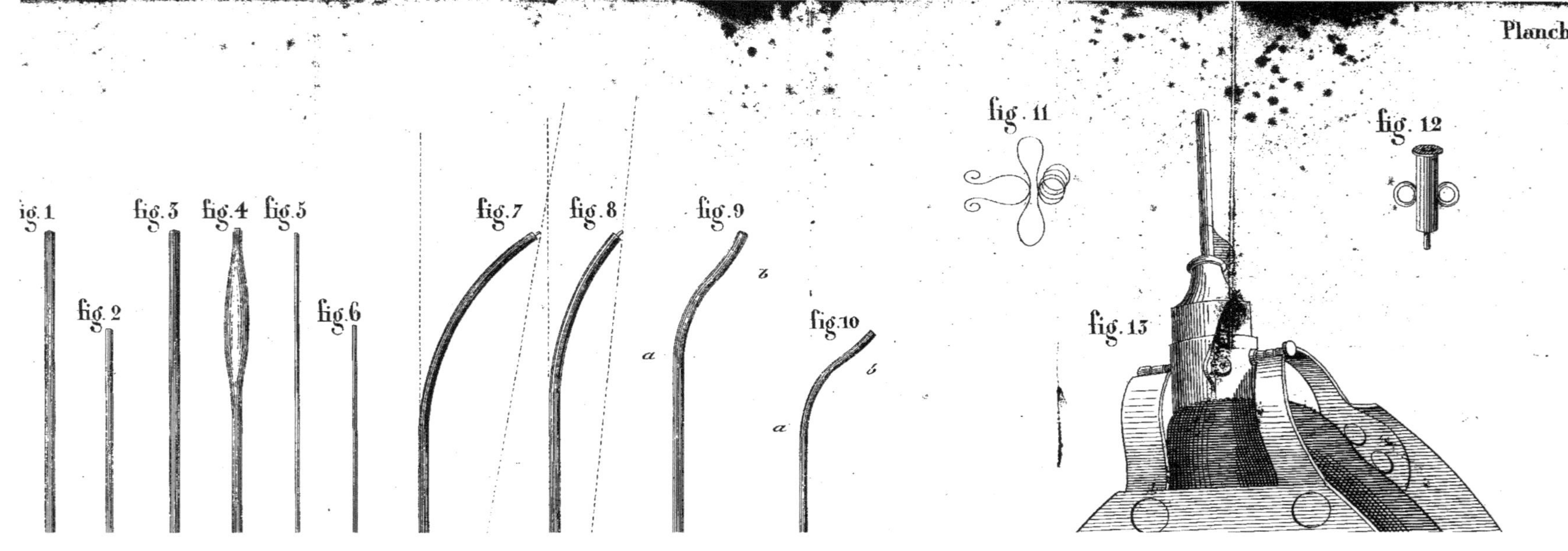

Planche
fig. 1
fig. 2
fig. 3
fig. 4
fig. 5
fig. 6
fig. 7
fig. 8
fig. 9
fig. 10
fig. 11
fig. 12
fig. 13

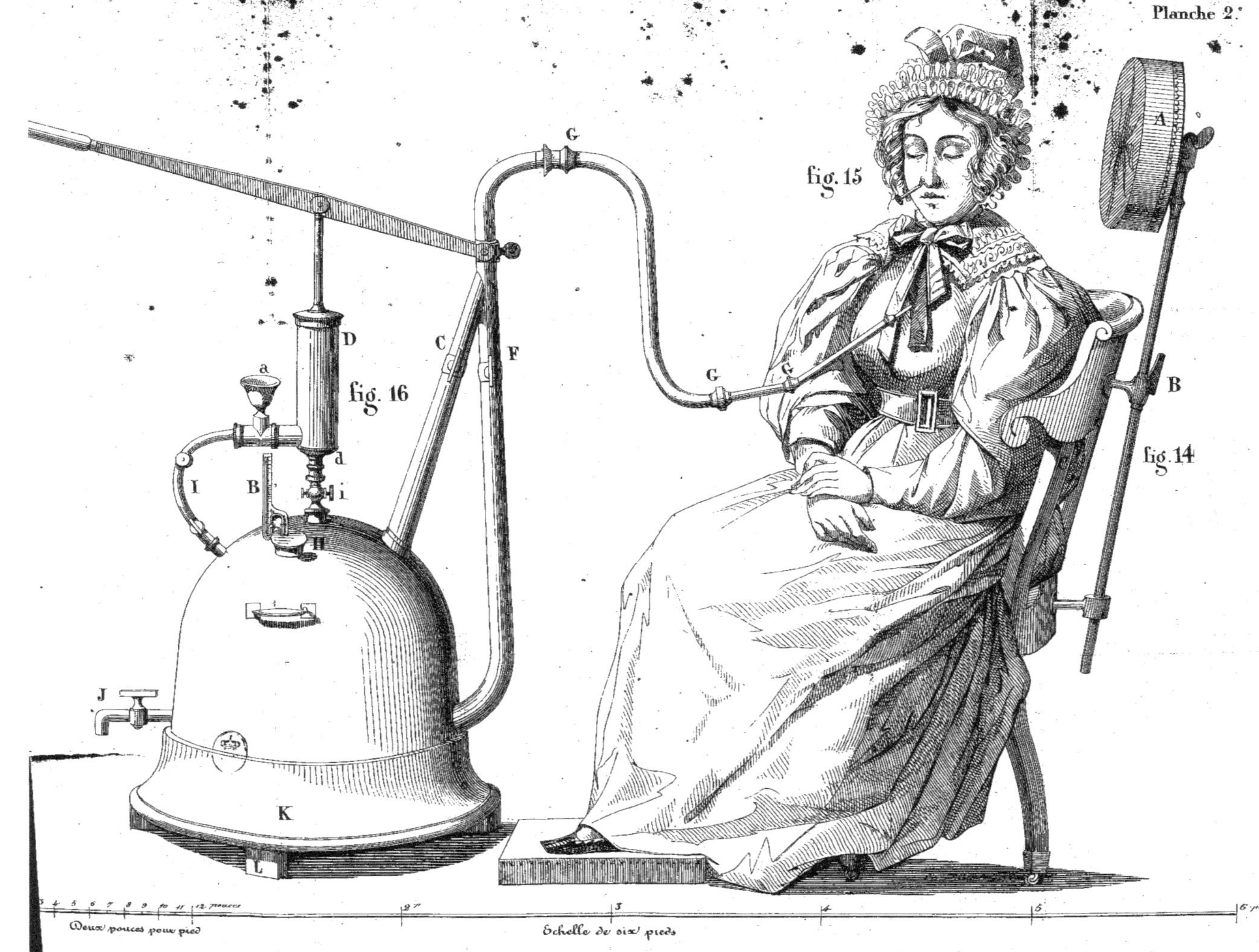

Planche 2.
fig. 15
fig. 16
fig. 14
A
B
C
D
F
G
G
G
H
I
J
K
L
a
d
i
B
3 4 5 6 7 8 9 10 11 12 pouces
2'
3
4
5
6 pieds
Deux pouces pour pied
Echelle de six pieds

TABLE

DES MATIÈRES.

CHAPITRE II.

CHAPITRE III.

CHAPITRE IV.

CHAPITRE V.

CHAPITRE VI.

CHAPITRE VII.

CHAPITRE VIII.

CHAPITRE IX.

Pages

ACADÉMIE DES SCIENCES:

FIN.